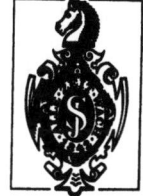

Monographien aus dem
Gesamtgebiete der Psychiatrie **32**

Herausgegeben von
H. Hippius, München · W. Janzarik, Heidelberg
C. Müller, Prilly-Lausanne

Bernhard Bron

Drogenabhängigkeit und Psychose

Psychotische Zustandsbilder
bei jugendlichen Drogenkonsumenten

Mit 70 Tabellen

Springer-Verlag
Berlin Heidelberg New York 1982

Priv.-Doz. Dr. Dr. BERNHARD BRON
Oberarzt der Abteilung für Psychiatry
der Universität Göttingen
von Siebold-Straße 5
3400 Göttingen

Mit 1 Abbildung

ISBN-13:978-3-642-81879-0   e-ISBN-13:978-3-642-81878-3
DOI: 10.1007/978-3-642-81878-3

CIP-Kurztitelaufnahme der Deutschen Bibliothek
Bron, Bernhard:
Drogenabhängigkeit und Psychose
Psychot. Zustandsbilder bei jugendl. Drogenkonsumenten
B. Bron
Berlin; Heidelberg; New York: Springer, 1982.
(Monographien aus dem Gesamtgebiete der Psychiatrie; 32)
ISBN-13:978-3-642-81879-0

2125/3130 – 543210

Vorwort

Die vorliegende Untersuchung ist aus der klinischen Arbeit mit drogenabhängigen Jugendlichen erwachsen. Da eine auffallend große Zahl jugendlicher Drogenkonsumenten mit psychotischen Zustandsbildern — vor allem
in der ersten Hälfte der 70er Jahre — ambulant und/oder stationär behandelt werden mußte, legte sich die intensive Beschäftigung mit ihnen besonders nahe.

Die oft sehr zeitraubende Arbeit mit jugendlichen Drogenpatienten
wurde durch die Errichtung einer „Drogenambulanz" an der Universitäts-
Nervenklinik, Bonn-Venusberg, unter der Leitung von Prof. Dr. H.-J.
Weitbrecht ermöglicht. Spezielle Untersuchungen dieser Patienten konnten
unter der kommissarischen Leitung der Klinik von Prof. Dr. H. Penin fortgesetzt werden. Sie fanden ihren Abschluß an der Bonner Klinik unter
ihrem jetzigen Direktor, Prof. Dr. G. Huber.

Die Untersuchung hat zum Ziel, unterschiedliche Gruppen jugendlicher
Patienten mit drogeninduzierten psychotischen Zustandsbildern vonein-
ander abzugrenzen und die anamnestischen und psychopathologischen
Befunde zu vergleichen.

Die nach mehrjähriger Behandlung und Verlaufsbeobachtung der meisten Patienten im Jahre 1978 weitgehend fertiggestellte Untersuchung
wurde für den Druck gekürzt und durch neuere Literaturhinweise ergänzt.

Göttingen, im März 1982   Bernhard Bron

Inhaltsverzeichnis

A. Einleitung

„Sucht" bzw. „Drogenabhängigkeit" und „Psychose" stellen zwei völlig verschiedene psychiatrische Krankheitsbilder dar, deren Zuordnung eine Reihe von Fragen aufwirft. Die Notwendigkeit einer näheren Analyse psychotischer Syndrome bei drogenabhängigen bzw. drogenkonsumierenden Patienten ergibt sich aus der Situation, daß immer häufiger Patienten mit beiden Krankheitsbildern psychiatrisch behandelt werden müssen. Dabei reicht die Skala von schweren süchtigen Patienten mit kurzzeitigen oder chronischen psychotischen Syndromen bis hin zu Kranken, die schon vor dem Abusus von Suchtmitteln endogene Psychosen aufwiesen, durch die Drogen lediglich eine Veränderung der psychopathologischen Symptomatik erfahren haben.

Zusammenhänge zwischen Drogenabusus oder -abhängigkeit und endogenen wie symptomatischen Psychosen sind unter verschiedenen Aspekten zu beleuchten. Zunächst stellt sich die Frage, ob Patienten mit einer endogenen Psychose auch zu einem Suchtmittelabusus neigen, welche speziellen Drogen sie bevorzugt einnehmen und zu welchem Grad der Abhängigkeit sie im Unterschied zu anderen jugendlichen Drogenkonsumenten gelangen. Der Drogenabusus wird möglicherweise zu einer Modifikation, Verstärkung und Ausweitung des primären psychotischen Zustandsbildes führen. Schließlich entstehen im Rahmen von süchtigen Entwicklungen psychotische Zustandsbilder, die nicht nur zeitlich begrenzt bleiben, sondern auch einen chronischen Verlauf zeigen können und dann in ihrer Symptomatik oft kaum oder gar nicht von endogenen Psychosen unterschieden werden können. Benedetti (1952) hat die Frage diskutiert, ob für die Entstehung von Alkoholhalluzinosen das Zusammenspiel konstitutioneller Faktoren und der bisherigen Persönlichkeitsentwicklung oder aber die direkte Intoxikation ausschlaggebend ist. Zwischen diesen extremen Positionen ergeben sich noch die Möglichkeiten, daß die Alkoholhalluzinose letztlich als eine durch den chronischen Alkoholismus ausgelöste Schizophrenie oder eine toxische Psychose zu verstehen ist, die durch eine latente Schizophrenie oder schizoide Persönlichkeit gefärbt wird. Es könnte ferner sein, daß die Alkoholhalluzinose nur phänomenologisch ein einheitliches Krankheitsbild darstellt, kausalgenetisch jedoch sowohl organische wie auch schizophrene Krankheitsbilder umfaßt. Damit ist die theoretische und praktisch-diagnostische Differenzierung zwischen schizophrenen und organischen Erkrankungen angesprochen, zu deren empirischen Verifikation sich die Alkoholhalluzinose in besonderer Weise anbietet, insofern sie zu einer Untersuchung über das Zusammenwirken körperlich-exogener, persönlichkeitskonstitutiver und psychogener Faktoren herausfordert.

Diese Fragen sind in den letzten Jahren durch die sich häufenden psychotischen Zustandsbilder jugendlicher Drogenkonsumenten wieder besonders aktuell geworden. Sie wurden früher teilweise im Rahmen der sog. „Modellpsychose" diskutiert (vgl. Beringer 1927; Heimann 1961, 1970; Leuner 1962), während sie heute im klinischen

Alltag immer wieder zu differentialdiagnostischen Überlegungen und einer prinzipiellen Reflexion spezieller Probleme der psychiatrischen Grundlagenforschung Anlaß geben.

Die durch Drogenabusus bewirkten psychopathologischen Auffälligkeiten im allgemeinen und psychotischen Syndrome im besonderen sind häufig beobachtet und in einer kaum noch zu überschauenden Literaturfülle beschrieben worden. Weniger häufig wurden diese Phänomene bei jugendlichen Drogenkonsumenten untersucht, für die der Drogenabusus besonders gravierende Folgen haben muß und bei denen die differentialdiagnostische Zuordnung drogeninduzierter psychotischer Zustandsbilder mit speziellen, sich aus der jugendlichen Entwicklungszeit ergebenden Schwierigkeiten verbunden ist (Bron et al. 1976, 1977).

Es ist deshalb naheliegend, diesen Fragenkomplex bei psychiatrischen Krankheitsbildern jugendlicher Drogenkonsumenten näher zu beleuchten, wobei sowohl dem Suchtphänomen mit seinen vielfältigen Variationen und speziellen Erscheinungsformen wie auch den unterschiedlichen psychotischen Syndromen drogenkonsumierender Jugendlicher in besonderer Weise nachzugehen ist.

B. Drogenabhängigkeit und endogene Psychose im Jugendalter

I. Zum Verständnis von Mißbrauch, Gewöhnung und Abhängigkeit

Nach der Definition der Weltgesundheitsorganisation (WHO) ist Mißbrauch ein „dauernder oder vereinzelter übermäßiger Medikamentengebrauch, der ohne Beziehung zu einer annehmbaren medizinischen Praxis erfolgt oder mit einer solchen unvereinbar ist" (1965). Laubenthal (1964) spricht von „falschem Gebrauch..., wenn dieses (Medikament) in einer ungewöhnlichen, d.h. qualitativ oder quantitativ vom Durchschnitt abweichenden, in der Regel sinnwidrigen, nicht selten auch sittenwidrigen Form benutzt wird". Der ärztlich nicht indizierte Gebrauch oder die quantitative (abuse) oder qualitative (misuse) Abweichung vom üblichen, d.h. durchschnittlichen Gebrauch ist als Mißbrauch zu verstehen. Davon zu unterscheiden sind die Gewöhnung (habituation) und Abhängigkeit (drug dependence) im engeren Sinne. Als Gewöhnung ist nach der Definition der WHO ein Zustand anzusehen, der durch wiederholten Gebrauch einer Droge verursacht wird und folgende charakteristische Merkmale erkennen läßt (vgl. Kielholz u. Ladewig 1972):

1. Es besteht der Wunsch, jedoch nicht der Zwang, die Einnahme der Droge fortzusetzen.

2. Es läßt sich keine oder nur eine geringe Tendenz nachweisen, die Dosis zu erhöhen.

3. Zwar besteht eine gewisse psychische Abhängigkeit von der Droge, jedoch fehlt eine eigentliche körperliche Abhängigkeit mit entsprechenden Abstinenzsymptomen.

4. Nachteilige Effekte sind in der Regel auf den Drogenkonsumenten beschränkt.

Bei der Sucht oder Abhängigkeit müssen nach der Definition der WHO folgende Kriterien erfüllt sein:

1. Es besteht das Verlangen bzw. der Zwang, die Einnahme der Drogen unter allen Umständen fortzusetzen.

2. Es läßt sich eine Toleranzsteigerung nachweisen, die Dosis muß also ständig erhöht werden.

3. Es entwickelt sich eine körperliche Abhängigkeit, so daß bei Absetzen der Drogen Abstinenzsymptome in Erscheinung treten.

4. Die Einnahme der Drogen ist mit negativen Folgen für den Einzelnen und die Gesellschaft verbunden.

Die einzelnen Drogenarten lassen unterschiedliche Grade und Typen der Abhängigkeit erkennen. Während Cannabis (Haschisch und Marihuana), die Halluzinogene LSD, Meskalin etc. nicht zu einer Abhängigkeit im strengen Sinne führen, weil eine ausgeprägte Toleranzsteigerung und vor allem körperliche Abstinenzsyndrome fehlen, sind beim Morphin-, Barbiturat- und Alkoholtyp die Kriterien der Abhängigkeit voll erfüllt.

Amphetamine und Cocain führen zu einer starken psychischen Abhängigkeit, während eine körperliche Abhängigkeit mit charakteristischen nachfolgenden Abstinenzsymptomen weniger in Erscheinung tritt. Kompliziert wird die Suchtentwicklung jugendlicher Drogenkonsumenten durch häufig nachweisbare polytoxikomane Züge, die in verschiedenen Graden und Variationen auftreten und in den letzten Jahren immer häufiger beobachtet worden sind (Kryspin-Exner 1971; Wanke 1976).

II. Stadien der Suchtentwicklung bei Jugendlichen

Die Entwicklung der Suchtmittelabhängigkeit ist unter multidimensionalen Aspekten zu beurteilen, insofern neben dem spezifischen psychotropen und in die Abhängigkeit führenden Drogeneffekt besondere Faktoren der bisherigen Persönlichkeitsentwicklung und phasenspezifische Übergangs- und Krisensituationen auf der einen sowie soziokulturelle Veränderungen und Einflüsse des gesellschaftlichen Umfeldes auf der anderen Seite eine unterschiedliche Relevanz für die Entstehung der Gewöhnung oder Abhängigkeit haben (Kielholz 1971). Es ist häufig versucht worden, verschiedene Gruppierungen der Drogenabhängigkeit und eine „Typologie der Suchtentstehung" (Keup 1978) zu entwickeln (vgl. Bschor [1]; Baettig 1970; Hell et al. 1971; Keup 1972; Homann 1972; Müller et al. 1972), ohne daß es gelungen ist, ein Konzept zu realisieren, das alle relevanten Aspekte in sich vereinigt. Die Variabilität und Komplexität der Symptome, die Vielfalt der Reaktionen und persönlichkeitsspezifischen Verhaltensweisen bei Drogenkonsumenten sowie unterschiedliche Intentionen und Voraussetzungen der Untersucher sind dafür verantwortlich zu machen. Verschiedene Typen und Gruppierungen werden oft künstlich getrennt, ohne daß noch ausreichend deutlich wird, wie sehr hier differente Durchgangsphasen und Entwicklungsstufen eines oft kontinuierlichen Prozesses vorliegen (v. Scheidt 1976).

Die „Drogenkarriere" jugendlicher Drogenkonsumenten läßt oft verschiedene Stadien und unterschiedliche Entwicklungen erkennen, auf die psychodynamische Faktoren einen wesentlichen Einfluß nehmen können (Weil et al. 1968; Waldmann et al. 1973). Wir folgen diesem Modell, da es eine praktikable Differenzierung wichtiger Grade und Stufen der Drogenabhängigkeit ermöglicht.

1. Im ersten Stadium befinden sich potentielle Drogenkonsumenten oder Probierer, die in der Spannung „einer entwicklungsspezifischen Konfliktsituation zwischen individuell intendierter Lebensform und geforderter Anpassung an die Umwelt" (Waldmann et al. 1973) stehen. Die Jugendlichen weisen nicht selten deutliche Zeichen einer Identitätskrise auf, die im Kontext des Zusammenspiels traditioneller Werte und Normen, des Verlustes verbindlicher Autoritäten und klarer Orientierungen, einer an technischer Perfektion und Leistung ausgerichteten gesellschaftlichen Entwicklung zu sehen sind (Bron 1975a). Neugierde und Suche nach neuen Erlebnisse, Auflehnung gegen die Eltern und das Leistungsprinzip der Gesellschaft, das Verlangen nach „Bewußtseinserweiterung" und Selbstverwandlung, die Überwindung von Unsicherheits-

---

1 Wenn Zitierung ohne Jahreszahl erfolgt, findet sich von dem genannten Verfasser nur eine Literaturangabe im Literaturverzeichnis.

und Angstgefühlen, von depressiven Verstimmungen und dem Gefühl der Leere und Einsamkeit, vor allem der Wunsch nach Kontakt mit Gleichaltrigen fließen in das komplexe Motivationsgefüge des Drogenkonsums hinein.

2. Im zweiten Stadium der Drogenentwicklung kommt es zum ritualistischen Gebrauch vor allem von Haschisch und LSD in subkulturellen Gruppen. Es wird ein äußerst relevantes „Gemeinschafts-Feeling" vermittelt, das das weitere Verhalten stark prägen kann. Die Bedeutung der Erfahrungen in Gruppen Gleichaltriger kann kaum hoch genug eingeschätzt werden (Löwnau 1974). Persönliche Konflikte werden teilweise verstärkt wahrgenommen, es kommt jedoch vor allem zur progredienten Distanzierung von der Realität und neuartigen, faszinierenden, aber auch beängstigenden Drogenerlebnissen, die als „psychedelische Erfahrung" verstanden werden.

3. Auf der dritten Stufe der Drogenentwicklung werden Konflikte zunehmend verdrängt und eine Scheinlösung in einem häufig polyvalenten Suchtmittelabusus gesucht. Der anxiolytisch-sedierende Effekt von Tranquilizern, die stimmungsaufhellende und vor allem antriebssteigernde Wirkung der Weckamine, aber auch die Euphorisierung und Dämpfung durch Alkohol, die Beruhigung durch Sedativa und Hypnotica werden in dieser Phase der Drogenentwicklung angestrebt. Es tritt eine psychische und physische Abhängigkeit von den Drogen ein, die eine Bewältigung der intrapsychischen Konflikte immer weniger möglich werden läßt, sondern die Regie den Drogen überläßt. Der jugendliche Drogenkonsument ist immer weniger fähig, auch nur minimalen Anpassungsforderungen einer Gruppe und des Zusammenlebens mit anderen überhaupt nachzukommen, da er innerlich zerrissen und nicht selten schon der Resignation verfallen ist. An die Stelle adäquater Reifungsprozesse und einer altersspezifischen Lösung innerer und äußerer Konflikte wird das gesamte Leben des jungen Menschen immer mehr von dem pharmakodynamischen Effekt der Drogen beherrscht. Spannungen, Ängste und Konflikte sollen nicht mehr wahrgenommen, sondern durch Drogen beseitigt werden. Je schneller die Überwindung psychischer und physischer Störungen und Beschwerden erreicht ist, umso geeigneter und erstrebenswerter ist die Droge, deren Effekt „zum alleinigen Prinzip der Lebensbewältigung" (Waldmann et al. 1973) wird. Es wird nur noch ein intensives körperliches Glücksgefühl in einem kurzzeitigen „Flash" und anschließenden „Feeling" intendiert, das in oft unwiderstehlichem Zwang immer neu gesucht und wiederholt werden muß. Der jugendliche Drogenkonsument lebt immer mehr in progredienter Egozentrizität, die tragfähige und befriedigende Kommunikationsmöglichkeiten in Frage stellt und destruiert. Kontakte zu anderen werden nur noch von dem Ziel der Drogenbeschaffung bestimmt.

4. Schließlich entsteht im vierten Stadium eine schwere psychische und physische Abhängigkeit von Opiaten, die das gesamte Verhalten gefangennimmt. Mit der zunehmenden Gewöhnung und Toleranzentwicklung korreliert ein Nachlassen des euphorisierenden Effektes. Aufgrund der körperlichen Abhängigkeit entsteht die Angst vor dem körperlichen Entzug, die zur kontinuierlichen Drogenbeschaffung antreibt. Damit wird ein Verhalten konditioniert, das aufgrund der Entzugsangst ständig nach der Droge Ausschau halten läßt.

III. Psychoanalytische Aspekte der Drogenabhängigkeit

Sucht bzw. Drogenabhängigkeit erscheint unter psychoanalytischem Aspekt in verschiedenen Zusammenhängen und Akzentuierungen, die hier nur skizzenhaft angedeutet werden können.

Die Steigerung der Oralerotik bzw. die Bedeutung frühkindlicher Frustrationen der oralen Befriedigung bei süchtigen Kindern und Erwachsenen ist häufigt betont und beschrieben worden (Freud 1905, 1917; Rado 1926; Daniels; Benedek; Robbins). Das im oral-rezeptiven wie im intentionalen Bereich frustrierte Kind weist Fixierungsstellen dieser Entwicklungsphase auf und läßt im Sinne des „verschlingenden Weltbezuges" (Matussek 1958) ein übermäßiges Verlangen nach materieller Zufuhr, einen Hunger nach Zuwendung und Liebe erkennen. Frustrationen in der Entwicklungsphase der Oralität führen zur Suche nach Kompensationsmöglichkeiten, die sich in den folgenden Entwicklungsstadien anbieten, um das erfahrene Defizit auszugleichen.

Mehrfach wurde auf Beziehungen zu latenter Homosexualität hingewiesen (Freud 1905; Abraham 1908; Ferenczi 1911, 1912; Juliusburger 1913, 1916; Tausk; A. Kielholz; H. Hartmann; Riggall).

Ferner traten bei Süchtigen auffallend häufig narzißtische Störungen in Erscheinung, die vor allem in den letzten Jahren genauer untersucht worden sind (A. Kielholz; Simmel 1930, 1948; Kohut 1973; Henseler 1974; v. Scheidt 1976). Hinzu kommen aggressive Anteile bei der Entstehung der Drogenabhängigkeit. Besonders Glover (1928, 1931, 1933) betont die Relevanz frühkindlicher Aggression und des frühkindlichen ödipalen Kernkonflikts für die Suchtgenese (vgl. Abraham 1908, 1912, 1926; Simmel 1930). Auch auf paranoide Elemente wurde hingewiesen (Glover 1933).

Schließlich wurden Zusammenhänge mit der Manie und Depression herauszustellen versucht (Freud 1917; Rado 1926; Simmel 1929, 1930, 1948; Daniels; Robbins; Benedek; Weijl 1928, 1944; A. Freud 1967). Depressive Merkmale sind oft bei süchtigen Kindern und Jugendlichen beobachtet worden (Unwin 1968; Remschmidt u. Dauner 1971). Die Droge ist das künstliche Hilfsmittel, das auf dem Wege der Regression frühkindliche Befriedigungsweisen aktualisiert und schließlich im Rausch Depressionen überwinden und paranoide Ängste beseitigen soll. Der Süchtige ist aufgrund seiner inneren Schwäche zum Ertragen des Schmerzes der Depression nicht in der Lage, weshalb „manische Mechanismen" (Rosenfeld 1960) zur Überwindung versagender und feindlicher Objekte benutzt werden.

Matussek (1958) weist darauf hin, daß jeder süchtigen Haltung eine besondere „Eigenart des Weltbezuges" innewohnt. Die Fixierung auf orale Befriedigungsformen macht noch nicht das Wesen einer süchtigen Haltung aus. „Erst die Konfrontation mit einer nicht nährenden Welt, wie sie jeder Entwicklung zu eigen ist, und das Nichtannehmen-Können (bzw. -Wollen) dieser Welt führt zum süchtigen Weltbezug."

Auffallend sind das Artifizielle und Unorganische der süchtigen Haltung, die Unfähigkeit zur menschlichen Begegnung und die Freudlosigkeit an der Welt. Das Unorganische und Artifizielle liegt vor allem in der Maß- und Grenzenlosigkeit. Der Süchtige fühlt sich einsam, nicht angenommen und verstanden und kann deshalb keine echte und tragfähige menschliche Beziehung aufbauen.

Hinter der Einnahme der Droge steckt das Verlangen, auf künstliche Weise eine Stärkung des mangelnden Reizschutzes nach innen zu erzielen (Rado 1926). Unlustvolle Spannungen können nicht ertragen werden, sondern müssen durch die Droge in ein lustvolles Erleben transformiert werden. Im Zustand des pharmakogenen Orgasmus, der mit dem kindlichen Narzißmus korreliert, werden die Erfüllung magischer Wünsche und die Suspendierung depressiver Verstimmungen, intrapsychischer Spannungen und nicht erträglicher Frustrationen erstrebt. Der dem labilen Ich zugeführte artifizielle Reizschutz führt zur gnadenlosen Unterwerfung unter die Libido des Es und zu ver- hängnisvollen Störungen des Ich und Über-Ich. Die Realität verstärkt immer mehr Gefühle der Einsamkeit, Angst und Depression, sie wird nur noch als hart und lieblos erlebt, während auf der anderen Seite tiefe Sehnsüchte nach Geborgenheit und para- diesischer Harmonie ungestillt sind und nach Befriedigung verlangen, so daß dem Süch- tigen nur noch die Flucht in eine Phantasiewelt übrig bleibt, die auf jede realitäts- angepaßte Zukunftsorientierung verzichtet. In diesem umfassenden regressiven Gesche- hen kommt es zur Freisetzung aggressiv-destruktiver und masochistischer Impulse. Magische Wunscherfüllung und Stärkung des Reizschutzes stellen die entscheidenden Elemente der Psychodynamik des Süchtigen dar (Lürssen). Die Droge fungiert als partielles Ersatzobjekt für die fehlende Objektbeziehung. Die komplexen strukturellen Persönlichkeitsstörungen und gestörten Abwehrmechanismen (D. Hartmann; Krystal u. Raskin; Wurmser 1971) erweisen den Drogenabusus als verfehlten Autotherapie- versuch, „der notwendig wurde aufgrund einer gespürten oder geahnten Gefahr einer durch die Ich-Defekte bewirkten Selbstdesintegration" (Lürssen). Unerträgliche Wünsche werden abgewehrt und das labile Ich zu restituieren versucht (Götte; vgl. Haas; v. Scheidt 1976). Aufgrund der geringen Affekt- und Frustrationstoleranz und der fehlenden inneren Sicherheit sowie des mangelnden Urvertrauens wird die Droge immer wieder als Ersatzobjekt gesucht, um eine Stützung und Stärkung des Selbst- vertrauens zu erlangen.

„Die süchtige Persönlichkeit sucht in irgendwelchen Mitteln oder Verhaltensweisen die Befriedigung infantiler oraler Wünsche, die zur gleichen Zeit ,sexuelle Begierde, Sicherheitsbedürfnis und Selbstachtung' bedeuten" (Matussek 1958).

Sucht als „Abwehr der Depression" (K. Hartmann 1978), als narzißtische Persön- lichkeitsstörung mit depressiven und schizoiden Akzentuierungen (v. Scheidt 1976) stellen entscheidende psychoanalytische Erkenntnisse dar, wobei sich manchmal Hin- weise auf unterschiedliche Fixierungsstellen der einzelnen Drogenabhängigkeitstypen erkennen lassen (Wieder u. Kaplan; Haas).

Als wesentliche pathogenetische Charakteristika der Suchtgenese erweisen sich also frühkindliche, insbesondere orale Frustrationen, die sich auf dem Hintergrund autoritär-harter oder verwöhnend-weicher (over-protecting) Erziehung und häufiger broken-home-Situationen entwickeln, eine ausgeprägte narzißtische Regression, man- gelhaft und inkonstant ausgebildete Objektrepräsentanzen mit dem Rückzug der Libido von den äußeren Objekten und die drogenbedingte Ausweitung des labilen Selbstge- fühls. Die Befriedigungsformen sind auf prägenitale Stufen fixiert. Schließlich entwik- keln sich keine reifen Ichstrukturen, so daß narzißtische Strebungen und Wünsche nicht in realitätsgerechte und sozialangepaßte Ichideale transformiert werden können (Gädeke u. Gehrmann).

IV. Phasenspezifische Faktoren der jugendlichen Entwicklungszeit

In der Entwicklungsphase der Pubertät und Adoleszenz kommt es nach Spranger (1925) zur Entdeckung des Ich, zum Erleben der Sexualität und zum Hineinwachsen in die Gesellschaft. Mit der Entdeckung des Ichs verbinden sich die Erfahrung der Einsamkeit und des Sichunverstandenfühlens und daraus resultierende Isolierungstendenzen.

E. Kretschmer (1953) weist auf konstitutionsbiologische Aspekte mit besonderen „körperlich konstitutionellen Stigmen" bei Pubertätskrisen hin. Die körperlich-seelische Reifung in der Pubertät verläuft nicht gleichmäßig und synchron, sondern läßt Zeichen der Disharmonie und Gehemmtheit erkennen. Die Verläufe sind asynchron und zeigen Teilretardierungen und Teilaccelerierungen, „und daher kommen dann die starken inneren Verspannungen und Triebstauungen, die in der Dynamik der Pubertäts- und Nachpubertätsstörungen, in den Pubertätskrisen, den Neurosen und auch in vielen Schizophrenien eine so große Rolle spielen". Die Diskrepanz zwischen schon ausgereiften und noch retardierten Teilen führt zu Spannungen und Reibungen, die sich in sprunghaften Gedankengängen und Willensimpulsen, unausgeglichenen abrupten Stimmungsschwankungen sowie takt- und distanzlosen Verhaltensweisen äußern. Haltung und Gebärde weisen übermäßig krampfhafte und ungeschickt schlackige Bewegungen auf. Schnelle geistige Ermüdbarkeit, Störungen der Konzentration, verträumte Züge, aber auch temperamentlos-affektlahmes Verhalten lassen sich nicht selten beobachten. Es ist eine Phase hochgradiger körperlich-seelischer Labilität, die zu schweren krisenhaften Zuspitzungen führen kann (vgl. Stutte 1951; Undeutsch 1959; Steinwachs; Buhler; Thomae; Nissen 1976).

Es besteht Übereinstimmung in der Erkenntnis, daß soziale Faktoren einen starken Einfluß auf die jugendliche Entwicklungszeit mit ihren häufigen Disharmonien und Diskrepanzen in verschiedenen Reifungsschritten und Entwicklungsabschnitten ausüben. Das Hineinwachsen in die Gesellschaft mit ihren oft erheblichen Leistungs- und Anpassungsforderungen ist für fast alle Jugendlichen mit gravierenden Konflikten verbunden. Der junge Mensch hat in dieser entscheidenden Phase seiner Persönlichkeitsentwicklung vor allem fünf Ziele zu erreichen (Corey, zit. nach J.E. Meyer, 1972):

1. Er hat zu lernen, mit seinem eigenen Körperbild fertig zu werden.
2. Er hat Beziehungen zu Gleichaltrigen herzustellen.
3. Es vollzieht sich die Lösung von den Eltern.
4. Er hat den sozialen und ökonomischen Status Erwachsener zu erlangen.
5. Schließlich hat er Selbstvertrauen und ein Wertsystem aufzubauen.

Der Lebensraum weitet sich aus, und es kommt zur Trennung von bisher vertrauten Lebensordnungen. Eigene Möglichkeiten können noch nicht sicher eingeschätzt werden, jedoch besteht weiterhin das Bedürfnis nach Sicherheit, klarer Orientierung und Geborgenheit. Deshalb ist diese Entwicklungsphase entscheidend von einer tiefgreifenden Ambivalenz gekennzeichnet. Bisher tragende zwischenmenschliche Beziehungen und überkommene Wertorientierungen werden in der Distanzierung von den Eltern, dem Erlangen autonomer Positionen in außerfamiliären Gruppen, in der Suche nach neuen Autoritäten relativiert und in Frage gestellt. Die Integration der neu erlebten Leiblichkeit, der Sexualität und der Emotonalität in die Persönlichkeit ist entscheidend für die Bewältigung dieser Entwicklungsphase, deren Verlauf durch vielfältige Einflüsse gefährdet ist.

Nach psychoanalytischem Verständnis lebt die Entwicklung der ersten Lebensjahre in der Pubertät wieder auf, und es kommt unter dem Druck der Triebkräfte zur Labilisierung des Gleichgewichtes zwischen Ich und Es. Zwar zeigen manche Pubertätsverläufe auffallende Selbstheilungstendenzen, jedoch treten immer häufiger Komplikationen dieser Entwicklung in Erscheinung. Nicht nur die Rekapitulation und Verschärfung von Konflikten und Spannungen der frühkindlichen Entwicklung kennzeichnen die Pubertät, sondern diese Entwicklungsphase weist Eigentümlichkeiten spezifischer Art auf (A. Freud 1960; Erikson 1960, 1961, 1965). Im Vordergrund steht die Aufgabe, eine in sich ruhende und stabile Identität zu entwickeln, zu einem individuellen und autonomen Selbst zu gelangen, das dem inneren Selbstbild entspricht, aber auch die Erwartungen und Normen der Gesellschaft impliziert (Erikson 1970; Blos 1973).

Der junge Mensch fühlt sich leicht unverstanden und läßt einen schnellen Wechsel des Selbstwertgefühls erkennen. Es kommt zu häufigen Verstimmungen, zu negativistischen Einstellungen, aber auch zum kompromißlosen Insistieren auf einseitigen Meinungen (Feldmann). Oft abrupt ändert sich die Einstellung zu bestimmten Personen. Fragen nach dem Sinn des Lebens und die Erfahrung innerer Widersprüche und Absurditäten des Lebens treten in den Mittelpunkt grüblerischer Reflexionen. Aus der Wahrnehmung der veränderten Leiblichkeit erwachsen sorgenvolle Befürchtungen. Das Verhalten schwankt zwischen regressiven Tendenzen und aggressiven Ausbrüchen. Unsicherheits- und Angstgefühle, vor allem die Befürchtung, nicht zur eigenen Identität gelangen und kein adäquates Verhältnis zur Realität finden zu können, nehmen oft einen quälenden Charakter an. Omnipotenzphantasien und Derealisationsphänomene finden sich häufig. Selbst längere Zeit bestehende Entfremdungssyndrome sind als Zeichen einer Reifungskrise zu beurteilen und haben eine in der Regel gute Prognose, so daß nur selten an eine Schizophrenie zu denken ist (J.E. Meyer 1962, 1963).

Die psychischen Störungen Jugendlicher weisen auffallende Abhängigkeiten von gesellschaftlichen Veränderungen und Wandlungen der Erziehungspraktiken auf (Löwnau 1974). Es läßt sich eine Zunahme psychischer Störungen und psychiatrischer Erkrankungen in der Adoleszenz nachweisen, vor allem von Psychosen, Persönlichkeitsstörungen, Reifungskrisen, Suizidversuchen, Zwangssyndromen, hypochondrischen, depressiven und hysterischen Zustandsbildern, wobei sich im Blick auf Zusammenhänge mit frühkindlichen Störungen unterschiedliche Verlaufstypen erkennen lassen (Remschmidt 1975).

Ferner zeichnet sich ein Ansteigen narzißtischer Störungen bei Jugendlichen ab. Der von S. Freud (1914) in die psychoanalytische Theorie eingeführte Begriff des Narzißmus ist vor allem in den letzten Jahren wesentlich weiter geklärt und vertieft worden (Balint 1960; Kohut 1966, 1973, 1974; Joffe u. Sandler 1967; Schumacher; Argelander; Henseler 1974) und umschreibt unterschiedliche Zustände des Selbstwertgefühls, die sich in einem übersteigerten Selbstgefühl oder einem übermäßigen Minderwertigkeitsgefühl manifestieren. Narzißtische Störungen sind oft ein charakteristisches Syndrom jugendlicher Drogenkonsumenten. Die Phase der Adoleszenz stellt sich als eine „normative" Krise (Erikson 1965) dar, die mit der außerordentlich schwierigen Aufgabe verbunden ist, eine eigene Mitte, d.h. personale Identität als Übereinstimmung von Selbst- und Fremderleben sowie der Anpassung an die Postulate und Normen der

Umwelt zu erlangen. Der Verlust verbindlicher Leitlinien und traditioneller Normen (vgl. Mitscherlich 1965) erweitert und vertieft das existentielle Vakuum bei Jugendlichen und erschwert die Identitätsfindung. Ist mit der Entwicklungsphase der Pubertät bzw. Adoleszenz die Notwendigkeit verbunden, zu einer Stabilisierung des Selbst und einer Stärkung der Ichfunktionen zu gelangen, dann dürfte gerade dem Drogenkonsum in dieser Entwicklungsphase eine oft verhängnisvolle Funktion zugemessen werden müssen. Die Entwicklung der Fähigkeit, eine realistische Selbsteinschätzung, sozialangepaßte Zielorientierungen und adäquate Wertvorstellungen zu erlangen, wird durch den Drogenkonsum in Frage gestellt und oft zum Scheitern verurteilt. Die häufig besorgniserregenden Entwicklungen jugendlicher Drogenkonsumenten können nur im Zusammenhang einer ubiquitären Identitätskrise auf dem Hintergrund tiefgreifender gesellschaftlicher Veränderungen und umfassender soziokultureller Wandlungen gesehen werden, die zu einem Schwinden traditioneller Normen und Werte und einer sinnvollen Lebensgestaltung mit erstrebenswerten Orientierungen und Zielen geführt hat (Bron 1975a).

V. Schizophrenie und Zyklothymie im Jugendalter

1. Zur Diagnose der Schizophrenie im Jugendalter

Die umfassende Diskussion des Schizophreniebegriffs der letzten Jahre kann hier nur angedeutet werden (Weitbrecht 1971; M. Bleuler u. Angst 1971; M. Bleuler 1972a,b; Janzarik 1978; Gross u. Huber 1978; Huber et al. 1979). Unterschiedliche Auffassungen über das Wesen der schizophrenen Erkrankung und die Relevanz dispositioneller, somatischer, psychogener, sozialer und situativ-reaktiver Faktoren für ihre Genese und Manifestation, aber auch über den Stellenwert des psychopathologischen Querschnittsyndroms und des weiteren Verlaufs für die diagnostische Entscheidung lassen den Schizophreniebegriff zu einer Vereinbarung, zu einer „provisorischen Konvention" (Gross u. Huber 1978) werden. Deshalb hat jede psychopathologische Untersuchung den zugrundeliegenden Schizophreniebegriff zu definieren (vgl. Abschnitt G.II: Aufteilung des Patientengutes und Ziel der Untersuchung).

Wir gehen in dieser Untersuchung vom Schizophreniebegriff K. Schneiders (1971) aus. Als grundlegende Leitlinie gelten die Symptome 1. und 2. Ranges; die Diagnosestellung erfolgt unabhängig vom Ausgang.

Bei mehrdimensionaler Kausalanalyse tritt die multifaktorielle, komplexe Genese schizophrener Psychosen ins Blickfeld, insofern neben der Disposition und Konstitution psychodynamische, unterschiedliche reaktive und soziale Faktoren bei bestimmten Verlaufstypen eine besondere Relevanz gewinnen (vgl. Kahn; Popper; Kisker u. Strötzel).

Psychotische Erkrankungen in der Adoleszenz weisen oft die charakteristischen phasenspezifischen Individuationsprobleme auf (Weber 1955; Kuhlenkampff 1964), wodurch die differentialdiagnostische Zuordnung erheblich erschwert sein kann. Schon Kahlbaum (1890) und Meggendorfer (1921) haben bei der Beschreibung des Heboids bzw. der Parathymie auf spezielle psychopathologische Auffälligkeiten der Pubertät hingewiesen.

Biologische Veränderungen, entwicklungspsychologische und soziologische Faktoren bestimmen und gestalten die pubertäre Entwicklungszeit. Identitätssuche und die Integration der Sexualität in die Persönlichkeitsentwicklung, die Loslösung von den Eltern, das Bewußtwerden intrapsychischer Probleme und interpersoneller Konflikte und grundsätzlicher Lebensfragen, die Entwicklung einer neuen Beziehung zur Umwelt und das Aufbrechen tiefgreifender Gefühle und neuer Erfahrungen lassen phasenspezifische Krisensituationen und psychotische Phänomene oft ineinanderfließen. Nicht nur die inhaltliche Gestalt und symptomatologische Ausprägung der Psychose werden durch die komplexen entwicklungsspezifischen Umbrüche und Veränderungen geprägt, sondern sie dürften auch einen wesentlichen Faktor für die Entstehung einer Psychose darstellen. Den umfassenden phasenspezifischen Problemen und lebensgeschichtlichen Wandlungen der Pubertätszeit ist nicht nur eine „auslösende" Funktion zuzumessen, und ihre speziellen Themenbereiche geben nicht nur das inhaltliche Material für die Ausgestaltung der Psychose ab, sondern sie werden „als wesentliche Bestandteile des individuellen Bedingungsgefüges angesehen, die der psychotischen Desintegration zugrunde liegen können" (Strunk 1976). Die Jugendlichen verspüren oft ein Zerfließen ihres Ich, wogegen sie sich mit allen Kräften zur Wehr setzen.

Da es in der jugendlichen Entwicklungszeit nicht selten zu psychosenahen und -verdächtigen Zustandsbildern kommt, ist bei der diagnostischen Zuordnung eine kritische Zurückhaltung geboten. Ursprünglich als Pubertätskrisen diagnostizierte jugendliche Patienten können sehr unterschiedliche Verläufe zeigen. Langen und Jäger (1964) fanden bei ihrer katamnestischen Untersuchung drei ungefähr gleich große Gruppen, die sie als karikierte Pubertätsentwicklung, puberale Akzentuierung abnormer Charaktere und initiale Schizophrenie beschrieben.

2. Zur Diagnose der Zyklothymie im Jugendalter

Auch die Diagnose einer manischen oder depressiven Erkrankung bei Kindern und Jugendlichen ist oft mit besonderen Schwierigkeiten verbunden. Endogene phasische Psychosen im Kindesalter lassen nach Stutte (1963a, b) wesentliche Unterscheide gegenüber den Bildern Erwachsener erkennen:
a) Sie sind kurzphasiger und zeigen keine deutliche Wesensalteration.
b) In die Symptomatologie fließen alterstypische Ausdrucksformen hinein.
c) Häufig wird über vegetative Funktionsstörungen geklagt.
d) Manische und depressive Phasen treten häufiger nebeneinander auf.
d) Die inhaltliche Ausprägung ist von Interessen, Konflikten und Triebzielen der jeweiligen Altersstufe bestimmt. Besonders häufig lassen sich phobisch-anankastische und hypochrondrische Syndrome nachweisen.
f) Häufiger als bei Erwachsenen münden sie in einen schizoformen Zerfallsprozeß ein.

Endogen depressive Verstimmungen in der Präpubertät sind relativ selten und können in ihrer Symptomatik den endogenen Depressionen Erwachsener ähnlich sein. Die Leistungsfähigkeit in der Schule läßt nach, man fühlt sich den Anforderungen nicht mehr gewachsen, ist leicht ablenkbar und unkonzentriert, hat Angst vor dem nächsten Tage und den schulischen Verpflichtungen, neigt zu weinerlichen Reaktionen, zu schneller Kränkbarkeit, aber auch zur Zurückgezogenheit und häufigem Grübeln mit hypochondrischen Beschwerden und Befürchtungen. Manchmal besteht eine tiefe Traurigkeit mit vegetativen Symptomen. Tagesschwankungen und der zyklische Verlauf mit hypomanischen Nachschwankungen oder auch deutliche manische Zustandsbilder, wobei neben einer Antriebssteigerung, Euphorie und Ideenflucht nicht selten freche und unehrliche Verhaltensweisen mit verbalen und tätlichen aggressiven Äußerungen in Erscheinung treten, sind für die Diagnose oft entscheidend (Strunk 1974).

Nissen (1971d, 1975) fand bei depressiven Syndromen in der Adoleszenz besonders häufig eine gesteigerte Suizidalität, Grübelsucht und Stimmungsschwankungen. Endogen depressive Phasen waren durch eine umweltstabile, freud- und hoffnungslose Verstimmtheit und Bedrücktheit charakterisiert. Tagesschwankungen ließen sich nicht regelmäßig eruieren. Kopfschmerzen waren ein besonders häufig genanntes Symptom. „Neben Denkhemmung und motorischer Antriebsschwäche oder Agitation lassen sich immer vegetative Zeichen wie Ein- und Durchschlafstörungen, Appetitschwäche und Müdigkeit nachweisen" (Nissen 1975).

Wenn sich auch in der Pubertätszeit die Symptomatik immer mehr dem Erscheinungsbild Erwachsener (Weitbrecht 1972) angleicht, so kann die Diagnose doch außergewöhnliche Schwierigkeiten bereiten, da in dieser Entwicklungszeit besonders häufig über vielfältige intrapsychische Konflikte, familiäre Probleme, Schwierigkeiten im Leistungsbereich, Störungen des Kontaktes und der aufbrechenden Sexualität, Identitäts- und Selbstwertkonflikte sowie tiefgreifende Grübeleien und Reflexionen berichtet wird.

Eine ähnliche phasenspezifische Färbung und inhaltliche Prägung läßt sich auch bei manischen Psychosen im Jugendalter erkennen. Aufgrund der phasenspezifischen Inhalte besteht nicht selten die Gefahr einer Verkennung des endogenen Charakters der Störungen.

Zusammenfassend läßt sich sagen, daß klassische depressive Zustandsbilder mit einer traurig-ängstlichen Stimmungslage, einer psychomotorischen Hemmung, einem Verlust der Vitalität und dem Auftreten körperlicher Beschwerden bei Kindern und Jugendlichen selten zu finden sind. Sie sind eher wechselhaft, mehr vom Augenblick und situativen Gegebenheiten abhängig. In der Regel sind erst in der Pubertät echte depressive Phasen abgrenzbar, die dann Prodrome vor dem Einsetzen schizophrener Psychosen darstellen können (vgl. Remschmidt u. Dauner 1971; Nissen 1971b).

C. Zur Frage der symptomatischen Psychose

K. Schneider (1971) postulierte zur differentialdiagnostischen Abgrenzung symptomatischer von endogenen Psychosen, daß (1) relevante somatologische Befunde zu erheben sind, (2) eine temporäre Koinzidenz mit dem Auftreten der Psychose und (3) eine Parallelität zwischen exogenem Faktor und Psychose besteht (4) sowie die psychopathologischen Leitsyndrome der organischen Psychosen nachweisbar sind. Als Leit- und Achsensyndrome der akuten exogenen Psychose gelten die Bewußtseinstrübung, der chronischen Form der Abbau der Persönlichkeit und Intelligenz, die organische Persönlichkeitsveränderung und schließlich die Demenz. Das psychotische Syndrom klingt spätestens nach Wochen oder Monate wieder ab, wenn exogene Faktoren ausgeschaltet sind. „Persistiert die Psychose darüber hinaus, wird es sich gewöhnlich um eine durch die körperliche Erkrankung ausgelöste endogene Psychose handeln" (Huber 1972).

Die wichtigsten Zustandsbilder bei symptomatischen Psychosen sind das emotional-hyperästhetische, maniforme, depressive, paranoid-halluzinatorische, katatonschizophrene, phobisch-anankastische, expansiv-konfabulatorische, delirant-amentielle und amnestische Syndrom (Bonhoeffer 1908; Weitbrecht 1956; Conrad 1972; Huber 1972).

Von einer spezifischen Wirkung bestimmter Noxen kann nur in seltenen Fällen die Rede sein (Kraepelin; Ewald).

Auch symptomatische Psychosen weisen das ganze Repertoire der schizophrenen Symptomatologie auf (Weitbrecht 1957). „Es gibt praktisch kein psychotisches Zustandsbild, das man nicht auch bei körperlich begründbaren Psychosen fände" (Conrad 1972). Das für akute symptomatische Psychosen obligate Postulat der Bewußtseinstrübung ist in den letzten Jahren zunehmend relativiert und restringiert worden (Weitbrecht 1956; U. Fleck 1956, 1960; Wieck 1956, 1961; Bash; Scheid 1960; Albert; Peters 1967). Auch schizophren Erkrankte lassen nach katatonen Erregungszuständen Störungen des Bewußtseins erkennen, für die eine Persistenz amnestischer Lücken bestehen kann (Albert). Bei Durchgangssyndromen sind grundsätzlich keine Bewußtseinstrübungen nachweisbar. Während die Bewußtseinstrübung eine Störung des augenblicklichen Gesamtzustandes des Erlebens darstellt, sind beim Durchgangssyndrom jeweils nur wenige oder gar nur eine der Teilfunktionen betroffen. Als schizophrenie-ähnlich imponierende produktive Durchgangssyndrome sind oft schwer abzugrenzen (Wieck 1956). Es lassen sich amnestische, aspontane, affektive, paranoide, paranoid-halluzinatorische und expansive Typen des Durchgangssyndroms unterscheiden. Ein durch Halluzinogene ausgelöstes psychotisches Zustandsbild ist als halluzinatorisches Durchgangssyndrom zu bezeichnen, das auch paranoid oder paranoid-halluzinatorisch aussehen kann.

Ferner weisen beispielsweise paranoid-halluzinatorische Syndrome bei Pervitinpsychosen eine „unbequeme Ähnlichkeit mit Schizophrenien" (Wipf) auf. Im Blick auf die differentialdiagnostische Abgrenzung von Schizophrenien gegenüber Alkoholhalluzianosen bestehen ähnliche Fragestellungen (Benedetti 1952).

Peters (1967) weist darauf hin, daß die Wahnerlebnisse bei exogenen paranoidhalluzinatorischen Syndromen im Erwachsenenalter einen banaleren und alltäglicheren Charakter haben und die halluzinatorischen Symptome leibhafter sowie in ihrer Phänomenologie realitätsnäher sind als bei endogenen Schizophrenien. Er beobachtete kurze, oft nur einige Stunden anhaltende Durchgangssyndrome mit vorwiegend paranoidhalluzinatorischer Symptomatik. Wahnwahrnehmungen sowie Phänomene des „Gemachten" fehlten, während sich unter den Symptomen 1. Ranges Gedankenlautwerden, kommentierende und dialogische Stimmen sowie Leibhalluzinationen finden ließen. Eine vollständige Korrektur der psychotischen Erlebnisse trat nicht immer ein.

Paranoid-halluzinatorische Erlebnisse sind bei der symptomatischen Psychose eher realistisch und konkret und physiognomisch fluktuierend. Sie erscheinen oft massiv und drastisch, während bei der Schizophrenie mehr symbolische und archetypische Elemente in Erscheinung treten (Benedetti 1952; W. Kretschmer 1956; Walther-Büel 1965, 1968).

Es kann sich die Symptomatik überschneiden, d.h. akute autochthone Schizophrenien können exogen imponieren, andererseits können psychopathologische Zustandsbilder mit schizophrenen Symptomen bei klar definierbaren exogenen Erkrankungen auftreten, so daß eine radikale und prinzipielle Wesensdifferenz psychopathologischer Syndrome bei symptomatischen bzw. exogenen und autochthonen Psychosen zu verneinen ist (Huber u. Gross 1974). Angesichts der phänomenalen Konvergenz autochthoner und symptomatischer schizophrener Psychosen können psychopathologische Unterscheidungskriterien für eine differentialdiagnostische Zuordnung fehlen (Huber u. Gross 1974).

Walther-Büel (1968) hat die symptomatischen Psychosen unter pathogenetischkorrelationsdynamischen Gesichtspunkten schematisiert und der pathogenen Noxe, den pathoplastischen Faktoren der Persönlichkeit mit ihrer Konstitution, der erworbenen und eventuell vorgeschädigten Disposition sowie psychogenen Faktoren eine unterschiedliche Bedeutung zugemessen.

Es stellt sich die Frage, welche persönlichkeitsspezifischen und konstitutionellen Faktoren in das akute und chronische organische Psychosyndrom hineinfließen und welche Faktoren über die Reversibilität oder Irreversibilität entscheiden. Wie sind im psychotischen Zustandsbild endogene bzw. individuell-dispositionelle Faktoren und die Frequenz und Dosis der Droge einander zuzuordnen (Peters 1967; Huber 1972)? Reagieren bei einer bestimmten Häufigkeit und Konzentration alle Menschen in ähnlicher Weise? Wo werden Anlagefaktoren wirksam?

Die Frage nach den „ätiologischen Zwischengliedern" (Bonhoeffer 1909, 1912) läßt sich bis heute nicht klar beantworten. Die Zusammenhänge und Kausalketten zwischen Noxe und organischer Psychose sind heute noch zum größten Teil unbekannt (U. Fleck 1960; Heidrich u. Ott 1965). Deshalb kann nur eine mehrdimensionale und kausalanalytische Betrachtungsweise, die individuelle Anlagefaktoren und persönlichkeitsspezifische Momente, die Konstitution und Biographie, das Milieu und reaktivsituative Faktoren berücksichtigt, dieser Situation gerecht werden. Noxenspezifische, endogene und psychogene Faktoren fließen zusammen (Huber 1972).

Eine multifaktorielle und strukturanalytische Betrachtungsweise ist vor allem bei jugendlichen Drogenkonsumenten notwendig, da drogeninduzierte Psychosyndrome in ihrer inhaltlichen Ausprägung, Manifestation, Verlaufsdynamik und Rückbildung oft von phasenspezifischen und situativen Faktoren bestimmt werden. Birnbaums (1923) Differenzierung pathogenetischer und pathoplastischer Faktoren ist deshalb einzuschränken, „weil früher als nur pathoplastisch angesehene Momente – individuelle Anlage, körperliche und psychische peristatische Faktoren – für die Manifestation, Kompensation und Dekompensation organischer Psychosen relevant, d.h. bei mehrdimensionaler Kausalanalyse des Einzelfalls als pathogenetisch anzusehen sind" (Huber 1972).

Es ist auszugehen von einem multifaktoriellen Bedingungsgefüge, bei dem die einzelnen Faktoren eine individuell unterschiedliche Relevanz haben und sich insgesamt wechselhafte und differente Kombinationen ergeben (M. Bleuler et al. 1966). Auch bei symptomatischen Psychosen schizophrener Prägung lassen sich schubweise und chronische Verläufe wie bei endogenen Schizophrenien beobachten. Sie treten vor allem im Initialstadium episodisch-passager auf.

Besonderes Interesse gewinnen für unsere Untersuchung eindeutig symptomatische Psychosen, die chronifizieren und ein schizophrenes Bild bieten (Feuchtwanger u. Mayer-Gross; Roeder-Kutsch u. Scholz-Wölfing; Elsässer u. Thewalt; Bash; U. Fleck 1960; Walther-Büel 1968). Nach Huber (1972) ist davon auszugehen, daß eine symptomatische Schizophrenie anzunehmen ist, wenn sich keine Disposition zur Schizophrenie nachweisen läßt. Bei den symptomatischen Schizophrenien liegt die Schizophreniemorbidität nicht höher als in der übrigen Bevölkerung (vgl. Tatetsu; Davison u. Bagley; Scharfetter 1972b; Huber u. Gross 1974; Täschner 1980).

Es stellt sich die Frage, wie die Disposition zur Schizophrenie sicher ausgeschlossen oder nachgewiesen werden kann. Von einer symptomatischen Schizophrenie kann im strengen Sinne nur gesprochen werden, wenn ausschließlich exogene Faktoren schizophren aussehende Symptome hervorrufen. „Je geringer die Penetranz der Gene, um so bedeutsamer sind – neben psychodynamischen – exogene Faktoren bei der Übersetzung des Genotypus in den Phänotypus. Erst am Ende der Skala bei vollständigem Fehlen einer genetischen schizophrenogenen Disposition, kann man von einer symptomatischen Schizophrenie s.s. sprechen" (Huber u. Gross 1974).

Gerade innerhalb der Gruppe drogeninduzierter Psychosen dürften psychotische Syndrome anzutreffen sein, die die strenge Alternative zwischen exogenen und endogenen Psychosen transzendieren (s. Abschnitt G.XIV.3. Zusammenfassende Bemerkungen).

D. Drogeninduzierte psychotische Syndrome

I. Zur Psychopathologie der akuten und chronischen Haschischintoxikation

Viele vor allem experimentelle Untersuchungen, aber auch klinisch-psychopathologische Verlaufs-beobachtungen haben bei der akuten und chronischen Haschischintoxikation insbesondere Ver-änderungen (1) der Stimmung, (2) der Psychomotorik und des Antriebs, (3) der Wahrnehmung, (4) des Denkens und (5) der intellektuellen Funktionen nachgewiesen. Ferner sind (6) Sinnestäu-schungen, (7) Störungen des Bewußtseins und der Ichfunktionen, (8) unmittelbare Nachwirkungen und (9) chronische Folgeerscheinungen beschrieben worden (vgl. Woggon 1974; Täschner 1979). Auf spezielle psychotische Zustandsbilder nach Haschisch- und LSD-Abusus gehen wir gesondert ein.

1. Es kommt zu einer Euphorie und Entspannung bei allgemeinem Wohlbefinden und manch-mal gesteigerter Sexualität und Kontaktbereitschaft. Jedoch können sich auch Angstgefühle, eine quälende Unruhe und depressive Verstimmungen einstellen, die manchmal mit euphorischen Zu-ständen abwechseln.

2. Auch der Effekt auf den Antrieb und die Psychomotorik ist oft wechselhaft. Es treten häu-fig eine Sedierung und ein träumerisches Insichgekehrtsein auf, aber es kann auch zu einer Hyper-aktivität und psychomotorischen Unruhe kommen. Bei exzessivem Haschischkonsum wird ein völliges Darniederliegen aller spontanen Impulse mit starr-unbeweglichem und apathischem Verhal-ten beobachtet. Es kann sich eine ausgeprägte Passivität mit dem Verlust aller aggressiven Äußerun-gen, aber auch eine Steigerung der Aktivität entwickeln. Sowohl hyperkinetische wie auch akine-tische, oft außerordentlich wechselhafte Syndrome lassen sich nachweisen.

3. Als besonders faszinierend wird die Veränderung der Wahrnehmung erlebt. Im Vordergrund steht eine Intensivierung der Sinneswahrnehmung vor allem im optischen und akustischen, seltener im taktilen, osmischen und olfaktorischen Bereich. Besonders wichtig ist die Auflösung des homo-genen Zusammenhangs von Wahrnehmungs-, Vorstellungs- und Gedankeninhalten. Anschauung und Vorstellung verlieren ihren inneren Ganzheitscharakter; sie werden segmentiert, und es kann zur Verwischung und Auflösung der Ich-Umweltgrenzen kommen. Neben einem Gefühl des Schwe-bens und der Leichtigkeit können sich Veränderungen des Körperempfindens und des Körper-schemas einstellen. Das Zeiterleben und die räumliche Wahrnehmung erscheinen ausgedehnt. Die Zentrierung des Denkens und Fühlens auf die Gegenwart führt zu einer Verwischung und Ver-wechslung von Vergangenheit, Gegenwart und Zukunft.

4. Die Diskrepanz zwischen subjektivem Erleben und objektivem psychopathologischen Be-fund ist vor allem bei den Denkstörungen auffallend groß. Während oft über ein ausgesprochen klares und durch vielfältige Assoziationen bereichertes Denken berichtet wird, läßt sich objektiv ein inhomogenes, sprunghaftes, dissoziiertes, zerfahrenes und verwirrtes Denken nachweisen. Zusammenhänge sind für den Untersucher oft nicht mehr zu erkennen. Es kann zum Gedanken-abreißen kommen. Beringer (1932) sah in den Denkstörungen neben den Veränderungen der Psychomotorik das Hauptsymptom der akuten Cannabisintoxikation. Es besteht eine Insuffizienz, partielle Aspekte in das gesamte Denken zu integrieren und zu einer homogenen Erfahrung zusam-menzufügen. Soeben wahrgenommene Inhalte haben oft nur einen flüchtigen Charakter und ver-blassen schnell. Die Erlebniskontinuität geht verloren, die gedankliche Speicherungsfähigkeit ist herabgesetzt, und der Denkablauf erscheint unterbrochen und bruchstückhaft. Die Gedanken

erstarren manchmal in abrupter Weise, jedoch fehlen im Unterschied zur Schizophrenie während der Gedankensperre spontane Sinnestäuschungen und Icherlebnisstörungen bzw. Beeinflussungserlebnisse.

5. Die intellektuellen Funktionen sind bei der akuten Cannabisintoxikation in umfassender Weise gestört. Die Konzentration und Merkfähigkeit, aber auch die Auffassung und Aufmerksamkeit sowie das Kurzzeitgedächtnis und die Reaktionszeit sind eingeschränkt, wobei oft Störungen der Kritikfähigkeit mit Selbstüberschätzung und Fehleinschätzung der Situation in Erscheinung treten.

6. Bei starkem Haschischkonsum können vielfältige psychotische Symptome auftreten. Im Vordergrund stehen Illusionen und Halluzinationen, paranoide Gedanken und Körperschemastörungen. Derealisations- und Depersonalisationsphänomene sind häufig beschrieben worden. Es scheint zu einer Trennung von Psyche und Soma zu kommen. Die Fähigkeit zur Kontrolle des eigenen Körpers läßt nach, und das Gefühl der eigenen Identität geht verloren. Es können optische, akustische, gustatorische und osmische Sinnestäuschungen auftreten. Seltener wurden Erscheinungen der Megalopsie und Synästhesien erwähnt. Die berichteten Halluzinationen erweisen sich oft als Pseudohalluzinationen und Illusionen.

7. Ferner werden eine zeitliche und örtliche Desorientiertheit sowie oneiroid ekstatische Zustände beobachtet. Bei chronischem und exzessivem Cannabisabusus ist in einigen Fällen über delirante Bilder berichtet worden. Das Bewußtsein ist oft leicht eingetrübt, „entrückt" oder oneiroid.

Die Beziehung Ich−Umwelt kann im Sinne einer irreal-überhöhten Selbsteinschätzung wie auch eines gestörten Bewußtseins der eigenen Identität verändert sein. Bei länger bestehenden Intoxikationen können die toxischen Erlebnisse eine beherrschende Relevanz gewinnen, so daß eine willentliche Unterscheidung nicht mehr möglich ist, sondern die Realität in Zweifel gezogen wird (Fraenkel u. Joel; Vierth). Ein besonderes Phänomen stellt das Gefühl des Gespaltenseins dar. Es entsteht subjektiv das Gefühl, daß das Ich sich gleichsam verdoppelt hat. Verschiedene psychische Vorgänge werden nebeneinander erlebt (Leuner 1962): (a) Das einfache „Haben" dieser Vorgänge, (b) Die schlichte Beobachtung der psychotischen Phänomene; (c) Die reflektierende Betrachtung des Erlebens. Zur differentialdiagnostischen Abgrenzung dient vor allem die Persistenz des Ich-Bewußtseins, die eine Distanzierung von den Vorstellungen und Erlebnissen bei der Cannabisintoxikation ermöglicht, jedoch bei psychotischen Komplikationen nicht mehr gewährleistet ist.

8. Im Blick auf unmittelbare Folgeerscheinungen und Nachwirkungen der akuten Cannabisintoxikation wird über vegetative Beschwerden, depressive Verstimmungen mit Suizidgefahr, Unruhe und Nervosität sowie Angstgefühle berichtet. Geringgradige dysarthrische und mnestische Störungen und eine Einschränkung der geistigen Funktionen wurden beobachtet.

9. Bei chronischen Haschischkonsumenten ist häufig die fokale Aufmerksamkeit gestört (Wurmser 1970). Neben einem Verlust des roten Fadens im Denkablauf fällt eine Restriktion der Ausdrucks- und Assoziationsfähigkeit auf. Die Aussagen werden leer, unpräzise und oberflächlich, wobei die Realitätsgrenzen verwischt erscheinen. Langzeitschäden nach chronischem Haschischkonsum (Wurmser et al. 1969) sind vor allem Störungen der Affektivität mit panischen Ängsten, Veränderungen der Auffassung und sensorischen Wahrnehmung mit halluzinatorischen Erlebnissen, Störungen der Aufmerksamkeit und der kognitiven Funktionen mit einer Fragmentierung des Denkablaufs und Ideenflucht, Derealisations- und Depersonalisationsphänomene, aber auch psychomotorische Veränderungen sowie eine verminderte Frustrationstoleranz mit einem Mangel an Durchhaltevermögen.

Besonders gravierend sind chronische Persönlichkeitsveränderungen bei langjährigen Haschischkonsumenten, die als „amotivational syndrom" in die Literatur eingegangen sind. Es handelt sich um Zeichen der Antriebs- und Interesselosigkeit, einen oft ausgeprägten Initiativeverlust, ein Nachlassen der Leistungsfähigkeit und der Motivation zu einer geregelten Arbeit überhaupt. Hinzu kommen eine zunehmende Distanzierung vom gesellschaftlichen Umfeld, Verwahrlosungserscheinungen, eine affektive Reizbarkeit mit einer Abstumpfung gegenüber äußeren Reizen, eine verminderte Urteils- und Kritikfähigkeit und schließlich eine progrediente Nivellierung der gesamten Persönlichkeit (vgl. z.B. Bouquet 1944, 1951; Eddy et al.; Vierth; Jaffe 1970; Angst 1970; Kielholz u. Ladewig 1972; Täschner 1979). Zeichen einer solchen Persönlichkeitsveränderung finden sich nicht nur bei Cannabis- bzw. Halluzinogenkonsumenten, sondern sie lassen sich, wenn auch nicht so ausgeprägt, bei Jugendlichen nachweisen, die kaum Drogen einnehmen, jedoch einen ähnlichen Lebensstil zeigen (Janzarik 1973).

Über die Entstehung eines irreversiblen organischen Psychosyndroms bzw. einer Demenz nach chronischem Haschischabusus gibt es unterschiedliche Mitteilungen (Bromberg 1934; Reininger 1941, 1955; Haenel; Kielholz u. Ladewig 1970; Hollister 1970a; Kryspin-Exner et al. 1970; Dietrich; P.C. Kuiper; Coper u. Hippius; Gross et al. 1972). Die Befunde reichen von funktionellen Veränderungen bis zu einer persistierenden Schädigung von Gehirnzellen und einer Hirnatrophie (Bouquet 1944; McMorris; Munch; v. Zerssen et al.; Campbell et al. 1971, 1972; Whitty; Bull; Fink et al.).

II. Zum Wirkungsbereich der Halluzinogene LSD, Meskalin etc.

Der komplexe psychopathologische Wirkungsbereich halluzinogener Drogen (vgl. Beringer 1927; Stoll; A.M. Becker; Haase 1957; Leuner 1962; Hole) mit (1) halluzinatorischen Erlebnissen, (2) abnormen Körpergefühlen, (3) Denkstörungen, (4) einem veränderten Zeit- und Raumerleben, (5) Störungen der Affektivität und Emotionalität sowie (6) des Bewußtseins und der Ichfunktionen ist in den letzten Jahrzehnten in einer kaum noch zu überschauenden Fülle der Literatur analysiert und beschrieben worden. (7) Außerdem kann es zu einer Regression und Rekapitulation relevanter frühkindlicher Erlebnisse und einer erhöhten Einsichtsfähigkeit in tiefere Zusammenhänge der Welt, der eigenen Person sowie transzendenter Bezüge kommen (Leuner).

1. Die halluzinatorischen Erlebnisse sind vor allem optischer Art, wobei einfache optische Täuschungen von Pseudohalluzinationen, die noch mit einem erhaltenen Realitätsurteil verbunden sind, unterschieden werden müssen. Es kommt zu brillanten und farbenreichen, oft szenenhaft ablaufenden optischen Phänomenen, die eine unterschiedliche Ich-Nähe aufweisen. Nicht selten werden starke Gefühls- und Affektregungen mobilisiert, die den halluzinatorischen Erlebnissen einen Realitätscharakter zumessen und sogar zu einer Verschmelzung zwischen Subjekt und Objekt führen können. Gegenüber optischen Halluzinationen haben akustische, vor allem osmische und gustatorische Phänomene eine untergeordnete Bedeutung.

2. Besonders wichtig können Körperempfindungsstörungen sein. Es lassen sich Verwandlungsgefühle des eigenen Körpers, Mikro- und Makrosensationen einzelner Körperteile, Gefühle der Elevation und Störungen des Körperschemas sowie ausgeprägte Depersonalisationsphänomene und Ichstörungen beobachten.

3. Der Gedankengang ist oft beschleunigt, weist eine assoziative Lockerung auf, die sich bis zur Ideenflucht, Sprunghaftigkeit und Zerfahrenheit steigern kann. Ein einmal begonnener Gedanke verliert schnell das Ziel aus dem Auge oder wechselt mit anderen, während sich auf dem Kulminationspunkt des Rausches ein Stagnieren des Gedankenablaufs mit Zeichen einer Perseveration einstellt.

4. Das Zeiterleben ist in der Regel außergewöhnlich gedehnt und verlängert. Es kann das Gefühl einer absoluten Stagnation des Zeitablaufs mit einer grenzenlosen Ausweitung des Zeitraumes eintreten. Die räumliche Welt der Objekte löst sich auf. Die realen Konturen und Physiognomierungen gehen verloren. Mit der Progredienz der halluzinatorischen Erlebnisse entwickelt sich eine völlig irreale räumliche Welt.

5. Veränderungen im Bereich der Affektivität und Emotionalität haben oft einen ausgesprochen tiefgreifenden Charakter und stellen ein sehr relevantes Symptom dar. Die Stimmung schwankt vom Pol der Euphorie bis zu tiefer Gedrücktheit und Depressivität. Es kann ein Gefühl völliger Verlorenheit und Ausweglosigkeit entstehen.

6. Bei den Störungen des Bewußtseins und der Ichfunktionen ist von besonderer Wichtigkeit, daß ein „reflektierender Ichrest" (Leuner 1962) erhalten bleibt. Das Bewußtsein ist oft nicht eindeutig verändert, es kann eingetrübt sein, jedoch auch eine Hypervigilität eintreten. Geht die Fähigkeit der Selbstkontrolle und distanzierten Orientierung verloren, entsteht das Gefühl der „Ich-Auflösung", das als angenehmes Verschmelzungserlebnis, aber auch als psychotische Angst der Verlorenheit und des Ausgeliefertseins manifest werden kann.

Nach Leuner (1962) sind zwei Bewußtseinsebenen zu unterscheiden, die sich unter der Drogenwirkung verändern. Das „protopathische Bewußtsein" (Conrad) meint einen Wandel des Erlebnisfeldes, der dem Schwellenzustand des Einschlafens oder dem Fieberdelir des Kindes vergleichbar ist. Einzelne Bewußtseinsinhalte werden nicht mehr klar wahrgenommen und differenziert, sondern es treten ganzheitliche Gestaltqualitäten hervor. Das Erlebnisgefüge löst sich auf, während Gestaltqualitäten freigesetzt werden. Der protopathische Bewußtseinswandel betrifft die höheren psychischen Funktionen, das stets erhaltene Bewußtseinsfeld ist lediglich qualitativ modifiziert. Dieser qualitative Bewußtseinswandel ist „mit Passivität und Innenwendung auf die gesteigerte bildhaft-traumhafte Erlebnisweise" verbunden. „Auf der anderen Seite erfolgt eine Aktivierung von Affektivität und Sinnesfunktionen im Sinne der gesteigerten inneren Reizproduktion mit den Folgen einer Affektsteigerung und Überhöhung von Vorstellungen zu Trugwahrnehmungen." Das „psychotoxische Basis-Syndrom" umfaßt Veränderungen des Bewußtseins, des Denkens und der Affektivität.

7. Die durch Halluzinogene bewirkte Regression und Rekapitulation emotional relevanter Erlebnisse der frühen Kindheit können ein besonders wichtiger Faktor sein. Die Einsicht in Zusammenhänge der eigenen Entwicklung, aber auch der Umwelt kann sich durch Halluzinogene erweitern (Leuner 1971). Es kann ferner zu einem kosmisch-mystischen oder transzendenten Erleben mit mystisch-ekstatischen Glückszuständen kommen (Leuner 1972a).

III. Zur Psychopathologie und Differentialdiagnose psychotischer Zustandsbilder bei Halluzinogen-Abusus (Haschisch, LSD etc.)

1. Verlängerter oder protrahierter Rausch

Zu einem verlängerten oder protrahierten Rausch kommt es nach Fortsetzen des Haschischrauchens ohne abgrenzbare Intervalle, wobei eine Intensivierung der Symptomatik mit häufig dysphorisch-depressiver Verstimmung, apathisch-autistischem Verhalten und paranoiden Symptomen in Erscheinung tritt (Woggon 1974). Nicht selten wird der abnorm verlängerte Rausch ("psychedelic afterglow") bei LSD beobachtet (Cohen 1960; Cohen u. Ditman 1963; Ungerleider et al.; McGlothlin u. Arnold 1971; Hasse u. Waldmann 1971). Diese Zustandsbilder können mehrere Tage anhalten und zeigen oft einen wellenförmigen Verlauf.

2. Horror- oder Bad-Trip

Unter den Begriff Horror- oder Bad-Trip werden Halluzinogen-Intoxikationen subsumiert, die mit unerwünschten, subjektiv oft sehr quälenden Symptomen verbunden sind, vor allem der Angst vor dem „Ausklinken" oder Verrücktwerden, Sterbens- und Todesängsten, paranoiden Gedanken, Derealisations- und Depersonalisationsphänomenen (Winninck; Bewley 1967, 1968; Smart u. Batemann; Edwards; Keeler 1967, 1968; Jaffe; Persyko; Weil 1970; Bialos; Kolansky et al.; P.C. Kuiper; Hasse u. Waldmann 1971; Remschmidt 1972, 1973; Hasse 1975; Bron 1975a, 1976a; Bron et al. 1976) sowie depressiven Verstimmungen mit Suizidtendenzen (Bouqet 1951; Orzechowski; Schultes 1969a,b; Tylden; Bialos; C.J. Schwarz 1968, 1970; Wurmser 1971; Bron 1976b). Sie werden in der Regel durch Überdosierungen, situative Störfaktoren (setting) oder intrapsychische Konflikte und Spannungen (set) ausgelöst. Auch bei experimentellen Untersuchungen ist der Einfluß des "set" im Sinne persönlichkeitsspezifischer Faktoren, individueller Erwartungen und situativer Gestimmtheiten sowie des "setting", also situativer und atmosphärischer Faktoren häufig bestätigt worden (Smith u. Mehl; Waskow et al.; Wikler). Da sich der Haschischkonsum regulieren läßt, sind negative Wirkungen manchmal zu vermeiden (Frosch; Hasse 1975). Diese Möglich-keit besteht jedoch nicht bei den anderen Halluzinogenen (LSD, Meskalin etc.). Horror-Trips spielen gerade bei jugendlichen Drogenkonsumenten eine außerordentlich große Rolle. Oft klagen die Jugendlichen noch nach Monaten oder Jahren über die Angst, wieder „auf den Horror" zu kommen, über Depressionen und Reizbarkeit, quälende Phobien und diffuse Angstgefühle. Sowohl das weitere Erscheinungsbild der Drogen-abhängigkeit wie auch chronische oder rezidivierende psychotische Syndrome werden oft entscheidend durch Horror-Trip-Erlebnisse bestimmt.

3. Flash-back-Phänomene

Unter Echoeffekten oder Flash-back-Phänomenen wird das Wiederauftreten von Ver-änderungen und Erlebnissen nach drogenfreiem Intervall verstanden, die einmal direkt durch Haschisch, LSD etc. ausgelöst waren (Cohen 1960; Frosch et al. 1965; Smart u. Batemann; Robbins et al. 1967a, b; Louria; Edwards; Ungerleider et al.; Keeler et al.; Horowitz; Weil 1970; McGlothlin u. Arnold 1971; Chopra 1971; Coper u. Hippius; Carlini; Remschmidt 1972, 1973; Rathod). Sie lassen sich oft provozieren (Wanke et al. 1970; Hasse u. Waldmann 1971) und erscheinen deshalb eher psychogen als bioche-misch-pharmakologisch verursacht (Leuner 1962; Wanke 1975). Leuner (1962, 1972) versteht sie als psychogen-psychotische Zustände und zählt sie zu den posttoxischen Psychosen. „Durch ein relativ belangloses, emotional oder kognitiv anregendes Erlebnis werden ein Teil oder längere Passagen eines Horror-Trips, der Wochen oder Monate zurückliegen kann, in überwältigender Stärke erneut erlebt" (1972). Die Dauer solcher Erlebnisse beträgt Minuten oder Stunden.

Das Erscheinungsbild von Flash-back-Phänomenen kann positiv gefärbt und ange-nehm sein, häufiger jedoch hat es einen unangenehmen Charakter, ist mit Angstgefüh-len, depressiven Verstimmungen, paranoiden Gedanken verbunden und kann nahezu die ganze psychopathologische Skala akuter Intoxikationspsychosen erkennen lassen.

Zur diagnostischen Abgrenzung müssen nach Hasse und Waldmann (1971) vier Voraussetzungen erfüllt sein:

1. Der Anstoß geht von einer vorangegangenen Trip-Erfahrung aus.
2. Es besteht ein drogenfreies Intervall.
3. Die ursprünglichen Erlebnisse breiten sich aus und entwickeln sich weiter.
4. Die Symptome klingen spontan ab.

Die auslösenden Momente zeigen eine auffallende Unspezifität und Heterogenität. Neben einer Einschränkung der Wachheit und Veränderungen der Gefühle können Erinnerungsvorstellungen, Induktionen durch andere Personen, das Hören von Musik, aber auch Malen und Schriftstellern sowie sexuelle Aktivitäten zu einem Flash-back führen. In der Regel handelt es sich bei den auslösenden Faktoren um Erlebnisse, die als spezielle Assoziations- und Emotionsträger einen Signalcharakter für Triperlebnisse hatten oder annahmen. Schon ein Verharren in Passivität ohne zielgerichtete Gedanken-gänge sowie besondere Vorstellungsinhalte und Gefühle können auslösend wirken.

Die Symptomatik umfaßt vor allem Veränderungen der Stimmung und der Wahr-nehmung. Gegenständliche Konturen zerfließen, Bewegungsabläufe verschieben sich, Farben werden intensiver wahrgenommen oder wechseln. Illusionäre Verkennungen, Physiognomierungen und Halluzinationen treten auf. Optische Phänomene überwiegen gegenüber Wahrnehmungsveränderungen in anderen Bereichen. Dabei zeigt sich ein wechselnder Gewißheitsgrad der Erlebnisse. In der Regel ist eine kritische Distanzierung von Anfang an möglich. Werden die psychotischen Phänomene sehr intensiv erlebt, kann ein Evidenzverlust eintreten, der Angstgefühle auslöst.

4. Psychotische Zustandsbilder nach Cannabis- und LSD-Abusus

Psychotische Zustandsbilder nach Cannabisabusus sind immer wieder beobachtet worden, wobei der Schweregrad, die Dauer und Häufigkeit der psychotischen Syndrome Abhängigkeiten von kulturellen und persönlichkeitsspezifischen Faktoren sowie von der Frequenz und Intensität des Haschischkonsums zeigen (Stringaris 1939; Allentuck 1944; Ames; Chopra u. Chopra 1965; Isbell et al.; Talbott u. Teague; Keup 1970a, b; Kielholz u. Ladewig 1972). Die spezifische Relevanz des Cannabiseffektes für die Entstehung des psychotischen Syndroms kann heute noch nicht genau beurteilt werden. Es stellt sich die Frage, ob auch ein Gesunder bei einer bestimmten Dosierung eine Cannabispsychose entwickeln kann oder ob durch Cannabis eine latente Psychose zur Manifestation gelangt. Eine spezifische „Cannabispsychose" ist bisher nicht verifiziert worden (Allentuck u. Bowman; Weil 1970; Freedman u. Fink 1972; Täschner 1979). Häufig fiel auf, daß psychotisch prädisponierte Patienten eine größere Sensibilität gegenüber Cannabiseffekten zeigten (McGlothlin 1966, 1968; Ungerleider et al.; Hekiian u. Gershorn; Maurer).

Nach Stringaris (1939, 1972) sind der einfache und protrahierte Rausch von der eigentlichen Haschischpsychose zu unterscheiden. Die Intoxikationspsychose kann nicht allein auf das exogene Gift zurückgeführt werden, sondern ist auch im Zusammenhang anderer Faktoren, z.B. Anlagefaktoren, zu sehen. Es können sich (1) episodische Verwirrtheitszustände mit manchmal mehrere Wochen anhaltenden subjektiven und objektiven psychopathologischen Auffälligkeiten entwickeln, die einmal mehr (a) stuporös-katatoniform imponieren, ein anderes Mal durch (b) oneiroid-halluzinatorische Erlebnisse bestimmt sind oder als (c) getrieben-dämmrige Erregungen, die an epileptische Dämmerzustände erinnern, in Erscheinung treten. Bei den (2) protrahierten Haschischpsychosen sind delirante, halluzinatorische oder katatone Symptome nachweisbar, die über ein Jahr anhalten können. Außerdem erwähnt Stringaris die „Haschischdemenz", die jedoch nicht mit Sicherheit festgestellt sei, und schließlich das Zusammentreffen von endogenen Psychosen und habituellem Haschischgebrauch.

Tennant u. Groesbeck (1972) unterscheiden bei Haschischkonsumenten akute Panikreaktionen und toxische Psychosen, schizophreniforme Bilder und chronische Intoxikationssyndrome, bei polytropen Drogenkonsumenten akute toxische Psychosen und schizophreniforme Zustandsbilder. Während die akuten Panikreaktionen sich durch Unruhe- und Angstgefühle und eine häufige motorische Unruhe auszeichnen, kommt es bei den toxischen Psychosen zu Verwirrtheit und Desorientiertheit, Wahnvorstellungen und Depersonalisationsphänomenen sowie halluzinatorischen und paranoiden Symptomen. Unter neuroleptischer Therapie klingen toxische Psychosen in der Regel nach einigen Tagen ab, während sich bei schizophreniformen Bildern mehrere Wochen dauernde oder in ein chronisches Stadium einmündende Verläufe zeigen. Im Vordergrund stehen optische und akustische Halluzinationen, vorwiegend paranoide Erlebnisse, inadäquate Verhaltensweisen und gelockerte assoziative Denkabläufe. Bei schizophrenen Zustandsbildern ließen sich in der Anamnese häufig psychiatrische Erkrankungen nachweisen.

Gross et al. (1972) beschreiben nach Haschischabusus auftretende, akute schizophrene Psychosen mit Denkstörungen, psychomotorischen Symptomen, Wahrnehmungsveränderungen, Coenästhesien und wahnhaften Erlebnissen. Im akuten Haschischrausch beobachteten sie qualitativ abnorme Leibgefühlsstörungen, dysästhetische Krisen, endogen unterbaute paranoide Reaktionen sowie paranoide Reaktionen. Dabei handelt es sich um Syndrome, die sich auch bei der Schizophrenie finden lassen (Huber 1957a). Insbesondere die Veränderungen der Wahrnehmung, des Denkens und Musikerlebens weisen auffallende Analogien zum beginnenden schizophrenen Wahn auf (Matussek 1952; Huber 1957b). „Das Kennzeichnende liegt im ‚Haftenbleiben', in der fesselnden Wirkung an sich belangloser Begebenheiten, im Blindwerden für die übrige Welt, in der Herausspaltung und ‚Einrahmung' einzelner Warnehmungsbestandteile, der die Auflösung der Anschauungswelt in Einzelgebilde entspricht" (Gross et al. 1972).

Akute psychotische Komplikationen und chronische psychotische Syndrome nach Haschisch- und LSD-Abusus (Cohen u. Ditmann 1963; Rosenthal; Blum; Leuner 1968) erfordern eine genaue psychopathologische Analyse und Differenzierung (Tabelle 1). Von den akuten Panikreaktionen im Sinne von Horror-Trips sind die akuten toxischen Psychosen zu unterscheiden, die Zeichen der Desorientierung und Verwirrtheit, wahnhafte und paranoid-halluzinatorische Erlebnisse und Depersonalisationsphänomene aufweisen (Remschmidt 1972, 1973). Häufig lassen sich eine maniforme Erregtheit, schizophrenieartige Bilder und ekstatische Verzückungszustände, paranoides Erleben und Omnipotenzgefühle, eine katatonieartige Erregung oder ein Stupor beobachten, ferner depressive Verstimmungen mit Suizidneigung oder typische Bilder eines exogenen Reaktionstypus (Leuner 1972b).

Neben Flash-back-Phänomenen unterscheidet Leuner (1972b) innerhalb der posttoxischen Psychosen zwei Verläufe. Einmal bleibt die psychotische Symptomatik ohne Intervall direkt nach der akuten Intoxikation bestehen, während es anderseits erst nach einem freien Intervall zur Manifestation der Psychose kommt. Dabei zeigen sich außerordentlich vielgestaltige Bilder mit maniformer Erregung, Verwirrtheitszuständen, paranoiden, halluzinatorischen, ekstatischen und auch stuporös-katatonen Phänomenen, depressive Syndrome, manchmal auch Derealisations- und Depersonalisationsphänome. Bei den schizophreniformen Bildern handelt es sich um prolongierte psychotische Syndrome, die über Wochen anhalten, manchmal auch in ein chronisches Stadium einmünden und durch optische und akustische Halluzinationen, Wahnideen, assoziativ gelockerte Denkabläufe und einen inadäquaten Affekt gekennzeichnet sind. In der Vorgeschichte dieser Patienten lassen sich oft psychiatrische Erkrankungen nachweisen. Schließlich beschreibt Leuner (1972b) noch eine besondere Gruppe „posttoxischer Syndrome", die wegen ihrer Häufigkeit, ihrer psychopathologischen Auffälligkeiten und differentialdiagnostischen Probleme besonders wichtig erscheinen. „Wir verstehen darunter die sehr unterschiedlichen Residualzustände nach einer der genannten Psychosen. Sie können sich in einer ihrer Restsymptomatiken wie Depersonalisation und Derealisation, depressiv moroser Verstimmung, Größenideen oder in allgemeiner Apathie und Initiativeverlust äußern. Diese Zustände eigenartiger Unmotiviertheit gegenüber den natürlichen Lebensinteressen können auch von einem flach-

euphorischen, oft kindlich und fast hebephren anmutenden Affekt unterlegt sein. . .
Fast immer . . . fällt eine eigentümlich, oft schizoid anmutende Entfremdung von der
realen Umwelt auf, so daß die Lösung einfachster Alltagsprobleme weder versucht
noch angestrebt oder aus hilfloser Resignation bald wieder fallengelassen wird."

5. Zur Psychopathologie und Differentialdiagnose halluzinogeninduzierter psychotischer Zustandsbilder

Von (1) *akuten* und (2) *verlängerten Rauschzuständen,* (3) *Horror-Trips* und (4)
Nachhall-Psychosen sind (5) *neurotische Rauschverläufe* zu unterscheiden, bei denen
unbewußte Konflikte und belastende Erfahrungen der frühen Kindheit aktualisiert
werden, die zu vielfältigen neurotischen und psychosomatischen Symptombildungen
mit begleitenden psychotischen Erlebnisinhalten führen können. Auf der Basis halluzinogeninduzierter, oft panikartiger Angstzustände können sich paranoide Entwicklungen und „abnorme paranoide Erlebnisreaktionen" (Huber u. Gross 1977) anschließen.
Ferner lassen sich „posthalluzinogene neurotische Syndrome" (Heinemann) abgrenzen,
bei denen neben Depersonalisationserlebnissen und paranoiden Gedanken depressive
Verstimmungen und Kontaktängste, Grübelzwänge und psychosomatische Beschwerden
auftreten, jedoch der Realitätssinn und die Kommunikationsfähigkeit unbeeinträchtigt
bleiben. (6) Hasse und Waldmann (1971) beschreiben einen *psychotischen Rauschverlaufstyp,* der mit Desorientiertheit und Verwirrtheit, ängstlicher Unruhe und inadäquaten affektiven Verhaltensweisen einhergeht und auch als „Verwirrtheitspsychose"
oder *„akut verworrene Psychose"* bezeichnet worden ist (vgl. Stringaris 1939, 1972;
Carothers; Pfeiffer; Collomb; Mentzos et al.). Sie ist den akuten toxischen Psychosen
zuzuordnen. (7) Rezidivierende oder chronische psychotische Zustandsbilder sind oft
durch häufigen oder gar exzessiven Drogenabusus bedingt oder verstärkt und als
organische Psychosyndrome (Huber 1976) oder *Durchgangssyndrome* (Wieck 1956)
mit paranoid-halluzinatorischer Symptomatik zu beurteilen (8). Davon zu unterscheiden sind durch Drogen ausgelöste bzw. *eigengesetzlich ablaufende Psychosen* oder (9)
durch Intoxikationssyndrome überlagerte endogene Psychosen. (10) *Chronische Persönlichkeitsveränderungen* und *Residualsyndrome* nach Drogenabusus und psychotischen
Verläufen zeigen ein vielgestaltiges Bild.

Tabelle 1. Zur Psychopathologie und Differentialdiagnose drogen-, vor allem halluzinogeninduzierter psychotischer Zustandsbilder

1. Akute Rauschzustände
2. Verlängerte Rauschzustände (psychedelic afterglow)
3. Horror- oder Bad-Trip (akute Panikreaktion)
4. Flash-back-Phänomene oder Nachhall-Psychose
5. Neurotischer Rauschverlaufstyp und posthalluzinogene neurotische Syndrome
6. Akut verworrene Psychose (psychotischer Rauschverlaufstyp)
7. Rezidivierende oder chronische psychotische Zustandsbilder (i.S. einer exogenen Psychose)
8. Durch Drogen ausgelöste bzw. eigengesetzlich ablaufende Psychose (i.S. einer endogenen
   Psychose)
9. Durch Intoxikationssyndrome überlagerte endogene Psychosen
10. Chronische Persönlichkeitsveränderungen und Residualsyndrome

IV. Weckamine

Weckamine führen zu einer euphorischen Stimmungslage und einer Stimulierung des Antriebs mit dem Gefühl erhöhter Leistungsfähigkeit, während objektiv das Leistungsniveau abnimmt. Die Sinneseindrücke werden gesteigert und die Erlebnisqualitäten erweitert und vertieft, wovon auch das erotische Erleben betroffen sein kann. Die Symptomatik ist abhängig von der Dosis und Dauer des Abusus (Ladewig et al. 1969; Angrist u. Gershorn; Davis u. Lemberger; Ellinwood 1970). Die Amphetaminabhängigkeit zeichnet sich durch eine Verstärkung der „Es-Aktivität" (Staehelin 1941a) aus. Während die Aufmerksamkeit im visuellen und akustischen Bereich zunimmt, lassen sich die wahrgenommenen Details immer weniger klar in eine sinnvolle und realistische Zusammenschau integrieren und in ein geordnetes Ganzes einfügen. Es stellt sich eine „assoziative Enthemmung" (Bonhoff u. Lewrenz) ein, die mit oberflächlichem, sprunghaftem, manchmal mit Größenideen verbundenem Denken einhergeht und von ziellosen Handlungen und realitätsfernem, sinnlosem, manchmal stereotyp imponierendem Verhalten begleitet sein kann (Ellinwood 1967, 1970; Randrup u. Munkvad).

Das akute Intoxikationssyndrom läßt vor allem eine ängstlich-gereizte Wahnstimmung sowie Beziehungs-, Beeinträchtigungs- und Verfolgungsideen erkennen (Greving; Bonhoff u. Lewrenz; Connell; Kalant; Ladewig et al. 1969; Hawks et al.; Griffith et al. 1970; Davis u. Lemberger; Angrist u. Gershorn). Häufig sind Entfremdungsgefühle, illusionäre Verkennungen und halluzinatorische Phänomene optischer und akustischer, seltener auch haptischer Natur zu beobachten.

Die Sinnestäuschungen auf akustischem Gebiet haben oft Leibhaftigkeitscharakter und weisen eine gewisse Strukturierung mit klaren Umrissen auf, während die Sinnestäuschungen in anderen Bereichen ein eher diffuses und amorphes Erscheinungsbild bieten (Daube).

Das weckamininduzierte psychotische Syndrom kann maniform, aber auch agitiertdepressiv oder apathisch-depressiv aussehen. Bei manchen Psychosen überwiegen mikrohalluzinatorische Phänomene, so daß sich deutliche Analogien zur Cocainpsychose und zum Delirium tremens erkennen lassen, oder aber es steht eine paranoide Wahnbildung ganz im Vordergrund, während halluzinatorische Symptome kaum in Erscheinung treten (Harder).

Bonhoff u. Lewrenz unterscheiden ein „Angstsyndrom mit paranoid-halluzinatorischem Ausbau" von einem „paranoid-mikrohalluzinatorischen Syndrom" sowie einem „Syndrom der ekstatisch gesteigerten Wahrnehmungen" und einem „dysphorischdepressiven Zwangssyndrom". Hasse et al. (1973) beschreiben die Entwicklung von der Stimulations- über die Expansions- und Omnipotenzphase bis zum ausgeprägten psychotischen Zustandsbild.

Besonders häufig und charakteristisch sind halluzinoseähnliche und delirante Zustandsbilder nach Weckaminabusus (Harder; Kalus, de Boor; Bründelmeyer et al.). Sinnestäuschungen vor allem unangenehmen und bedrohlichen Charakters sowie eine depressiv-ängstliche Stimmungslage bei erhaltener oder nur gering eingeschränkter Orientierung sind für die erste Gruppe charakteristisch, während eine Desorientiertheit und delirante Verwirrtheit bei den Zustandsbildern der zweiten Gruppe regelmäßig auftreten. Dabei können die Bewußtseinsqualitäten wechselhaft erscheinen und schwer abgrenzbar sein, und es lassen sich nicht selten auch Halluzinationen und Wahnideen nachweisen. Nur die Gruppe der amentiellen Syndrome weist Bewußtseinstrübungen auf. Die halluzinoseähnlichen Bilder lassen ein bis drei Wochen vor den psychotischen Episoden eine depressiv-ängstliche Stimmungslage erkennen. Furcht vor Unverträglich- keitserscheinungen, Vergiftungsangst, hochgradige Schlaflosigkeit und Suizidgedanken treten auf. Im Vorstadium der amentiellen Syndrome bestehen Zeichen einer Neur- asthenie, es lassen sich mißtrauisch-paranoide Züge, Beziehungsideen, diffuse Sinnes- täuschungen, illusionäre Verkennungen, undifferenzierte Krankheitsgefühle sowie hypochondrische Gedanken mit oft bizarren Inhalten nachweisen (Bründelmeyer et al.). Im Anschluß an das amentiell-katatone Syndrom besteht ein organisches Psycho- syndrom mit einer Beeinträchtigung der Konzentrations- und Merkfähigkeit sowie Veränderungen des Antriebs und der Affektivität.

Die auffallende Ähnlichkeit weckamininduzierter psychotischer Syndrome mit schizophrenen Psychosen ist immer wieder beobachtet und beschrieben worden (de Boor; Sano u. Nagasaka; Brandau; Yoshimoto 1957, 1959; Grahmann; Evans; Argenta; Abély et al.; Kellner; Schulz; Hampton; Kapplinghaus 1962a, b; Ziemann; Weiner; Panse u. Klages; Bell; Steinbrecher).

Nach Bell (1965) klingt die psychotische Symptomatik ca. 10 Tage nach Absetzen der Weckamine ab. Er beobachtete drei Patienten mit einem darüberhinaus persistie- renden psychotischen Syndrom und sah darin den Hinweis auf die „Auslösung" einer schizophrenen Psychose durch Stimulation.

Zur differentialdiagnostischen Abgrenzung gegenüber der Schizophrenie sind die häufige Frequenz optischer Halluzinationen und das Fehlen von Denkströungen sowie schizophrener Prozeßsymptome zu beachten (Bell). Die psychotische Symptomatik hat bei Weckaminpsychosen einen paranoiden oder halluzinose-ähnlichen Charakter. In der Regel kommt es zur völligen Heilung und nur nach erneutem Weckaminabusus zur Rezidivierung der Symptomatik.

V. Cocain

Bei der akuten Cocainintoxikation lassen sich drei Stadien voneinander unterscheiden (Maier; Joel u. Fränkl 1924, 1925; Joel 1928; de Boor). Auf das euphorische Stadium mit Eloquenz, Antriebssteigerung, erhöhtem Selbstwertgefühl, gelockertem Gedanken- ablauf und verstärkter Erregbarkeit mit vielfältigen Träumen folgt der eigentliche Rausch, bei dem eine ängstlich gereizte Stimmung im Vordergrund steht. Inhaltlich sind oft Zusammenhänge mit biographischen Fakten zu eruieren. Es kommt zu illusio- nären Verkennungen, Beziehungsideen, halluzinatorischen Erlebnissen vor allem auf akustischem und haptischem, selten auf osmischem Gebiet. Daran schließt sich das depressive Stadium mit Antriebslosigkeit, Müdigkeit, Erschöpfung und depressiver Stimmungslage an. Während die Libido zunimmt, sinkt die Potenz. Es kann zu homo- sexuellen Regungen bei Männern kommen, während das sexuelle Erleben bei Frauen auf die heterosexuelle Richtung begrenzt bleibt (de Boor; Staehelin 1960).

Maniforme Rauschzustände sind häufig. Dabei zeigen sich eine Antriebssteigerung, Beschleunigung des Denkablaufs und euphorische Stimmungslage, die später ängstliche Züge annimmt.

Maier beschreibt delirante Bilder mit akustischen Halluzinationen, Sinnestäuschungen, visionären Erlebnissen bei euphorischer oder ängstlicher Stimmung. Außerdem können Dämmerzustände in Erscheinung treten, bei denen eine deutliche Antriebsstörung, ängstliche Unruhe und optische Halluzinationen im Vordergrund stehen. Taktile Mikrohalluzinationen können einen besonderen Stellenwert einnehmen. „Der Cocainwahnsinn geht mit gesteigerter Betriebsamkeit, komplexbedingten optischen und akustischen Halluzinationen mit entsprechenden Wahnideen, die eine Neigung zur Systematisierung zeigen, Denkbeschleunigung und Logorrhoe, Auto- und Fremdsuggestibilität und intensivem Bedürfnis nach intellektuellem und affektivem Austausch mit der Umgebung einher" (Kielholz et al. 1972).

VI. Das Depravationssyndrom und organische Persönlichkeitsveränderungen bei der Opiatabhängigkeit und Polytoxikomanie

Das Depravationssyndrom signalisiert den Schweregrad und die Malignität der Sucht (Schrappe 1962). Insbesondere zeigt sich heute bei vielen jugendlichen Fixern eine oft ausgeprägte psychische Wesensänderung. Hinter einem äußerlich manchmal gar nicht sehr auffälligen Erscheinungsbild lassen sich Zeichen einer „Entkernung und Aushöhlung der Persönlichkeit" (Kielholz) erkennen. Alles Sinnen und Trachten ist von egoistischen Motiven geleitet, hinter denen die Zuwendung zum Mitmenschen immer mehr zurücktritt. Die Kommunikation wird durch das unbezwingbare Verlangen nach der Droge bestimmt, das aufgrund der Angst vor drohenden Entzugserscheinungen ein oft charakteristisches Verhalten konditioniert.

In psychischer Hinsicht fallen eine allgemeine Gereiztheit mit rascher Ermüdbarkeit, Affektlabilität und eine ausgeprägte Sensibilität, die Neigung zu depressiven Verstimmungen mit oft dysphorischen Akzenten sowie Angstgefühlen mit paranoiden Zügen auf. Dysphorische Gereiztheit und indifferente Gleichgültigkeit wechseln oft schnell. Es kommt „zur Schwächung des Gewissens, Abstumpfung des Pflicht-, Takt- und Verantwortungsgefühls, Einengung der höheren Interessen und zunehmender Zentrierung auf die eigenen vitalen Bedürfnisse" (Kielholz et al. 1972).

Reife menschliche Emotionen verschwinden hinter fassadenhaftem Verhalten, geltungssüchtigen Zügen und unecht-theatralischem Gehabe. Es fehlt jedes Durchhaltevermögen, alle menschlichen Beziehungen werden aufs Spiel gesetzt, wenn es darum geht, eigene Vorteile und die schnelle Erfüllung des Strebens nach sofortigem Lustgewinn zu erzielen. Selbstkritische Reflexionen gehen gänzlich verloren und anfänglich sich noch meldende Schuldgefühle werden durch die Droge verdrängt und zum vollständigen Erlöschen gebracht.

Die Tendenz zur Polytoxikomanie verstärkt die Entwicklung organischer Persönlichkeitsveränderungen mit nicht selten sekundär auftretenden psychotischen Phänomenen. Diese oft komplexen Syndrome bedürfen einer subtilen syndromgenetischen und differentialdiagnostischen Abgrenzung.

E. Drogeneffekte bei endogenen Psychosen

I. Einleitung

Die differentialdiagnostische Zuordnung psychotischer Zustandsbilder kann dadurch erheblich erschwert sein, daß schon bestehende endogene Psychosen in ihrer aktuellen psychopathologischen Symptomatik durch Drogeneffekte modifiziert werden. Wenn auch auf diesem Gebiet relativ selten empirische Untersuchungen durchgeführt worden sind, lassen die vorhandenen Ergebnisse doch keinen Zweifel an der Überlagerung, Auslösung, Verstärkung und Veränderung der psychotischen Symptome durch Drogen.

II. Haschisch

Bei 9 manisch-depressiven und 10 schizophrenen weiblichen Patienten, denen Kant (1930) Haschisch verabreichte, traten eine Benommenheit und Einschränkung der Merkfähigkeit auf. Manisch-depressive Patienten wiesen im Unterschied zu Gesunden keine motorische Enthemmung und Euphorisierung der Stimmungslage auf, sondern wurden unter Haschischeinfluß eher depressiv und gehemmt, litten manchmal unter Schuldgefühlen und Selbstvorwürfen und waren von hypochondrischen Befürchtungen sowie paranoiden Gedanken geplagt. Immer war die Symptomatik begrenzt auf die Dauer der Haschischwirkung. Schizophrene Patienten wurden dagegen zum überwiegenden Teil euphorisch, weniger ließen sich Angstgefühle oder ein Wechsel zwischen Angst und Heiterkeit erkennen. Kant führt die unter Haschischwirkung zunehmende vitale Hemmung und Depression auf die vitale oder endogene Labilität bei Patienten des manisch-depressiven Formenkreises zurück.

Auch das motorische Verhalten ließ besondere Auffälligkeiten erkennen. Manisch-depressive Kranke erschienen belebt oder gehemmt, während Schizophrene katatone Symptome zeigten. Es bestanden „stereotype Pendel- und rotierende Bewegungen, Katalepsie, Befehlsautomatie und negativistischer Stupor". Bei einer Patientin traten unter Haschisch kataleptische Phänomene auf, die sich im akuten schizophrenen Schub nicht nachweisen ließen. Sinnestäuschungen wiesen 7 von 19 Patienten auf.

Der Haschischversuch führte insgesamt zu einer Versinnlichung der seelischen Vorgänge, Gefühlszustände, Strebungen und Vorstellungen. Auch schizophrene Patienten, in deren Anamnese bisher keine optischen Halluzinationen aufgetreten waren, ließen eine Tendenz zur Versinnlichung im Sinne optischer Pseudohalluzinationen erkennen.

Manisch-depressive Patienten zeigten in der Regel nur optische, selten osmische Halluzinationen oder Körpersensationen, während sich das psychopathologische Bild schizophrener Patienten vielfältiger und abwechslungsreicher gestaltete. Auffallend häufig wurde neben optischen auch über akustische Halluzinationen berichtet.

Mehrere Patientinnen fühlten sich „bestrahlt, von Energiewellen getroffen, von Elektrizität durchströmt, gestochen, körperlich-sexuell beeinflußt". Gefühle des Bedrohtseins wurden immer stärker körperlich-sinnlich erlebt.

Bei manisch-depressiven Patienten wurde manchmal ein euphorisierender Effekt durch Haschisch beobachtet. Schizophrene zeigten gegenüber Gesunden geringere Veränderungen der zeitlichen und räumlichen Wahrnehmung (Lindemann u. Malamud; Walton).

28

III. LSD

Photiades und Anastosopoulos verabreichten 22 schizophrenen Patienten LSD und beobachteten einen relativ späteren Eintritt der Symptomatik als bei Gesunden. Drei Patienten zeigten einen zwei bis drei Tage andauernden Intoxikationszustand, während ein Patient eine deutliche Bewußtseinstrübung mit zeitlicher, örtlicher und situativer Desorientiertheit sowie einer Fülle optischer und akustischer Halluzinationen erkennen ließ. Nach dem Abklingen bestand eine vollständige Amnesie. Derealisations- und Depersonalisationsphänomene waren außer bei paranoiden Schizophrenieformen weniger häufig und stark ausgeprägt. Im Anfangsstadium der Intoxikation wurde über vermehrte „phantastische Halluzinationen" berichtet, die inhaltlich mit den wahnhaften und paranoiden Symptomen übereinstimmten. Auf dem Kulminationspunkt des Rausches, wenn es schon zu einer Bewußtseinstrübung gekommen war, traten vor allem illusionäre Verkennungen und echte optische Halluzinationen in Erscheinung. Akustische Halluzinationen wurden nicht berichtet, wenn sie nicht schon vorher beobachtet worden waren, und ließen dann auch im Rausch keine Zunahme erkennen.

Auffallend häufig traten während des Rausches echte Wahnideen, vor allem Beziehungs- und Verfolgungsideen sowie Beeinflussungserlebnisse auf, ohne daß sich ein Zusammenhang mit der Form der schizophrenen Erkrankung konstatieren ließ. Diese Symptome bestanden auch bei Patienten, die sie vorher nicht oder kaum gezeigt hatten. „Schon die Bewußtseinstrübung, die Körper- und Gesichtshalluzinationen, wurden von außen von Feinden hervorgerufen, alle Gegenstände der Umgebung standen in irgendeiner direkten Beziehung zu den gegenwärtigen Erlebnissen des sich im Rausch befindenden Patienten."

Bei einigen chronisch schizophrenen Patienten kam es während des LSD-Rausches zum Aufflackern von Wahnideen, die zu Beginn der Psychose bestanden hatten, jedoch im Laufe der bisherigen Behandlung abgeklungen waren. Insbesondere traten Wahnideen mit erotischen Inhalten bei hebephrenen Patienten wieder in Erscheinung.

Ein katatoner Stupor wurde auf dem Höhepunkt des Rausches mit hohen LSD-Dosen bei allen Patienten beobachtet, während im übrigen katatone Stuporzustände bei Patienten zu beobachten waren, die auch in ihrem bisherigen Krankheitsverlauf ähnliche Syndrome geboten hatten.

Im Unterschied dazu zeigten sich abrupte und unbegründbare motorische Entladungen bei Patienten, die in einen euphorischen Zustand geraten waren. „Bei den meisten unserer Versuche machte die schizophrene Gleichgültigkeit während des Rausches einer mißtrauisch-ängstlichen Stimmung Platz, die bei vielen Patienten in eine depressiv-ängstliche Stimmung überging. Die Stimmungswandlungen liefen mit dem Gehalt der Wahnideen und der Körperhalluzinationen parallel. Im Höhepunkt des LSD-Rausches trat erneut eine vermehrte Gleichgültigkeit auf, um während der Periode des Abklingens der Rausch-Erscheinungen wieder durch eine depressiv-ängstliche Stimmung ersetzt zu werden. Ein euphorischer Rausch wurde bei der Mehrzahl dieser paranoiden Patienten beobachtet".

Häufig wurde über „körperhalluzinatorische Erlebnisse rein schizophrener Natur" berichtet, wobei meistens nicht sichtbare Körperteile betroffen waren. Während des Beginns der schizophrenen Erkrankung nachweisbare und im Laufe einer Elektroschock-Behandlung abgeklungene körperhalluzinatorische Erlebnisse traten im LSD-Rausch erneut auf und waren von der gleichen mißtrauisch-ängstlichen Stimmungslage begleitet.

Die meisten der LSD-bedingten Symptome ließen eine Nachdauer erkennen, die zu einer längeren Modifikation des Krankheitsbildes führte. Insbesondere waren Wahnideen und Stimmungsänderungen davon betroffen. Einige Patienten berichteten noch zwei Monate nach der LSD-Einnahme über Wahnideen, die erstmals während des Rausches in Erscheinung getreten waren. Bei manchen Patienten ging die depressiv-ängstliche Stimmung erst langsam in die „schizophrene Gleichgültigkeit" über. Zwei Patienten zeigten nach einem depressiv-ängstlichen Rausch ein manisch-euphorisches Zustandsbild, das drei bis vier Tage anhielt.

Zusammenfassend sind zwei Beobachtungen neben der leichten Bewußtseinstrübung besonders bemerkenswert:

1. Es kommt bei schizophrenen Patienten im LSD-Rausch zur Manifestation latenter Symptome, die der jeweiligen Schizophrenieform zugehörig sind.

2. Ferner treten Symptome auf, die nicht der Schizophrenieform entsprechen, jedoch in ihrer Qualität als schizophren zu beurteilen sind; es können sich beispielsweise katatone Symptome bei paranoiden Patienten oder ein paranoider Wahn bei einem Hebephrenen entwickeln.

Bemerkenswert erschien ferner, daß Symptome früherer Krankheitsperioden wieder manifest wurden und die Symptomatik des akuten Krankheitsbeginns gleichsam noch einmal in ähnlicher Ausgestaltung beobachtet werden konnte.

Eine hebephrene und fünf paranoide Patienten – 3 weibliche und 3 männliche – erhielten von Stoll (1947) 20mal in therapeutischer Intention LSD. Gegenüber Gesunden erschien die Symptomatik insgesamt weniger stark ausgeprägt und war inhaltlich eintöniger und farbloser. Mangelnde naturwissenschaftliche Vorbildung und ein insgesamt relativ geringeres Interesse an dem Versuch mögen eine Rolle gespielt haben. Die entscheidende Ursache dürfte nach Stoll jedoch im schizophrenen Autismus und Negativismus, in der Denkzerfahrenheit und Dissimulationstendenz zu suchen sein, die in der Regel eine gute Selbstbeobachtung und präzise Darstellung der Erlebnisse in Frage stellen oder verhindern. Dabei muß offen bleiben, ob die Psychose nur zu einer Restriktion der Symptomwahrnehmung geführt oder die Genese der Symptome verhindert hat.

Der Versuchsverlauf zeigte außer der gegenüber Gesunden geringer ausgeprägten Symptomatik keine wesentliche Beeinflussung durch die psychotische Erkrankung. Ferner traten außer toxisch bedingten Symptomen nur Zeichen auf, die bei der klinischen Beobachtung schon zur Manifestation gelangt waren. ,,Man war nie im Zweifel, ob ein Symptom als toxisch oder schizophren anzusprechen war. Der Unterschied zwischen toxischer und psychotischer Prägung trat vor allem bei den optischen Halluzinationen hervor."

Einschränkend gilt jedoch, daß die scharfe Differenzierung zwischen toxischen und schizophrenen halluzinatorischen Erlebnissen nur gilt, wenn die Psychose in ein chronisches Stadium eingetreten ist, während sich im Beginn der Erkrankung auffallende Analogien nachweisen lassen. Im Anfangsstadium der schizophrenen Psychose besteht eine deutliche Ähnlichkeit der halluzinatorischen Erlebnisse, worauf Beringer (1927) bei Meskalin-Halluzinationen und H.W. Maier (1926) im Blick auf den Cocainismus hingewiesen haben.

Zwar zeigte sich durch den LSD-Versuch keine Änderung im Wesen der psychotischen Erkrankung, jedoch ließen sich eine passagere positive Beeinflussung der affektiven Zuwendung, eine Lockerung der psychomotorischen Hemmung sowie eine Aufhellung der depressiven Stimmungslage beobachten. Der euphorisierende Effekt des LSD bestand nur kurze Zeit und klang mit dem Ende des Versuchs vollständig ab.

Condrau (1949) untersuchte LSD-Effekte bei Normalpersonen und 30 psychotischen Patienten. Er fragte nach dem unterschiedlichen Zeitpunkt und der jeweiligen Dauer der LSD-Wirkung sowie nach Differenzen im Blick auf Dosierung, Regelmäßigkeit und Art des Effektes.

Wie Stoll beobachtete er bei psychotisch Kranken eine stärkere Resistenz gegenüber LSD mit einer insgesamt schwächeren Ausprägung der Symptomatik. ,,Die Störungen der Wahrnehmung, der Bewußtseinslage und des Persönlichkeitsgefühls waren bei den Geisteskranken weniger deutlich als bei den Geistesgesunden; auch verlief die LSD-Intoxikation hinsichtlich Eintritt der LSD-Wirkung und Wirkungsdauer blander als bei den Versuchen an Normalpersonen." Die LSD-bedingte quantitative und qualitative Ausgestaltung der Symptomatik war nicht abhängig vom Schweregrad der psychotischen Erkrankung. Eine schwere Katatonie zeigte auffallend eindrucksvolle Ergebnisse, während eine relativ farblos verlaufende endogene Depression keine bemerkenswerten LSD-Effekte erkennen ließ.

Zwar war eine Zunahme der Frequenz halluzinatorischer Phänomene zu verzeichnen, doch waren die Halluzinationen immer in die bestehende psychotische Erkrankung integriert und ließen sich nicht als spezifischer LSD-Effekt davon abtrennen. Es konnte in einigen Fällen vermutet werden, daß der LSD-Rausch zur Auslösung der Sinnestäuschung geführt hatte.

Eine Versuchsperson hatte fast täglich optische und akustische Halluzinationen, die unter der LSD-Einnahme vorübergehend verschwanden. Aber auch umgekehrte Beobachtungen ließen sich machen. Illusionäre Verkennungen und Farbhalluzinationen konnten nicht nachgewiesen werden. Echte Halluzinationen erschienen deutlich schizophren.

In drei Fällen traten Verwirrtheitszustände auf, während im übrigen die Bewußtseinslage nicht wesentlich beeinträchtigt war, lediglich wurde ein leichtes Benommenheitsgefühl, das dem allgemeinen Rauschgefühl entsprach, beschrieben.

Eine auffallende Eloquenz oder Zeichen der Enthemmung ließen sich kaum feststellen. Affektive Ausbrüche wurden bei einem Patienten provoziert, der auch unabhängig von der LSD-Einnahme ein ähnliches Verhalten gezeigt hatte. Einmal waren Depersonalisationsphänomene und eine Perseverationstendenz zu beobachten. Bemerkenswert war, daß ein wesentlicher oder gar spezifischer Einfluß auf die Stimmungslage kaum zu erkennen war. Depressive Patienten wurden im LSD-Rausch oft noch depressiver, was darauf hinweist, daß eine bereits bestehende Stimmungslage durch LSD verstärkt wird. Bei hypomanischen oder euphorischen Patienten hatte LSD einen euphorisierenden Effekt.

Unter differentialdiagnostischem Aspekt wurden keine klaren Unterschiede und verwertbaren Ergebnisse erzielt. „Es zeigte sich, daß sowohl hebephrene wie paranoide Schizophrenien, schwerste Katatonien und andere Psychosen, wie manisch-depressives Irresein und ein Fall von progressiver Paralyse, ganz unterschiedlich und uneinheitlich reagierten." Insgesamt ergab sich eine Verstärkung der schon vorher bestehenden psychopathologischen Erscheinungsbilder im Sinne der Progredienz beispielsweise einer hebephrenen oder katatonen Symptomatik.

IV. Weckamine

Nach Stähelin (1941b) ist die therapeutische Anwendung von Weckaminen bei endogen depressiven und schizophrenen Patienten prinzipiell kontraindiziert (zum Cocain vgl. z.B. Jacobi). Bei der endogenen Depression wird die innere depressive Spannung verstärkt, Angst- und Leeregefühle nehmen zu, und die Gefahr der Suizidalität wird erhöht.

Bei streng ausgewählten reaktiven Depressionen und gehemmten Depressionen des zyklothymen Formenkreises wird über eine leichte Besserung des Zustandsbildes berichtet (Flügel; Warstadt; Speckmann). Positive Ergebnisse bei vorwiegend katatonen Schizophrenien geben Davidoff et al. (1941) an, während Belart von zweifelhaften Erfolgen bei schizophrenen und Verschlechterung bei depressiven Patienten spricht. Bischoff meint, „daß die Weck-Amine bei erregten schizophrenen Zuständen in paradoxer Weise beruhigen können, Kontakt schaffen helfen und den Patienten der Psychotherapie zugänglich machen". Denkstörungen und Auffälligkeiten des psychomotorischen und affektiven Verhaltens wurden günstig beeinflußt. Speckmann berichtet über einen hebephrenen Patienten, der nach dreitägiger Einnahme von zwei Tabletten Pervitin akustische und optische Halluzinationen zeigte, während vorher keine halluzinatorischen Symptome nachweisbar waren.

Neben den ausgeprägten Effekten im affektiv-emotionalen Bereich wird nach Weckaminabusus insbesondere die Gefahr der Auslösung paranoid-halluzinatorischer Phänomene zu bedenken sein.

V. Opium

Die Behandlung von endogenen Psychosen mit Opium hat eine lange Geschichte. Die Gefahr einer Suchtentwicklung ist gering. Es kann unter Opium zu einer „Demaskierung" der Psychose kommen (Burchard 1967). Gelma (1952) versuchte mit Opiaten den ausgeprägten Autismus schizophrener Patienten zu durchbrechen. Die Patienten zeigten trotz Gewöhnung an relativ hohe Dosen Morphin nur geringe Entzugssyndrome. Auch bei Auftreten stärkerer Entzugserscheinungen wurde ein süchtiges Verhalten, also ein Verlangen nach Fortsetzung der Morphinbehandlung, nicht beobachtet. In der Phase der Abstinenz hatte sich das klinische Bild manchmal – auch über einen längeren Zeitraum – deutlich gebessert.

Während die Abstinenzerscheinungen bei schizophrenen Patienten nur gering ausgeprägt sind, lassen sich Abstinenzsyndrome bei Patienten mit zyklothymen Depressionen kaum von der „physical dependence" anderer Patienten unterscheiden (Schrappe 1978).

F. Drogenintoxikation und endogene bzw. eigengesetzlich ablaufende Psychose

Die Frage nach dem Zusammenhang zwischen Drogenintoxikation und endogener sowie nachfolgender eigengesetzlich ablaufender Psychose ist in den letzten Jahren häufig diskutiert worden, ohne in entscheidenden Fragen den Bereich des Hypothetischen überschritten zu haben. Vor allem bei Alkoholhalluzinosen, Weckaminpsychosen sowie durch Haschisch und LSD ausgelösten akuten und chronischen psychotischen Zustandsbildern ist die Frage nach dem Verhältnis und Zusammenspiel endogener und exogener Faktoren unter unterschiedlichen Aspekten immer wieder gestellt worden.

Alkoholhalluzinosen heilen in der Regel nach kurzer Zeit aus und hinterlassen keine wesentlichen psychischen Veränderungen im Sinne eines organischen Psychosyndroms oder eines schizophrenen Residualzustandes. Darüberhinaus andauernde chronisch psychotische Zustandsbilder lassen nach Benedetti (1952) zwei verschiedene Verlaufstypen erkennen. Während ein Teil der Bilder „typische Schizophrenien" mit zerfahrenem Denken, Autismus und Depersonalisationserlebnissen zeigte, ließ sich bei der anderen Gruppe ein amnestisches Psychosyndrom mit erheblichen Körperschäden nachweisen. Das Krankheitsbild der Alkoholhalluzinose ist weder ausschließlich dem exogenen noch dem schizophrenen Formenkreis zuzuordnen. Es ist unklar, „ob und in welchem Grade exogene Momente am Zustandekommen und nicht nur an der Symptomatologie dieser Psychose beteiligt sind" (Benedetti 1952). Ist die psychopathologische Symptomatik nur auf die Alkoholintoxikation zurückzuführen, besteht eine zufällige phänomenologische Entsprechung oder ist es durch den Drogenabusus zur Manifestation und Aktualisierung einer schizophrenen Psychose gekommen?

Wie sind chronische psychotische Zustandsbilder nach Ephedrinabusus zu beurteilen, die „kaum ein Symptom ersten Ranges im Sinne von K. Schneider vermissen lassen und somit eine Schizophrenie bis zur Ausbildung eines Defektes kopieren können" (Panse u. Klages 1964)? Die Drogeninduktion der Psychose ist unter drei Aspekten zu beurteilen:

1. Bei einer schon bestehenden endogenen Psychose kommt es zum Drogenabusus, dem dann wesenhaft Therapiefunktion zuzumessen ist.

2. Durch die Intoxikation ist es zur Manifestation einer latenten endogenen Psychose gekommen.

3. Es hat sich durch die Intoxikation eine rein symptomatische Psychose unter dem Bild einer Schizophrenie entwickelt.

Auch Bonhoff u. Lewrenz (1954) diskutieren die prozeßhafte Weiterentwicklung der Pervitinpsychosen in einzelnen Fällen, jedoch sei dann weniger von der zufälligen Koinzidenz einer Suchtentwicklung und einer sich in deren Rahmen manifestierenden Psychose auszugehen, sondern es sei eher an eine nichtschizophrene prozeßhafte Persönlichkeitsentwicklung zu denken, wie sie sich auch bei rentenneurotischen Entwicklungen und anderen abnormen Erlebnisreaktionen herausbilden könnten.

In der vor allem das angloamerikanische Schrifttum erfassenden Literaturübersicht unterstreicht W.H. Hampton (1961), daß Amphetaminpsychosen sich insbesondere durch eine paranoide Symptomatik auszeichnen und einer paranoiden Schizophrenie äußerst ähnlich sind. Nicht nur der chronische Abusus, sondern auch der geringe oder einmalige Gebrauch kann Psychosen induzieren.

Sano u. Nagasaka (1956) und Yoshimoto (1957, 1959) unterscheiden drei Verlaufstypen. Bei einer Gruppe tritt das psychotische Syndrom nach Absetzen der Weckamine zurück, während sich bei anderen Patienten ein protrahiertes psychotisches Zustandsbild nachweisen läßt und bei der dritten Gruppe von Anfang an eine schizophrene Symptomatik mit Einmündung in einen schizophrenen Defekt festzustellen ist.

Chronische psychotische Zustandsbilder nach Haschischabusus sind in gleicher Weise zu differenzieren. Boroffka (1966a, b, 1978) weist auf folgende Zusammenhänge hin:

1. Unter Haschischkonsumenten mit einer psychotischen Symptomatik sind häufig schizophrene Patienten zu finden, bei denen sich kein sicherer Anhalt für einen wirklichen Zusammenhang zwischen Psychose und Haschischkonsum eruieren läßt. Der Haschischkonsum hat nur eine akzidentelle Relevanz bei einer bestehenden schizophrenen Psychose.

2. Remittierte schizophrene Psychosen können nach Haschischkonsum wieder aufflackern.

3. Es können schizophrenieähnliche Psychosen verursacht werden, die eine günstige Prognose zeigen.

Täschner (1979, 1980) unterscheidet neben Intoxikationspsychosen, durch Drogeneinnahme ausgelösten endogenen Psychosen, psychotischen Episoden und „Entzugsdelirien" endoforme paranoid-halluzinatorische Psychosen, die sich gegenüber endogenen schizophrenen Psychosen durch „exogene Beimengungen" auszeichnen und deren Verlauf subakut, in den meisten Fällen chronisch sei und zur Defektbildung tendiere (vgl. Keup 1967; Glass u. Bowers; Aggernaes; Bernhardson u. Gunne; Halikas et al.; H. Schneider 1972, 1973; Negrete; Breaky et al.; Abruzzi; Täschner u. Wanke; Thacore and Shukla).

Das hier skizzierte und häufig diskutierte Problemfeld zwingt zur Reflexion und empirischen Untersuchung äußerst relevanter Fragen der psychiatrischen Grundlagenforschung. Es ist nach dem Zusammenspiel sowie speziellen Überschneidungen endogener, exogener und psychogener Faktoren bei akuten und chronischen psychotischen Zustandsbildern gefragt, deren Abklärung bei jugendlichen Drogenkonsumenten aufgrund phasenspezifischer Eigenheiten und epochaltypischer Einflüsse oft mit besonderen Schwierigkeiten verbunden ist. Drogeninduzierte psychotische Syndrome bei Jugendlichen können nur ausreichend beurteilt werden, wenn die komplexen syndromgenetischen Faktoren in ihrer unterschiedlichen Relevanz und Tragweite eine angemessene Berücksichtigung finden und ihr jeweiliger Stellenwert deutlich wird.

G. Eigene Untersuchungen

I. Methodische Vorbemerkungen

Die Untersuchung basiert auf ausführlichen Explorationen und psychopathologischen Verlaufsbeobachtungen. Dem Untersucher waren 83% der Patienten persönlich bekannt und wurden von ihm ambulant oder stationär behandelt. Lediglich bei 17% basieren die Untersuchungen auf Krankenblattunterlagen stationär behandelter Patienten.

Die komplexen drogeninduzierten psychopathologischen Erscheinungsbilder, die initialen und chronischen psychotischen Syndrome wurden unter deskriptiv-phänomenologischem Aspekt zu erfassen und im Kontext grundlegender Fragen der Psychopathologie der Drogenabhängigkeit und psychotischer Erkrankungen im Jugendalter, spezieller Probleme des Zusammenhangs zwischen Drogenabhängigkeit und Psychose sowie aktueller zeittypischer Einflüsse und Entwicklungen darzustellen versucht.

Psychologische Testuntersuchungen wurden nur bei einigen Patienten durchgeführt, jedoch nicht zum Zwecke dieser Untersuchung, sondern um spezielle Fragen der Konzentrations- und Leistungsfähigkeit, besondere psychopathologische Auffälligkeiten etc. klären zu helfen. Zweifelsohne würden testpsychologische Verlaufs- und Kontrolluntersuchungen bei sicherer Drogenabstinenz einen wesentlichen Beitrag zur Psychopathologie drogenabhängiger und psychotisch erkrankter jugendlicher Drogenkonsumenten liefern und einen Teil offener Fragen zumindest partiell beantworten können. Die hierzu notwendigen Untersuchungen würden den Rahmen dieser Studie überschreiten.

Tiefenpsychologische Gesichtspunkte wurden zur Erhellung verschiedener psychopathologischer Phänomene herangezogen, jedoch nicht grundsätzlich thematisiert.

Die Untersuchung hat sich mit besonderen Schwierigkeiten unterschiedlicher Art auseinanderzusetzen. Es handelt sich nicht um eine experimentelle, sondern klinisch-psychopathologische Studie, die manche Fragen weniger exakt beantworten kann oder offen lassen muß. Ein klar strukturiertes und begrenztes experimentelles Programm könnte beispielsweise präzise Korrelationen und Zusammenhänge zwischen Art und Dosis der Droge, besonderen persönlichkeitsspezifischen sowie situativ-reaktiven Faktoren und dem psychopathologischen Erscheinungsbild herausstellen und beleuchten, wie es in den letzten Jahre vor allem bei der sog. experimentellen Psychose geschehen ist. Es versteht sich von selbst, daß eine Nachprüfung der Angaben über die eingenommenen Drogen etc. bei unseren Patienten nicht oder nur in begrenztem Rahmen möglich war; sie konnten lediglich durch häufige Explorationen und fremdanamnestische Ergänzungen korrigiert oder erhärtet werden.

In der Darstellung der Krankengeschichten beschränken wir uns im wesentlichen auf die Drogenanamnese und die relevanten psychopathologischen Befunde. Vor den Krankengeschichten sind eine römische und eine arabische Ziffer aufgeführt, wobei die erstere als Zuordnung zu den Gruppen I bis VI (s.u.) zu verstehen ist und die letztere der alphabetischen und nach Geschlechtern unterschiedenen Reihenfolge der Patienten entspricht.

Die Überprüfung der Ergebnisse auf statistische Signifikanz erfolgte mit dem Chi-Quadrat-Test. Die Anwendung der Yates-Korrektur ließ auch die Auswertung von Feldern mit kleinen Besetzungszahlen zu (E. Weber 1972). Die Beurteilung von Mittelwertunterschieden wurde einige Male mit Hilfe des T-Testes durchgeführt.[1]

II. Aufteilung des Patientengutes und Ziel der Untersuchung

Es werden 233 Patienten untersucht, die in den Jahren 1971 bis 1977 in der Universitäts-Nervenklinik Bonn stationär und/oder ambulant beraten und behandelt worden sind. Dabei handelt es sich um drogenkonsumierende oder -abhängige junge Menschen, in deren Anamnese oder anfänglichem psychopathologischen Befund psychotische Symptome auftauchten, die zur Behandlung führten und für die Suchtentwicklung oder den weiteren Verlauf der psychotischen Erkrankung eine wesentliche Bedeutung hatten.

Wir haben die Patienten in drei Gruppen mit jeweils zwei Untergruppen eingeteilt (Tabelle 2):

A. Psychotische Syndrome bei Halluzinogen-Konsumenten
  I. Akute und kurzzeitige psychotische Episoden
  II. Rezidivierende oder chronische psychotische oder psychoseverdächtige Syndrome
B. Psychotische Syndrome bei jugendlichen Patienten mit polyvalentem Drogenabusus
  III. Akute und kurzzeitige psychotische Episoden
  IV. Rezidivierende oder chronische psychotische oder psychoseverdächtige Syndrome
C. Eigengesetzlicher Verlauf psychotischer Syndrome
  V. Verdacht auf eigengesetzlich ablaufende psychotische Zustandsbilder
  VI. Eigengesetzlich ablaufende psychotische Zustandsbilder.

Für spezielle Fragen der Untersuchung fassen wir die Gruppen A und B (I–IV) zusammen:

D. Psychotische bzw. psychoseverdächtige Syndrome bei drogenkonsumierenden jugendlichen Patienten ohne eigengesetzlichen Verlauf der Psychose

Ferner differenzieren wir zwischen akuten und kurzzeitigen psychotischen Episosoden bei Halluzinogen-Konsumenten (I) und polyvalent Abhängigen (III) auf der einen und rezidivierenden oder chronischen psychotischen oder psychoseverdächtigen

---

1 Für wesentliche Hilfe bei der statistischen Auswertung bin ich Herrn Dipl.-Phys. Dr. Burr zu besonderem Dank verpflichtet.

Syndromen bei Halluzinogen-Konsumenten (II) und polyvalent Abhängigen (IV) auf der anderen Seite.

E. Akute und kurzzeitige psychotische Episoden bei Halluzinogen-Konsumten (I) und polyvalent Abhängigen (III)

F. Rezidivierende oder chronische psychotische oder psychoseverdächtige Syndrome bei Halluzinogen-Konsumenten (II) und polyvalent Abhängigen (IV)

Während in den Gruppen A und B (= D) eine Differenzierung zwischen Drogenanamnese und akuten, kurzzeitigen sowie rezidivierenden oder chronischen psychotischen Syndrome vorgenommen ist, umfaßt die Gruppe C eigengesetzlich ablaufende Psychosen, deren Zusammenhänge mit Drogeneffekten im Laufe der Untersuchung näher aufgezeigt werden (s. Abschnitt Gruppe VII.14.Drogenanamnese sowie Abschnitt Gruppe XII.Spezielle Zusammenhänge zwischen Drogenabusus und endogener bzw. eigengesetzlich ablaufender Psychose).

Die Gruppe A umfaßt 46 Patienten (20%), die Gruppe B 103 Patienten (44%) und die Gruppe C 84 Patienten (36%). In der Gruppe D (A + B) sind 149 Patienten (64%) zusammengefaßt.

Tabelle 2. Aufteilung des Patientengutes

Gruppe	männlich		weiblich		zusammen	
	abs.	%	abs.	%	abs.	%
I	13	6	5	2	18	8
II	22	9	6	3	28	12
III	45	19	19	8	64	27
IV	28	12	11	5	39	17
V	14	6	9	4	23	10
VI	49	21	12	5	61	26
Summe	171	73	62	27	233	100

Bei der ersten und kleinsten Gruppe (I) handelt es sich um reine Halluzinogen-Konsumenten, die kurzzeitig psychotische Syndrome boten. Horror-Trips und flüchtige Flash-back-Phänomene spielten eine wesentliche Rolle. Die Symptomatik klang nach einigen Minuten oder Stunden, selten nach ein oder zwei Tagen wieder ab, ohne daß weiterhin psychoseverdächtige oder psychotische Syndrome in Erscheinung traten. An der Koinzidenz der Intoxikation mit dem Auftreten der psychotischen Symptomatik bestand in keinem Fall ein Zweifel. Zeichen einer Abhängigkeit waren noch bei keinem Patienten im Unterschied zu den Patienten der Gruppe III zu erkennen, bei denen sich kurzzeitige psychotische Phänomene mit unterschiedlichen Graden einer Suchtentwicklung verbanden (vgl. Tabelle 3).

Auch in der zweiten Gruppe (II) sind nur jugendliche Halluzinogen-Konsumten aufgeführt, ohne daß sich schon Zeichen eines polyvalenten Abusus nachweisen ließen. Im Blick auf die Suchtentwicklung sind keine wesentlichen Unterschiede zu den Patienten der Gruppe I zu erkennen, jedoch ist die psychotische Symptomatik ausgeprägter und zeigt eine gewisse Chronifizierungstendenz. Die psychotischen Erlebnisse waren länger anhaltend, tauchten häufiger auf und hatten oft einen erheblichen Einfluß auf die weitere Persönlichkeitsentwicklung. Ein ähnlicher Charakter der psychotischen Phänomene ließ sich bei den Patienten der Gruppe IV beobachten, die jedoch im Unterschied zur zweiten Gruppe schon polytoxikomane Züge zeigten und teilweise in eine schwere Abhängigkeit geraten waren.

Die Unterscheidung zwischen kurzzeitigen und chronischen bzw. rezidivierenden psychotischen Phänomenen war in einigen Fällen schwierig. Doch in der Regel war eine Differenzierung möglich und erschien aufgrund des psychopathologischen Befundes geboten. Organische Psychosyndrome (Huber 1976) oder Durchgangssyndrome (Wieck 1956) mit floriden psychotischen Erlebnissen, häufige Horror-Trips oder Flashback-Phänomene, paranoide Entwicklungen und „abnorme paranoide Erlebnisreaktionen" (Huber u. Gross 1977) tauchten in dieser Gruppe auf. Ferner ließen sich „posthalluzinogene neurotische Syndrome" (Heinemann) nachweisen, für deren psychopathologisches Erscheinungsbild Entfremdungserlebnisse, paranoide Gedanken, Angstgefühle, depressive Verstimmungen, psychosomatische Störungen und Grübelzwänge bei Erhaltenbleiben der Fähigkeit zur Kommunikation und der Beziehung zur Realität als charakteristisch beschrieben werden.

Den jugendlichen Patienten der Gruppe C (V + VI) ist unser besonderes Interesse gewidmet. Sie boten zumindest den Verdacht einer eigengesetzlich ablaufenden Psychose, wobei der Drogenintoxikation eine unterschiedliche Relevanz zuzumessen war. Im Vordergrund standen von der Drogeneinnahme unabhängige psychotische Zustandsbilder mit häufig rezidivierendem oder chronischem Verlauf und nicht selten prozeßhaftem Charakter. In einigen seltenen Fällen ergaben sich Schwierigkeiten in der diagnostischen Abrenzung gegenüber den jugendlichen Patienten der Gruppe II und IV, die besonders beachtet werden müssen und einer speziellen Diskussion bedürfen.

Der Begriff der Eigengesetzlichkeit der Psychose ist gegenüber den chronischen oder rezidivierenden psychotischen Zustandsbildern der Gruppe II und IV als vom Drogenabusus unabhängiges, rezidivierendes oder chronisches psychotisches Syndrom zu verstehen, das häufig drogeninduziert und -überlagert war, jedoch in seinem psychopathologischen Erscheinungsbild und Verlauf nur noch geringe oder keine Beziehungen mehr zu einer Drogenintoxikation erkennen ließ.

Die Patienten der Gruppe V ließen bei Abschluß der Untersuchung lediglich die Verdachtsdiagnose eines eigengesetzlichen psychotischen Geschehens zu. Bei Auftreten erneuter psychotischer Episoden war ein vorhergehender Drogenabusus häufig nicht sicher auszuschließen. Ferner bestand kein eindeutiges Defektsyndrom. Nur weitere Verlaufsuntersuchungen können bei diesen Patienten die endgültige diagnostische Zuordnung ermöglichen. Aufgrund des gesamten psychopathologischen Befundes und des bisherigen Verlaufs mußte jedoch der Verdacht einer eigengesetzlich ablaufenden Psychose geäußert werden.

Schon dieser Versuch einer Differenzierung in verschiedene Gruppen verdeutlicht die vielfältigen Schwierigkeiten und prinzipiellen Fragen, die mit der Diagnose einer drogeninduzierten Psychose im Jugendalter verbunden sind.

Es soll deshalb in dieser Untersuchung intendiert werden, verschiedene psychotische Zustandsbilder bei jugendlichen Drogenkonsumenten, deren Verlauf oft mehrere Jahre beobachtet werden konnte, von einander abzugrenzen. Sie ist von der Fragestellung geleitet, welche Unterschiede zwar drogeninduzierte, jedoch eigengesetzlich ablaufende Psychosen, deren psychopathologisches Erscheinungsbild und weiterer Verlauf einer endogenen, in der Regel schizophrenen Psychose entsprechen, gegenüber anderen psychotischen Syndromen zeigen, die als eindeutig exogen beurteilt werden müssen oder aber durch auffallende psychodynamische bzw. neurotische Faktoren charakterisiert sind, ohne daß es zu einem eigengesetzlichen Verlauf der psychotischen Symptomatik kommt.

Der Untersuchung liegt der Schizophreniebegriff K. Schneiders (1971) zugrunde, der sich wesentlich an den Symptomen 1. Ranges orientiert und die Diagnose schon aus dem Zustandsbild herleitet, also nicht dem weiteren Verlauf eine konstitutive Relevanz für die diagnostische Entscheidung einräumt (s. Abschnitt B.IV.1. Zur Diagnose der Schizophrenie im Jugendalter). Da jedoch nahezu alle Symptome 1. Ranges auch bei symptomatischen, insbesondere drogeninduzierten Psychosen auf-

Tabelle 3. Aufteilung des Patientengutes unter dem Aspekt der psychotischen Symptomatik und Suchtentwicklung

Patienten	Psychotische Symptomatik	Suchtentwicklung
I	Kurzzeitige Intoxikationssyndrome, akute drogeninduzierte paranoid-halluzinatorische Zustandsbilder, z.B. Horror-Trips, kurzzeitige und flüchtige Flash-back-Phänomene (insgesamt seltenes Auftreten)	Halluzinogene, vor allem Haschisch und LSD
II	Nach der akuten Intoxikation weiterhin bestehende psychotische Zustandsbilder, z.B. drogeninduzierte paranoid-halluzinatorische Syndrome mit Chronifizierungstendenz, insbesondere häufige Flash-back-Phänomene, paranoide Entwicklungen, „posthalluzinogene neurotische Syndrome", organische Psychosyndrome mit floriden psychotischen Erlebnissen	Halluzinogene, vor allem Haschisch und LSD
III	Wie I, zusätzliches Auftreten anderer Intoxikationssyndrome, Überlagerung der psychotischen Symptomatik (wie I) durch Effekte anderer Drogen	polyvalenter Drogenabusus
IV	Wie II, zusätzliches Auftreten anderer Intoxikationssyndrome, Überlagerung der psychotischen Symptomatik (wie II) durch Effekte anderer Drogen	polyvalenter Drogenabusus
V	Wie I und II, teilweise auch III und IV, jedoch unabhängig von Intoxikationssyndromen und -folgeerscheinungen Verdacht auf endogene bzw. eigengesetzlich ablaufende Psychose, z.B. Hebephrenie, paranoid-halluzinatorische Schizophrenie mit bisher guter Remission	Halluzinogene, vor allem Haschisch und LSD, teilweise auch polyvalenter Drogenabusus
VI	Wie I und II, teilweise auch III und IV, im Vordergrund stehende endogene bzw. eigengesetzlich ablaufende Psychose mit häufig schwerem Verlauf	Halluzinogene, vor allem Haschisch und LSD, teilweise auch polyvalenter Drogenabusus

Tabelle 4. Alter der Patienten bei Beginn der Behandlung

Alter	I m	w	ges.	II m	w	ges.	III m	w	ges.	IV m	w	ges.	V m	w	ges.	VI m	w	ges.
14	1		1				1	1										
15				2		2	2		2	1	3	4		1	1	4		4
16		2	2	1		1	3	2	5					1	1	1	1	2
17	1		1	4		4	8	1	9	4	1	5	2	2	4	8	3	11
18	2		2	2		2	4	5	9	2		2	1		1	9	1	10
19	3	2	5	4		4	7	3	10	8	1	9	2	2	4	3		3
20	2	1	3	4	1	5	6	2	8	1		1	1	1	2	7	1	8
21	1		1	3	1	4	9	3	12	5	2	7	3		3	5	2	7
22	1		1	2		2	4		4	3		3	3		3	1	1	2
23					1	1		1	1	1		1	2	1	3	4	1	5
24	1		1		2	2	2		2					1	1	1	1	2
25								1	1	1	1	2				3	1	4
26	1		1		1	1		1	1	2	1	3				2		2
27																		
28				1			1											
29																		
30																1		1
ges.	13	5	18	22	6	28	45	19	64	28	11	39	14	9	23	49	12	61

treten können, ist nicht nur die Abgrenzung endogener und exogener Komponenten des psychopathologischen Querschnittssyndroms erforderlich, sondern im Blick auf die endgültige diagnostische Zuordnung oft auf eine Verlaufsbeobachtung nicht zu verzichten.

Von einer eigengesetzlich ablaufenden Psychose wird dann gesprochen, wenn über die drogeninduzierte akute, rezidivierende oder chronische psychotische Symptomatik hinaus Symptome 1. oder 2. Ranges nach K. Schneider (1971) nachzuweisen sind und es sich nicht um drogenspezifische Phänomene, z.B. psychotische Rauschverläufe, organische Psychosyndrome mit floriden psychotischen Symptomen, Flash-back-Syndrome oder Echo-Psychosen sowie „posthalluzinogene neurotische Syndrome" handelt.

Deshalb ist die Abgrenzung zwischen den Gruppen D (A u. B) und C besonders wichtig. In der Gruppe C sind die psychotisch Erkrankten mit eigengesetzlichem Verlauf zusammengefaßt, während die Gruppe D jugendliche Drogenkonsumenten mit psychotischen Episoden enthält, bei denen sich kein eigengesetzlicher Verlauf abgezeichnet hat.

In den Tabellen sind die einzelnen Gruppe I–VI gesondert aufgeführt, während die statistische Auswertung im Text auf die zusammengefaßten Gruppen bezogen ist (I–IV = D; V u. VI = C; I u. II = A; III u. IV = B; II u. IV = F; I u. III = E). Die Gruppe „drogeninduzierter Psychosen" impliziert sehr differente Krankheitsbilder, die von kurzzeitigen Rausch- und Intoxikationssyndromen mit vielfältigen Erscheinungsformen bis zu schweren schizophrenen Prozeßpsychosen oder organischen Psychosyndromen mit begleitenden floriden psychotischen Phänomenen reichen.

Wir gehen nach mehrjähriger Verlaufsbeobachtung von schon diagnostisch umrissenen Patientengruppen aus, deren anamnestische und psychopathologische Befunde miteinander verglichen werden.

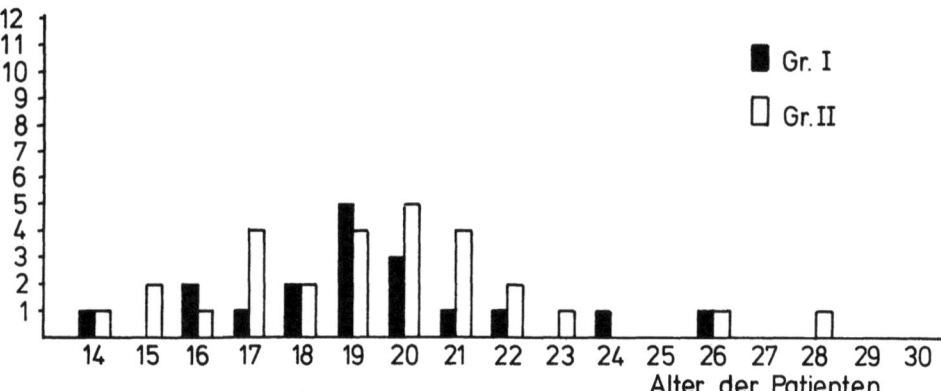

Abb. 1a: Alter der Patienten bei Beginn der Behandlung (Gr. I u. II)

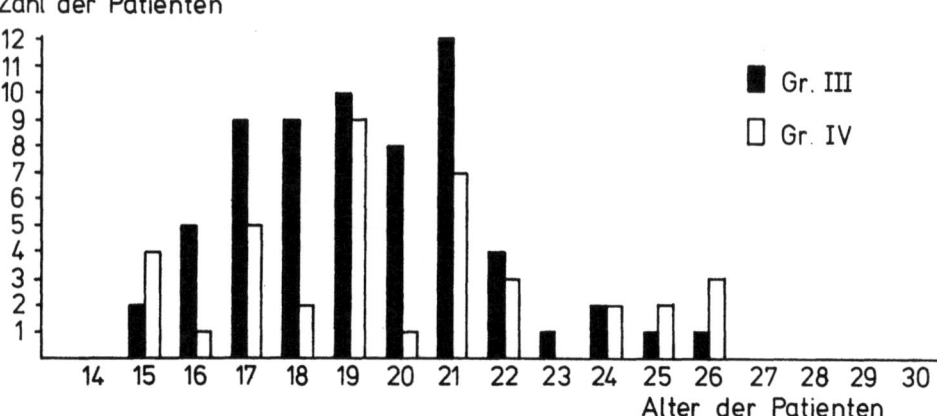

Abb. 1b: Alter der Patienten bei Beginn der Behandlung (Gr. III u. IV)

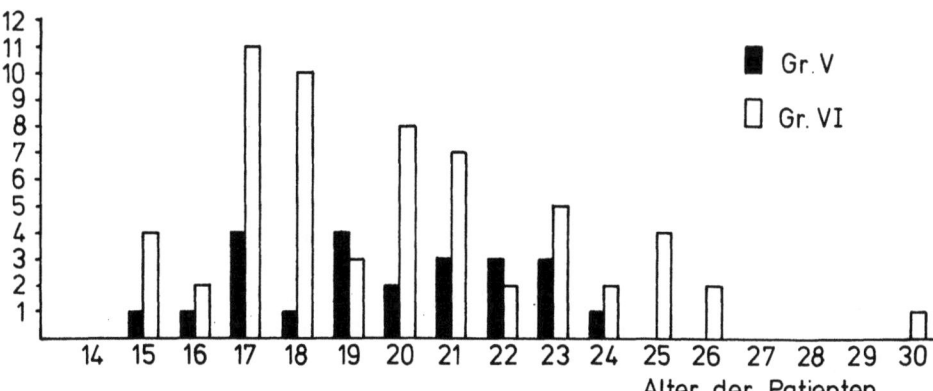

Abb. 1c: Alter der Patienten bei Beginn der Behandlung (Gr. V u. VI)

Abb. 1a–c

III. Alter der Patienten bei Beginn der Behandlung

Das Durchschnittsalter unserer Patienten (Tabelle 4) ist mit 19 bis 20 Jahren relativ hoch (vgl. Abb. 1a–c). Bedenkt man jedoch, daß eine Drogenanamnese von 2–4 Jahren vor der ersten Kontaktaufnahme mit der Klinik bestanden hat, ergibt sich ein anderes Bild (Tabelle 5). Die Jugendlichen waren zwischen 15,8 und 17,3 Jahre alt, als sie den ersten Kontakt mit Rauschdrogen (vor allem Haschisch) hatten. Der erste Alkoholmißbrauch lag bei einigen Patienten in der Gruppe IV (4,4 Jahre), V (3,7 Jahre) und VI (3,4 Jahre) noch weiter zurück. Insgesamt fällt auf, daß die später polytoxikomanen Patienten der Gruppe III und IV am frühesten mit dem Drogenabusus begonnen hatten (15,8 und 16,0 Jahre), während die später psychotisch Erkrankten (Gruppe V und VI) erst mit 16,9 und 16,6 Jahren, also durchschnittlich 0,6–1,1 Jahre später, zum ersten Mal mit Rauschdrogen in Berührung gekommen waren. Am ältesten waren die reinen Halluzinogen-Konsumenten (17,3 bzw. 17,2 Jahre).

Zwischen den Gruppen C und D ($p < 0,05$), A und B ($p < 0,001$) sowie B und C ($p < 0,01$) sind die Unterschiede der Dauer der Drogenanamnese statistisch signifikant, d.h. die Nullhypothese (Gleichverteilung für beide Gruppen) konnte auf dem genannten Niveau abgelehnt werden.

Tabelle 5. Durchschnittsalter bei Beginn der Behandlung und bei der ersten Drogeneinnahme

	I	II	III	IV	V	VI
Durchschnittsalter bei Beginn der Behandlung	19,3	20	19,3	19,9	19,8	19,4
Dauer der Drogenanamnese (in Jahren)	2	2,8	3,5	3,9	2,9	2,8
Durchschnittsalter bei der ersten Drogeneinnahme	17,3	17,2	15,8	16,0	16,9	16,6

IV. Stationäre und ambulante Behandlung, Beobachtungsdauer

Die Beobachtungsdauer sowie die Häufigkeit und Dauer der stationären Aufenthalte (Tabelle 6) waren von den klinischen und therapeutischen Möglichkeiten abhängig. Es wurden vor allem psychotisch erkrankte junge Patienten stationär behandelt, während die Drogenabhängigen, bei denen die Suchtproblematik ganz im Vordergrund stand, zu einem Teil an andere therapeutische Einrichtungen weitergeleitet werden mußten. Eine andere Gruppe war zu einer stationären Therapie nicht bereit und brach dann häufig auch die ambulante Beratung und Behandlung ab. Relativ viele Patienten waren in strafrechtliche Verfahren verwickelt, von denen sich zwei zuletzt in einer Justizvollzugsanstalt befanden (s. Abschnitt G.VII.13. Kriminalität).

Fast alle Patienten mit eigengesetzlich ablaufenden psychotischen Zustandsbildern (Gruppe VI) wurden zumindest einmal stationär behandelt (92%). Auch über Zwei-drittel der Gruppe V (70%), bei denen der Verdacht eines eigengesetzlichen psychoti-schen Geschehens bestand, erfuhr eine stationäre Therapie. Etwas geringer war die Zahl (62%) bei den Patienten mit einem polyvalenten Abusus und chronischen bzw. rezidivierenden psychotischen Syndromen (Gruppe IV) sowie den Halluzinogen-Kon-sumenten mit akuten psychotischen Episoden (Gruppe I), die sofortige Interventionen im stationären Rahmen notwendig werden ließen (56%). In den Gruppen II und III wurden weniger als die Hälfte (36% und 47%) stationär behandelt. Bei den meisten Halluzinogen-Konsumenten mit chronischen bzw. rezidivierenden psychotischen Zu-standsbildern (Gruppe II) erschien die ambulante Therapie ausreichend. In der Regel standen nach Abklingen der drogeninduzierten psychotischen Syndrome phasenspezifi-sche Störungen der Adoleszenz und neurotische Konflikte im Vordergrund des psycho-pathologischen Bildes. Die polyvalent Abhängigen der Gruppe III zeigten häufig eine ausgeprägte Suchtproblematik, so daß eine Therapie in Spezialeinrichtungen notwendig war und deshalb von vornherein ins Auge gefaßt wurde.

Tabelle 6. Stationäre und ambulante Behandlung

	I		II		III		IV		V		VI	
	abs.	%	abs.	%	abs.	%	abs.	%	abs.	%	abs.	%
Stationäre Behandlung	10	56	10	36	30	47	24	62	16	70	56	92
Nur ambulante Behandlung	8	44	18	64	34	53	15	38	7	30	5	8

Die durchschnittliche Dauer der stationären Behandlung lag bei den Patienten mit eigengesetzlich ablaufenden psychotischen Syndromen (Gruppe VI) eindeutig am höchsten (3 Monate), es folgen die Patienten der Gruppe V (9 Wochen). Fast zwei Monate umfaßte die stationäre Therapie in den Gruppen II und IV (7,5 Wochen). Sie betrug auch bei den Patienten der Gruppe I und III über einen Monat (4,5 Wochen und 5,5 Wochen).

Ähnliche Zusammenhänge bestehen auch im Blick auf die Häufigkeit der stationä-ren Aufnahmen (Tabelle 7).

Tabelle 7. Häufigkeit der stationären Behandlungen

	I		II		III		IV		V		VI	
Zahl der stationären Aufnahmen	abs.	%	abs.	%	abs.	%	abs.	%	abs.	%	abs.	%
1	7	39	8	29	23	36	11	28	9	39	15	25
2			2	7	4	6	4	10	6	26	13	21
3	1	6			2	3	3	8	1	4	9	15
4	1	6					3	8			11	18
5	1	6			1	2	2	5			2	3
6 und mehr							1	3			6	10

Die durchschnittliche Beobachtungsdauer zeigte ebenfalls erhebliche Unterschiede zwischen den einzelnen Gruppen (Tabelle 8). Sie betrug bei den Patienten der Gruppe VI fast drei Jahre (35 Monate), in den Gruppen II, III, IV und V lag sie zwischen 14 und 17 Monaten, während sie bei den Halluzinogen-Konsumenten mit akuten und kurzzeitigen psychotischen Syndromen (Gruppe I) deutlich kürzer war (4,5 Monate).

Tabelle 8. Durchschnittliche Beobachtungsdauer

	I	II	III	IV	V	VI
Durchschnittliche Beobachtungsdauer (in Monaten)	4,5	15,5	14	17	14	35

V. Letzter Familienstand und letzter Aufenthalt

94% unserer Patienten waren noch ledig, 5% der Gruppe D und 2% der Gruppe C verheiratet, 2% geschieden (Tabelle 9).

Tabelle 9. Letzter Familienstand

	I abs.	%	II abs.	%	III abs.	%	IV abs.	%	V abs.	%	VI abs.	%
ledig	18	100	26	93	61	95	34	87	22	97	58	95
verheiratet			2	7	1	2	4	10			2	3
geschieden					2	3	1	3	1	3	1	2

Bei Beginn der Behandlung wohnte über die Hälfte noch bei den Eltern (54% in der Gruppe D und 55% in der Gruppe C; vgl. Tabelle 10). Nicht selten waren die Beziehungen zum Elternhaus jedoch ausgesprochen gespannt. Häufiges Fernbleiben von zuhause bei relativ regelmäßigen Kontakten zur Drogenszene und zwischenzeitliche Aufenthalte in Wohngemeinschaften waren bei einigen Patienten die Regel. Relativ viele hatten schon eine eigene Wohnung oder ein eigenes Zimmer (27% in der Gruppe D und 21% in der Gruppe C). Ungefähr jeder zehnte Patient befand sich zuletzt in einer Kommune bzw. Wohngemeinschaft. Es bestanden keine wesentlichen Unterschiede zwischen den Gruppen C und D. Die Jugendlichen der Gruppe III und V, also die polyvalent Abhängigen mit akuten und kurzzeitigen psychotischen Syndromen und die Patienten mit Verdacht auf eigengesetzlich ablaufende psychotische Zustandsbilder wohnten prozentual am häufigsten in Wohngemeinschaften (16% und 17%). Ferner hielten sich die Jugendlichen mit einem polyvalenten Drogenabusus (Gruppe B) häufiger (13% gegenüber 4%) in Wohngemeinschaften bzw. Kommunen auf als die Halluzinogen-Konsumenten (Gruppe A). Je zwei Jugendliche der Gruppe IV und V befanden sich bei der Bundeswehr. Die Zahl der Patienten ohne festen Wohnsitz lag am höchsten

Tabelle 10. Letzter Aufenthalt

	I abs.	%	II abs.	%	III abs.	%	IV abs.	%	V abs.	%	VI abs.	%
Eltern	11	61	18	64	34	53	18	46	8	35	38	62
Eigene Wohnung bzw. eigenes Zimmer	6	33	6	21	14	22	14	36	6	26	12	20
Wohngemeinschaft bzw. Kommune			2	7	10	16	3	8	4	17	5	8
Verwandte			1	4	1	2					2	3
Bekannte, Freunde					1	2						
Internat			1	4			1	3				
Bundeswehr							2	5	2	9		
Wehrersatzdienst					1	2						
Justizvollzugsanstalt					2	3						
Ohne festen Wohnsitz	1	6			1	2	1	3	3	13	4	7

bei den psychotisch Erkrankten der Gruppe C (8%). Sie wechselten oft schnell ihren Wohnsitz. Wegen ihrer besonderen Verhaltensauffälligkeiten und psychotischen Erlebnisse konnten sie sich in keine Gruppe integrieren und wurden häufig auch von anderen Jugendlichen als „ausgeflippt" zurückgewiesen.

VI. Familienanamnese

1. Berufliche und soziale Situation der Eltern

Die berufliche und soziale Situation der Eltern ließ in allen Gruppen ein relativ homogenes Bild erkennen (Tabelle 11). Der weitaus größte Teil der Jugendlichen kam aus mittleren sozialen Schichten. Die Eltern waren vor allem Facharbeiter, mittlere oder höhere Angestellte oder Beamte, selbständige Kaufleute oder Handwerksmeister etc. Eine akademische Ausbildung hatten mehr als ein Fünftel der Eltern. Dieser hohe Prozentsatz hängt mit der speziellen Situation einer Universitätsklinik zusammen. Es läßt sich zusammenfassend sagen, daß die Jugendlichen nur in seltenen Fällen aus den unteren sozialen Schichten kamen. Es sind vor allem Jugendliche aus gutbürgerlichen Familien, die äußerlich oft keine besonderen Auffälligkeiten zeigten (vgl. Sluga u. Spiel; Gastager).

2. Besondere Krankheiten in der Familie

Der Vater eines Patienten der Gruppe V litt an einer Epilepsie und war in einem Heim untergebracht. Bei zwei Vätern der polyvalent Abhängigen (Gruppe IV) lag eine Paralyse vor, bei einem anderen Vater ebenfalls eine syphilitische Erkrankung, während der Vater eines Mädchens der gleichen Gruppe wahrscheinlich an einer neurologischen Systemerkrankung litt. Ansonsten ließen sich bei den Vätern und deren Familien keine besonderen Leiden oder Erbkrankheiten nachweisen.

Die Mutter eines Halluzinogen-Konsumenten (Gruppe II) war an einer Epilepsie erkrankt, eine andere Mutter hatte eine Debilität. In der gleichen Gruppe war die Schwester eines Patienten mongoloid, während bei einer anderen Schwester ein hirnorganisches Anfallsleiden vorlag. Außer einer weiteren Debilität in der Verwandtschaft mütterlicherseits bei einem Halluzinogen-Konsumenten ergaben sich sonst bei den Müttern oder deren Familien keine wesentlichen Besonderheiten.

Tabelle 11. Beruf der Eltern

	I abs.	%	II abs.	%	III abs.	%	IV abs.	%	V abs.	%	VI abs.	%
Ungelernter Arbeiter			1	4	1	2	3	8			3	5
Facharbeiter	5	28	12	43	20	31	9	23	9	39	19	31
Mittlerer Angestellter oder Beamter	1	6	2	7	10	16	6	15	3	13	10	16
Selbständiger Kaufmann	2	11	3	13	7	11	5	13	2	9	7	11
Handwerksmeister											1	2
Leitender Angestellter					3	5	1	3			2	3
Landwirt					1	2	1	3	1	4		
Akademiker	6	33	4	14	9	14	8	21	6	26	13	21
Soldat					1	2					1	2
Berufsoffizier			2	7	1	2	1	3			1	2
Rentner	1	6			1	2	1	3				
Unklar	3	17	4	14	30	16	4	10	2	9	4	7

3. Hereditäre Belastung mit endogenen Psychosen

Die hereditäre Belastung mit endogenen Psychosen lag in den Gruppen V und VI eindeutig am höchsten (Tabelle 12). Wenn man die psychotischen und psychoseverdächtigen Erkrankungen in der Familie addiert, ergeben sich 38% in der Gruppe VI und 22% in der Gruppe V, in der Gruppe D dagegen nur 7%. Mehrere psychotische Erkrankungen in der Familie wurden dabei nur einmal berücksichtigt. Zieht man die Verdachtsdiagnosen ab, ergeben sich 2% in der Gruppe D, 13% in der Gruppe V und 20% in der Gruppe VI. Jeder fünfte Patient mit eindeutig eigengesetzlichem Verlauf der psychotischen Erkrankung und jeder achte mit dem dringenden Verdacht eines solchen Krankheitsverlaufes wiesen also sichere endogene Psychosen in der Familie auf, dagegen nur jeder Fünfzigste der suchtmittelkonsumierenden bzw. -abhängigen Jugendlichen, die nur kurzzeitige oder rezidivierende psychotische Symptome ohne eigengesetzlichen Verlauf zeigten. Die Ergebnisse sind statistisch hoch signifikant (p < 0,001). Das Verhältnis Eltern—Kind ergibt in der Gruppe C bei sicherem Nachweis einer endogenen Psychose 7%, zieht man die Verdachtsdiagnosen hinzu, sind es 14% (vgl. Rüdin; Kallmann 1938, 1946, 1956; Essen-Möller; Zerbin-Rüdin 1967, 1971a, b; M. Bleuler 1972; Huber et al. 1979).

Gegenüber unseren früheren Ergebnissen (Bron et al. 1977) sind einige Abweichungen zu verzeichnen, die einerseits aus dem teilweise anders zusammengesetzten und erweiterten Patientengut und andererseits aus einer erst später möglich gewordenen

Tabelle 12. Hereditäre Belastung mit endogenen Psychosen

	I abs. %		II abs. %		III abs. %		IV abs. %		V abs. %		VI abs. %	
Mutter Schizophrenie									1	4	3	5
Mutter Verdacht auf Schizophrenie											2	3
Mutter Zyklothymie												
Mutter Verdacht auf Zyklothymie	1	6			1	2	1	3			2	3
Wochenbettpsychose									1	4		
Vater Schizophrenie												
Vater Verdacht auf Schizophrenie									1	4		
Vater Zyklothymie											1	2
Vater Verdacht auf Zyklothymie											1	2
Endogene Psychosen in der Familie mtls.			1	4	1	2			1	4	5	8
Verdacht auf endogene Psychosen in der Familie mtls.					1	2			1	4	2	3
Endogene Psychosen in der Familie vtls.	1	6									5	8
Verdacht auf endogene Psychosen in der Familie vtls.			2	7	1	2	1	3			5	8
Summe	2	11	3	11	4	6	2	5	5	22	23	38

genaueren Differenzierung zwischen sicheren Diagnosen und Verdachtsdiagnosen einer endogenen bzw. einer eigengesetzlich ablaufenden Psychose resultieren. Insgesamt bleibt jedoch die auffallend hohe hereditäre Belastung bei den im Rahmen des Drogenabusus psychotisch erkrankten Patienten bestehen, die es zumindest sehr nahelegt, an die Auslösung einer latenten endogenen Psychose durch den Drogenabusus zu denken.

4. Suchtmittelabhängigkeiten in der Familie

Auffallend war ebenfalls die Häufigkeit von Suchtmittelabhängigkeiten bei den Eltern unserer Patienten und in der weiteren Verwandtschaft (Tabelle 13). Eine Alkohol- bzw. Tablettenabhängigkeit der Mutter war bei den Halluzinogen-Konsumenten (Gruppe A) etwas häufiger (11% gegenüber 4%) nachzuweisen als bei den polyvalent Abhängigen (Gruppe B), während 17% der Väter in der Gruppe B und 9% bzw. 15% in der Gruppe A alkohol- bzw. tablettenabhängig waren. Bei jedem 5. Patient der Gruppe D (20%) und nur jedem 12. der Gruppe C (8%) waren der Vater oder die Mutter alkohol- bzw. tablettenabhängig.

Tabelle 13. Suchtmittelabhängigkeiten der Eltern und Verwandten

	I abs. %		II abs. %		III abs. %		IV abs. %		V abs. %		VI abs. %	
Mutter alkohol- bzw. tablettenabhängig	1	6	4	14	2	3	2	5	2	9		
Verdacht auf Alkohol- bzw. Tabletten- abhängigkeit der Mutter							1	3			1	2
Vater alkohol- bzw. tablettenabhängig	2	11	2	7	11	17	6	15	3	13	2	3
Verdacht auf Alkohol- bzw. Tabletten- abhängigkeit des Vaters	1	6	2	7							4	7
Alkohol- bzw. Tabletten- abhängigkeit in der Verwandtschaft mtls.	1	6			1	2					1	3
Alkohol- bzw. Tabletten- abhängigkeit in der Verwandtschaft vtls.					1	2	1	3				
Summe	5	28	8	29	15	23	10	26	5	22	8	13

Die Patienten der Gruppe VI ließen eine erheblich geringere Belastung mit Sucht-mittelabhängigkeiten in der Familie erkennen (13% gegenüber 22% bis 29%). Damit wird deutlich, daß bei später psychotisch Erkrankten eine gegenüber den primär Süch-tigen höhere hereditäre Belastung mit endogenen Psychosen und eine geringere Bela-stung mit Suchterkrankungen in der Familie besteht. Die Unterschiede zwischen den Gruppen C und D sind bei sicher nachgewiesener Suchtmittelabhängigkeit der Eltern und Verwandten statistisch signifikant (p < 0,02).

5. Abnorme Persönlichkeiten und neurotische Störungen der Eltern

Relativ häufig ließen sich neurotische Störungen und abnorme Persönlichkeitszüge bei den Eltern unserer Patienten nachweisen. In der Gruppe D waren es 28% der Väter und 36% der Mütter, in der Gruppe C 19% der Väter und 21% der Mütter, die persönlich-keitsspezifische Auffälligkeiten und neurotische Symptome zeigten. Bei den Vätern handelte es sich vor allem um explosible und psychasthenische Persönlichkeiten so-wie neurotische Entwicklungen mit vorwiegend depressiven Verstimmungen, während bei den Müttern Zeichen einer Stimmungslabilität und hysterische Züge, depressive und phobische Störungen sowie psychosomatische Beschwerden überwogen. In den Familien von ungefähr 60% der primär drogenabhängigen Patienten (Gruppe D) und der Hälfte der psychotisch Erkrankten (Gruppe C) ließen sich besondere Auffällig-keiten bzw. neurotische Strukturen erkennen, wie sie Richter (1972) als familien-neurotische Konstellationen beschrieben hat. Dabei haben wir schon wichtige Hin-weise verwertet, ohne spezielle Nachuntersuchungen der Familien durchführen zu können. Bei 46% der Familien in der Gruppe D und 36% in der Gruppe C ließen sich zumindest angstneurotische Züge nachweisen, die nicht nur durch die Verhaltensauffälligkeiten der Kinder verstärkt oder ausgelöst waren, sondern auch unabhängig davon bestanden (Bron 1977a). Es waren nicht immer schwere neurotische Symptome, jedoch charakteristische Störungen, die die Konstellation der Familie wesentlich mitbestimmten. Mehrfach waren sie mit paranoiden oder hysterischen Verhaltensweisen verbunden. Deutliche paranoide oder hysterische Züge fanden wir bei 9% bzw. 8% in der Gruppe D. Sie waren in der Gruppe C ungefähr gleich häufig und nicht stärker ausgeprägt. Wenn auch nur systematische Familienuntersuchungen diese Fragen weiter abklären können, so fällt doch auf, daß die Frequenz neurotischer Störungen in den Familien der Halluzinogen-Konsumenten und polyvalent Abhängigen (Gruppe D) gegenüber den psychotisch Erkrankten (Gruppe C) etwas überwog.

6. Broken-home-Situationen

Im Blick auf broken-home-Situationen (Tabelle 14) ließ sich bei allen Gruppen ein relativ ausgeglichenes Bild erkennen. Bei den polyvalent Abhängigen (Gruppe B) lag die Zahl etwas höher als bei den Halluzinogen-Konsumenten (56% gegenüber 50% in der Gruppe A), ebenfalls bei den Patienten mit chronischen bzw. rezidivierenden psychotischen Syndromen (57% der Gruppe F gegenüber 52% der Gruppe E). (Prüfung auf Homogenität der Gruppe C und D: $p < 0,01$.) Durchschnittlich kamen 54% aller Patienten aus broken-home-Situationen (vgl. Jasinsky; Burchard 1972; Täschner 1979).

Tabelle 14. Broken-home-Situationen

	I abs. %		II abs.	%	III abs.	%	IV abs. %		V abs. %		VI abs. %	
Uneheliches Kind			1	11	7	11	2	5	1	4	2	3
Längere Heimaufenthalte	1	6	3	5	3	8					2	3
Tod des Vaters	2	11	2	7	8	12,5	7	18	2	9	6	10
Tod der Mutter	1	6	1	4	1	2	1	3			4	7
Disharmonische, zerrüttete Ehe	2	11	1	4	7	11	2	5	5	22	7	11
Eltern leben getrennt bzw. sind geschieden	1	6	8	29	10	16	10	26	2	9	14	23
Gesamtzahl der broken-home-Situationen	7	39	16	57	36	56	22	56	10	43	35	57

7. Erziehungsverhalten der Eltern

Die Erziehung (Tabelle 15) lag bei den meisten Patienten in den Händen der Eltern (83% der Gruppe D und 86% der Gruppe C). Bei 11% der Gruppe D und 2% der Gruppe C war die Mutter die alleinige Erziehungsperson, seltener war es nur der Vater (2%). In einigen Fällen hatten die Großmütter bzw. Großeltern einen entscheidenden Einfluß auf die Erziehung (7% der Gruppe D und 6% der Gruppe C). Selten waren sie die alleinigen Erziehungspersonen.

48

Tabelle 15. Erziehungspersonen

	I abs.	%	II abs.	%	III abs.	%	IV abs.	%	V abs.	%	VI abs.	%
Eltern	16	89	23	82	52	81	32	82	17	74	55	90
Mutter			3	11	8	13	6	15	1	4	1	2
Vater			1	4	1	2	1	3	1	4	1	2
Großmutter bzw. Großeltern	1	6	3	11	6	9	1	3	2	9	3	5
Verwandte					1	2					1	2
Nur Heime					2	3						
unklar	1	6							2	9	1	2

Im Blick auf den Erziehungsstil versuchten wir die 4 Merkmale „verwöhnend", „gewährend", „autoritär" und „chaotisch" zu eruieren. Dabei wurde das erzieherische Verhalten der Eltern zunächst getrennt untersucht. Wir haben lediglich die Hauptmerkmale aufgeführt, waren uns jedoch bewußt, daß sich oft verschiedene Elemente miteinander verbanden und häufig eine auffallende Inkonsequenz im Erziehungsverhalten der Eltern bestand.

Bei 98 *Müttern* der Gruppe D (66%) und 63 der Gruppe C (75%) fanden wir verwertbare Angaben (Tabelle 16). Das verwöhnende Element überwog in der Gruppe D mit 46%, es folgte ein gewährendes Erziehungsverhalten mit 36%, das sich in der Gruppe C bei über der Hälfte der Patienten nachweisen ließ (57%), während 25% der psychotisch Erkrankten von der Mutter verwöhnend erzogen worden sind.

Autoritäre (12% der Gruppe D und 13% der Gruppe C) und chaotische (6% der Gruppe D und 5% der Gruppe C) traten dagegen deutlich zurück.

Tabelle 16. Primäre Erziehungsmerkmale der Mutter

	Gruppe D abs.	%	Gruppe C abs.	%
Verwöhnend	45	46	16	25
Gewährend	35	36	36	57
Autoritär	12	12	8	13
Chaotisch	6	6	3	5
Gesamtzahl	98	100	63	100
	(66% aller Patienten)		(75% aller Patienten)	

Tabelle 17. Primäre Erziehungsmerkmale des Vaters

	Gruppe D abs.	%	Gruppe C abs.	%
Verwöhnend	23	26	14	24
Gewährend	25	28	20	34
Autoritär	32	36	21	36
Chaotisch	8	9	3	5
Gesamtzahl	88	100	58	100
	(60% aller Patienten)		(69% aller Patienten)	

Das Erziehungsverhalten der *Väter* konnten wir bei 88 der Gruppe D (60%) und 58 der Gruppe C (69%) näher untersuchen (Tabelle 17).

Über ein Drittel der Patienten in beiden Gruppen wurden vom Vater vorwiegend autoritär erzogen. Dabei handelte es sich um das hervorstechendste Merkmal, das oft mit anderen Elementen wechselte und dann einen widersprüchlichen und inkonsequenten Charakter annahm. Verwöhnende (26% in der Gruppe D und 24% der Gruppe C) und gewährende (28% der Gruppe D und 34% der Gruppe C) Züge waren jedoch auch in einem relativ hohen Prozentsatz nachweisbar.

Bei 50 Eltern der Gruppe D (34%) und 34 der Gruppe C (40%) fand sich ein im wesentlichen übereinstimmendes Erziehungsverhalten, während sonst oft ausgesprochen divergierende und diskrepante Tendenzen in Erscheinung traten. Am häufigsten war eine verwöhnende oder gewährende Erziehung beider Eltern, dagegen war ein gemeinsames autoritäres Erziehungsverhalten erheblich seltener, was darauf hinweist, daß relativ häufig autoritäre Züge im Erziehungsverhalten der Väter mit der primär verwöhnenden und gewährenden Erziehung der Mütter kontrastierten.

Unsere Beobachtungen bestätigen, daß sehr unterschiedliche Tendenzen und Akzentuierungen im Erziehungsverhalten der Eltern, sowohl inkonsequente und divergierende oder durchgängig restriktive Erziehungspraktiken wie auch eine durchgängige emotionale Zuwendung die Entstehung von Suchtmittelabhängigkeiten im Kindes- und Jugendalter fördern können (Feser). Vor allem extreme Ausprägungen verschiedener Erziehungspraktiken im Sinne eines übermäßig protektiven oder gewährenden Verhaltens, aber auch eines autoritären und sehr wechselhaften Erziehungsstils dürften also im Blick auf die Genese der Drogenabhängigkeit und den weiteren Verlauf einen besonders ungünstigen Einfluß ausüben (vgl. Stapf et al.; Täschner 1979).

8. Familienumwelt und schizophrene bzw. eigengesetzlich ablaufende Psychose

Im Blick auf die Ätiologie schizophrener Psychosen ist von einer komplexen multifaktoriellen Genese und einem Zusammenwirken mehrerer Faktoren auszugehen. Gerade bei schizophrenen und drogeninduzierten, eigengesetzlich ablaufenden Psychosen im Jugendalter sind unterschiedliche und vielfältige Aspekte zu berücksichtigen, denen eine individuell differente Relevanz zuzumessen ist. Neben erbgenetischen und Milieufaktoren ist an charakterogene und psychodynamische, durch die jugendliche Entwicklungszeit bedingte sowie situative und erlebnisreaktive Faktoren zu denken, die bei unseren Patienten durch den Drogenabusus zu komplettieren sind.

Störungen der Familienbeziehungen dürften eine wesentliche Bedeutung für die Entstehung einer Drogenabhängigkeit junger Menschen haben (Wetz; Burchard 1972; Kielholz u. Ladewig 1972; Rüdiger u. Täschner; Täschner 1979).

Besondere Familienstörungen der später an einer eigengesetzlich ablaufenden Psychose erkrankten jugendlichen Patienten, die sich in spezifischer Weise von den primär drogengefährdeten oder -abhängigen Patienten unterschieden, konnten wir nicht nachweisen (vgl. im Blick auf Familienstörungen schizophrener Patienten u.a. Alanen 1958, 1960; Lidz 1959, 1968; Rosenbaum; Burton u. Bird; Sharp et al.; Costello et al.; Eggers 1973). Die bei Familien Schizophrener als typisch und charakteristisch beschriebenen intrafamiliären Kommunikationsstörungen (vgl. Weakland; Kisker u. Strötzel;

Wynne u. Singer) konnten wir zwar mehrfach beobachten, sie ließen sich jedoch weder in ihrer Frequenz noch in ihrer qualitativen Ausgestaltung eindeutig gegenüber den Familien der anderen Patienten abgrenzen. Es waren keine spezifischen psycho- und soziodynamischen Störungen in der Familienumwelt der später an einer eigengesetzlich ablaufenden Psychose erkrankten Patienten zu eruieren, lediglich traten phänotypisch auffallende Fehlverhaltensweisen der Eltern und intrafamiliäre Kommunikationsstörungen in Erscheinung, die sich bei den drogenabhängigen und psychotisch erkrankten Patienten in gleicher Weise erkennen ließen. Dadurch ist jedoch nicht auszuschließen, daß subtile und gezielte Familienuntersuchungen sowohl besondere quantitative wie auch qualitative Differenzen und spezifische Störungen nachweisen können.

VII. Eigene Anamnese

1. Körperliche Krankheiten

Bei einem Patienten der Gruppe V bestand ein frühkindlicher Hirnschaden, bei einem anderen war der Verdacht gegeben, während 4 Patienten der Gruppe D (3%) ebenfalls Hinweise auf einen frühkindlichen Hirnschaden boten (Tabelle 18). Drei Patienten der Gruppe III mit kurzzeitigen und akuten psychotischen Syndromen im Rahmen einer im Vordergrund stehenden süchtigen Entwicklung litten an einem hirnorganischen Anfallsleiden. Bei einem Patienten konnte die Diagnose erst nach mehreren EEG-Kontrollen gestellt werden. Im Rahmen des Drogenabusus waren produktiv-psychotische Episoden mit halluzinatorischen Phänomenen und teilweise dranghaften Verstimmungszuständen in Erscheinung getreten, die psychopathologisch dem Bild epileptischer

Tabelle 18. Körperliche Krankheiten

	I abs.	%	II abs.	%	III abs.	%	IV abs.	%	V abs.	%	VI abs.	%
Frühkindlicher Hirnschaden									1	4		
Verdacht auf frühkindlichen Hirnschaden	1	6	1	4	1	2	1	3	1	4		
Epilepsie					3	5						
Hepatitis			1	4	19	30	6	15				
Venerische Infektionen					3	5			1	4	1	2
Verdacht auf Contusio cerebri							2	5			3	5
Lungentuberkulose	1	6			2	3					3	5
Poliomyelitis							1	3				
Psychosomatische Leiden	1	6	1	4	2	3						
Rheumatische Erkrankungen	1	6									1	2
Osteomyelitis			1	4								
Meningitis							1	3				
Kryptorchismus			1						1			

Dämmerattacken entsprachen, durch den Drogenabusus jedoch ausgelöst und in der aktuellen Symptomatik modifiziert erschienen. Bei zeitweiligen Verhaltensauffälligkeiten vor allem dissozialer Art war nicht mehr sicher zu entscheiden, ob sie während epileptischer Dämmerattacken aufgetreten (vgl. Mulder u. Daly; J.E. Meyer 1957; Stevenson; Peters u. Fordläufer; Peters 1968) oder auf drogeninduzierte Intoxikationssyndrome zurückzuführen waren. Einige Male dürfte eine Überlagerung und wechselseitige Verstärkung beider Syndrome vorgelegen haben.

Besonders auffallend war, daß sich 30% der Gruppe III und 15% der Gruppe IV durch den Drogenabusus mindestens einmal eine Serumhepatitis zugezogen hatten. Ein Halluzinogen-Konsument der Gruppe II war in der Kindheit an einer Hepatitis ungeklärter Ätiologie erkrankt. Drei Patienten der Gruppe III und je ein Patient der Gruppe V und VI hatten venerische Infektionen. Mehrere Jugendliche standen wegen psychosomatischer Leiden in ambulanter oder stationärer Therapie (3% der Gruppe D) und erhofften sich durch den Drogenkonsum eine Besserung ihrer Beschwerden.

2. Konstitutionstyp

Es überwogen die asthenischen Konstitutionstypen mit 48% in der Gruppe D und 42% in der Gruppe C. Athleten (19% in der Gruppe D und 25% in der Gruppe C) und Pykniker (19% in der Gruppe und 17% in der Gruppe C) waren dagegen seltener (Tabelle 19). Mischformen bzw. nicht sicher zuzuordnende Typen fanden sich bei 15% in der Gruppe C und 18% in der Gruppe D. Weder zwischen den Halluzinogen-Konsumenten (Gruppe A) und den polyvalent Abhängigen (Gruppe B) noch zwischen den Patienten mit akuten bzw. kurzzeitigen (Gruppe E) und chronischen bzw. rezidivierenden psychotischen Phänomenen (Gruppe F) ließen sich signifikante Unterschiede eruieren.

Insgesamt bot sich ein relativ ausgeglichenes Bild zwischen den einzelnen Gruppen. Die Häufigkeit des asthenischen Konstitutionstyps bei Morphinsüchtigen (Kielholz 1952) und drogenabhängigen Jugendlichen (Wanke 1971) auf der einen und Schizophrenen (E. Kretschmer 1967) auf der anderen Seite stehen in Übereinstimmung mit den in der Literatur berichteten Ergebnissen.

Tabelle 19. Konstitutionstyp

	I abs.	%	II abs.	%	III abs.	%	IV abs.	%	V abs.	%	VI abs.	%
Asthenisch	9	50	15	54	29	45	18	46	10	43	25	41
Athletisch	2	11	4	14	14	22	8	21	5	22	15	25
Pyknisch	4	22	5	18	11	17	8	21	3	13	11	18
Mischformen bzw. nicht sicher zuzuordnen	3	17	4	14	10	16	5	13	5	22	10	16

3. Geschwisterreihe

15% der Gruppe D und 12% der Gruppe C waren Einzelkinder. Über die Hälfte kam aus Familien mit 2 (32% in der Gruppe D und 26% in der Gruppe C) oder 3 (30% in der Gruppe D und 32% in der Gruppe C) Kindern. In den übrigen Familien lag die

52

Kinderzahl bei 4 oder darüber oder konnte nicht sicher eruiert werden (Tabelle 20). Der Vergleich dieser Ergebnisse mit der Geschwisterreihe der einzelnen Patienten (Tabelle 21) und die spezielle Übersicht lassen deutlich werden, daß vor allem das älteste oder jüngste Kind besonders betroffen waren. 14% waren Einzelkinder (12% in der Gruppe C und 15% in der Gruppe D), 37% das älteste (35% in der Gruppe C und 39% in der Gruppe D), 28% das jüngste Kind (26% in der Gruppe C und 29% in der Gruppe D), 21% mittlere Kinder (27% in der Gruppe C und 17% in der Gruppe D).

Tabelle 20. Kinderzahl in der Familie

Zahl der Kinder	Gruppe D abs.	%	Gruppe C abs.	%
1	23	15	10	12
2	48	32	22	26
3	45	30	27	32
4	18	12	16	19
mehr als 4	8	5	6	7
unklar	7	5	3	4

Tabelle 21. Geschwisterreihe

Geschwisterreihe	I abs.	%	II abs.	%	III abs.	%	IV abs.	%	V abs.	%	VI abs.	%
1	8	44	15	54	29	45	19	49	11	48	28	46
2	7	39	7	25	20	31	10	26	8	35	19	31
3	2	11	6	21	9	14	6	15	2	9	9	15
4	1	6			4	6	3	5			3	5
5									1	4	1	2
6												
7					2	3						
unklar							1	3	1	4	1	2

Tabelle 22. Zusammenfassende Übersicht über die betroffenen Kinder

	I abs.	%	II abs.	%	III abs.	%	IV abs.	%	V abs.	%	VI abs.	%
Einzelkind	2	11	3	11	13	20	5	13	3	13	7	11,5
Ältestes Kind	6	33	12	43	26	41	14	36	8	35	21	34
Jüngstes Kind	6	33	11	39	14	22	12	31	4	17	18	29,5
Mittleres Kind	4	22	2	7	11	17	8	20,5	8	35	15	25

Häufig sind Einzelkinder und jüngste Kinder in besonderer Weise drogengefährdet (Hell et al. 1976b). Gerade bei ihnen ist die Erziehung oft durch eine primäre Verwöhnung und sekundäre Frustration gekennzeichnet. Ähnliche Voraussetzungen werden jedoch auch bei den ältesten Kindern zu bejahen und durch andere Faktoren zu ergänzen sein. In einigen Familien waren die nachfolgenden Kinder erheblich jünger und noch nicht in die Drogenszene geraten. Diese jüngeren Kinder wurden von den Eltern möglicherweise aufgrund der negativen Erfahrungen mit den älteren Kindern besonders drastisch von der Drogenszene ferngehalten, oder sie waren auch selbst durch die Erfahrung mit ihren älteren drogenkonsumierenden Geschwistern abgeschreckt worden (vgl. die Untersuchungen über die statistische Häufigkeit psychischer Störungen von Einzelkindern, ältesten, mittleren und jüngsten Kinder: Descombey u. Roquebrune; Katzenstein; Eckstein; Beck u. Lempp; Nissen 1971a).

4. Psychische Auffälligkeiten in der Kindheit

Es wurden alle genannten Besonderheiten des Verhaltens in der Kindheit und Pubertät aufgeführt (Tabelle 23–26), so daß sich eine über 100% liegende Gesamtzahl ergibt.

Am häufigsten wurde in der Gruppe D über unsichere, ängstliche (37%) und sensible (40%) Züge berichtet, während die Angaben der Gruppe C über Unsicherheit und Ängstlichkeit (11%) sowie erhöhte Sensibilität (15%) deutlich niedriger lagen (p < 0,001). Auch boten die primär drogengefährdeten und -abhängigen Patienten der Gruppe D häufiger Hinweise auf eine allgemeine Labilität und leichte Verführbarkeit (p < 0,05) sowie depressive Züge (17% gegenüber 7% der Gruppe C), während die Neigung zu psychosomatischen Beschwerden (14% in der Gruppe D und 10% in der Gruppe C) nur geringe Unterschiede erkennen ließ.

Tabelle 23. Psychische Auffälligkeiten in der Kindheit

	I abs.	%	II abs.	%	III abs.	%	IV abs.	%	V abs.	%	VI abs.	%
Retardierte frühkindl. Entwicklung	1	6	3	11	2	3	3	8	2	9	4	7
Sehr früh entwickelt			1	4			1	3			2	3
Legasthenie	1	6	1	4			1	3				
Stottern			1	4			1	3	2	9	2	3
Bettnässen	1	6	2	7	2	3	2	5	1	4	2	3
Labil, leicht verführbar	2	11	2	7	4	6	3	8			2	3
Rebellisch, aggressiv	3	17	2	7	10	16	7	18	1	4	5	8
Neigung zu Pseudologia phantastica			1	4	3	5	2	5	1	4		
Leicht depressiv	3	17	6	21	8	12,5	8	21	2	9	4	7
Unsicher, ängstlich	10	56	10	36	16	25	13	33	4	17	5	8
Sehr sensibel	8	44	16	57	21	33	14	36	5	22	8	13
Unruhig, unkonzentriert	1	6	5	18	5	8	5	13	2	9	3	5
Antriebsarm, wenig Interesse					1	2			1	4	4	7
Kontaktstörungen	2	11	2	8	5	8	3	8	2	9	10	16
Weglaufen von zuhause	1	6			1	2	1	3			1	2
Neigung zu psychosomatischen Beschwerden	1	6	5	18	4	6	4	10	3	13	5	8
Zwanghafte Züge											1	2
Schizophrene oder schizophrenieverdächtige Symptome											5	8
Wahrscheinlich unauffällig	6	33	6	21	8	12	8	21	11	48	19	31

Eine im wesentlichen unauffällige Anamnese der Kindheit bestand mit großer Wahrscheinlichkeit bei 26% der Halluzinogen-Konsumenten (Gruppe A) und 16% der polyvalent Abhängigen (Gruppe B). Bei einem insgesamt relativ ausgeglichenen Bild in diesen Gruppen zeigten die Halluzinogen-Konsumenten (Gruppe A) etwas häufiger sensible, ängstliche und depressive Züge, während sich bei einigen polyvalent Abhängigen (Gruppe B) ausgeprägte rebellisch-aggressive Verhaltensweisen und eine vermehrte Neigung zur Pseudologia phantastica nachweisen ließen. Die psychischen Auffälligkeiten in der Kindheit erschienen in der Gruppe B stärker ausgeprägt und traten in der Pubertät ausgesprochen deutlich in Erscheinung. Depressive und sensible Züge, Unruhe und Konzentrationsstörungen sowie die Neigung zu psychosomatischen Beschwerden waren in der Gruppe der Patienten mit chronischen bzw. rezidivierenden psychotischen Symptomen (Gruppe F) etwas häufiger als in Gruppe E, wo es nur zu kurzzeitigen drogeninduzierten psychotischen Episoden gekommen war. 14% der Gruppe C zeigten deutliche Kontaktstörungen (gegenüber 8% der Gruppe D) und 6% eine Antriebsarmut und Interesselosigkeit (gegenüber 1% in der Gruppe D). Es wurde über ein auffallend passives Verhalten mit gravierenden Kommunikationsproblemen und interpersonellen Schwierigkeiten berichtet, die „für eine früh einsetzende schwere Störung des Sozialisationsprozesses" (Gaedt et al.) sprachen. Vor allem Zeichen der Antriebsarmut und Passivität waren bei den später psychotisch Erkrankten (Gruppe C) statistisch signifikant häufiger ($p < 0,05$). Fünf Patienten der Gruppe VI mit eigengesetzlich ablaufenden psychotischen Zustandsbildern wiesen in der Kindheit schon schizophrene oder schizophrenieverdächtige Symptome auf, wobei es sich vor allem um ausgeprägte Verhaltensauffälligkeiten und Hinweise auf Icherlebensstörungen und paranoid-halluzinatorische Symptome handelte.

5. Besondere Auffälligkeiten in der Pubertät

Fast jeder fünfte Jugendliche war in der Pubertätszeit von zuhause fortgelaufen (Tabelle 24). Wesentliche Unterschiede bestanden nicht zwischen den Drogenabhängigen der Gruppe D und den psychotisch erkrankten Patienten der Gruppe C. Aggressives Verhalten (37% gegenüber 24%), eine Neigung zu depressiven Verstimmungen (37% gegenüber 20%; $p < 0,02$) und Angstgefühlen (29% gegenüber 11%; $p < 0,02$), vor allem jedoch Minderwertigkeitsgefühle (35% gegenüber 11%; $p < 0,001$) sowie geltungssüchtige Züge (32% gegenüber 6%; $p < 0,001$) wurden in der Gruppe D häufiger als in der Gruppe C berichtet. Hemmungen und Kontaktstörungen (38% in der Gruppe D und 35% in der Gruppe C) sowie Suizidversuche (19% in der Gruppe D und 20% in der Gruppe C; Prüfung auf Homogenität: $p < 0,05$) traten gleich häufig auf. Lediglich neigten die psychotisch Erkrankten (Gruppe C) vermehrt und intensiver zu grüblerischen, oft pseudophilosophischen Reflexionen (12% gegenüber 5% in der Gruppe D). In der Pubertät wies ungefähr die Hälfte der Patienten aller Gruppen ein Nachlassen des Interesses an Schule und Beruf auf (54% in der Gruppe D und 49% in der Gruppe C).

Bei den meisten Patienten war es in der pubertären Entwicklungszeit zu einer Zuspitzung und Ausweitung der schon in der Kindheit erkennbaren Störungen gekommen. Ein Vergleich der Halluzinogen-Konsumenten (Gruppe A) mit den polyvalent Abhängigen (Gruppe B) ließ deutlich werden, daß bei den letzteren Weglaufen von Zuhause (21% gegenüber 15%), vor allem geltungssüchtige Persönlichkeitszüge (39%

Tabelle 24. Besondere Auffälligkeiten in der Pubertät

	I abs.	%	II abs.	%	III abs.	%	IV abs.	%	V abs.	%	VI abs.	%
Weglaufen von zuhause	2	11	5	18	12	19	10	26	5	22	10	26
Aggressives Verhalten	5	28	11	39	29	45	10	26	6	26	14	23
Suizidversuche	4	22	7	11	9	14	9	23	6	26	11	17
Hemmungen, Kontaktstörungen	11	61	15	54	12	19	18	46	6	26	23	36
Depressiv	10	56	5	19	24	38	16	41	7	30	10	16
Ängstlich	10	56	9	32	11	17	13	33	6	26	6	10
Minderwertigkeitsgefühle	9	50	10	36	17	27	16	41	4	17	5	8
Geltungssüchtig	4	22	4	14	25	39	15	38	2	9	3	5
Neigung zu Grübeln und pseudophilosophischen Reflexionen			2	7	1	2	4	10	2	9	8	13
Nachlassen des Interesses an Schule und Beruf	10	56	14	50	39	61	18	46	11	48	30	49
Pubertätsmagersucht											1	2
Symptome einer endogenen Psychose											8	13
Wahrscheinlich keine besonderen Auffälligkeiten	3	17	3	11	3	5	1	3	3	13	8	13

gegenüber 17%; p < 0,02) häufiger zu verzeichnen waren, während Interesse- und Leistungsnachlaß bei mehr als der Hälfte, aggressive Verhaltensweisen sowie depressive Verstimmungen bei über einem Drittel der Patienten ungefähr gleich häufig nachgewiesen werden konnten. Dagegen waren Suizidversuche (24% gegenüber 17%), insbesondere Hemmungen und Kontaktstörungen (57% gegenüber 29%; p < 0,01), aber auch Angstgefühle (41% gegenüber 23%; p < 0,05) bei den Halluzinogen-Konsumenten häufiger in der Pubertät zu beobachten. Vor allem die Patienten mit chronischen bzw. rezidivierenden psychotischen Syndromen (Gruppe F) ließen diese Auffälligkeiten besonders deutlich erkennen. Sie zeigten im Blick auf Hemmungen und Kontaktstörungen gegenüber den Patienten mit akuten und kurzzeitigen psychotischen Episoden (Gruppe E) eine signifikant höhere Frequenz (p < 0,05).

Zu den fünf Patienten, die schon in der Kindheit schizophrene oder schizophrenieverdächtige Symptome boten, waren in der Pubertät noch drei Patienten hinzugekommen, von denen zwei ebenfalls eine schizophrene Symptomatik und ein Patient eine depressive Phase bei einer bisher monopolar verlaufenden Zyklothymie erkennen ließen.

6. Besonderheiten der sexuellen Anamnese

Zeichen einer retardierten sexuellen Entwicklung (7% gegenüber 2% der Gruppe D) waren bei den psychotisch Erkrankten (Gruppe C) etwas häufiger festzustellen (Tabelle 25). Auch waren Hemmungen im sexuellen Bereich bei ihnen in einigen Fällen stärker ausgeprägt, ohne daß sich relevante quantitative Differenzen zeigten (26% gegenüber 23% der Gruppe D).

Tabelle 25. Auffälligkeiten der sexuellen Anamnese

	I		II		III		IV		V		VI	
	abs.	%	abs.	%	abs.	%	abs.	%	abs.	%	abs.	%
Retardierte sexuelle Entwicklung							3	8	1	4	5	8
Exzessives Onanieren					1	2	1	3				
Latente Homosexualität	1	6	1	4	6	9	4	10	2	9	1	2
Homosexuelle Kontakte	1	6					3	8	5	22	5	8
Zeichen sexueller Verwahrlosung	3	17	3	11	23	36	12	31	2	9	10	16
Perversionen							1	3				
Frigidität	1			3		3		3	4		1	
Potenzstörungen	1			2			2		1		1	
Ausgeprägte sexuelle Hemmungen	4	22	11	39	14	22	5	8	4	17	18	30
Anorgasmie					1	2						
Schwere Liebesenttäuschungen	5	28	2	7	10	16	2	5	5	22	6	10
Keine wesentlichen Auffälligkeiten	9	50	12	43	13	20	5	8	3	13	15	25

Ferner hatten die Patienten der Gruppe C häufiger homosexuelle Kontakte (12% gegenüber 3% der Gruppe D; p < 0,02), während 28% der Gruppe D (gegenüber 12% der Gruppe C) Hinweise auf Verwahrlosungserscheinungen im sexuellen Bereich erkennen ließen (p < 0,05).

Jeder dritte Halluzinogen-Konsument (Gruppe A) wies ausgeprägte sexuelle Hemmungen und Kontaktstörungen vor allem neurotischer Art in der Pubertät auf (33% gegenüber 18% der Gruppe B); dagegen konnten Zeichen einer sexuellen Verwahrlosung bei den polyvalent Abhängigen (Gruppe B) häufiger nachgewiesen werden (34% gegenüber 13% der Gruppe A). Die Unterschiede im Blick auf homosexuelle Tendenzen und manifeste homosexuelle Kontakte waren geringer.

Diese Befunde sprechen dafür, daß auch Störungen in der Geschlechtsrollenfindung zum Drogenkonsum disponieren können (Wanke 1971; Springer). Es wird die Überwindung sexueller Hemmungen und nicht selten ausgeprägter Kontaktstörungen intendiert und mit Hilfe der Drogen nach einer Lösung vielfältiger sexueller Konflikte gesucht (vgl. Abschnitt G.VIII.12.e Sexualität).

7. Zusammenfassung der wichtigsten prämorbiden Persönlichkeitsmerkmale

Während in der Gruppe D nur bei 3% keine wesentlichen Auffälligkeiten in der prämorbiden Persönlichkeitsentwicklung eruiert werden konnten, waren es in der Gruppe V und VI je 13% (Tabelle 26).

Angaben über Angstgefühle und Phobien (25,5% gegenüber 5% der Gruppe C; p < 0,01), Unsicherheits- und Minderwertigkeitsgefühle (56% gegenüber 21% der Gruppe C; p < 0,001), eine Neigung zu depressiven Verstimmungen (54% gegenüber 26% der Gruppe C; p < 0,001), auflehnendes und aggressives Verhalten (34% gegenüber 20% der Gruppe C; p < 0,05) waren in der Gruppe D signifikant häufiger als in der Gruppe C.

Tabelle 26. Prämorbide Persönlichkeitsmerkmale

	I abs.	%	II abs.	%	III abs.	%	IV abs.	%	V abs.	%	VI abs.	%
Neigung zu Angstgefühlen und Phobien	7	39	11	39	8	13	12	31	4	17	4	6
Hemmungen, Kontaktstörungen	4	22	11	39	13	20	8	21	6	26	22	36
Schizoide Persönlichkeitszüge	3	17	8	29	15	23	9	23	6	26	24	39
Unsicherheits- und Minderwertigkeitsgefühle	12	67	17	61	28	44	25	64	6	26	12	20
Grübelzwang, Neigung zu pseudophilosophischen Reflexionen			3	11	3	5	4	10	1	4	9	15
Neigung zu depressiven Verstimmungen	10	56	15	54	34	53	22	56	7	30	15	25
Neigung zu auflehnenden und aggressiven Verhaltensweisen	5	28	5	18	27	42	14	36	5	22	12	20
Neigung zu demonstrativen Verhaltensweisen	2	11	1	4	12	19	6	15	1	4	4	6
Neigung zu psychosomatischen Beschwerden	2	11	9	32	14	22	12	31	5	22	12	20
Keine wesentlichen Auffälligkeiten			1	4	2	3	1	3	3	13	8	13

Störungen im Kontaktbereich (33% gegenüber 24%), schizoide Persönlichkeitszüge (36% gegenüber 23%) und eine Neigung zu Grübeln bzw. pseudophilosphischen Reflexionen traten dagegen in der Gruppe C vermehrt in Erscheinung (12% gegenüber 7%), ohne daß jedoch statistisch signifikante Differenzen erkennbar wurden.

Der Vergleich der Halluzinogen-Konsumenten (Gruppe A) mit den polyvalent Abhängigen (Gruppe B) zeigt, daß Angstgefühle und Phobien (39% gegenüber 19%; p < 0,02), Hemmungen und Kontaktstörungen (33% gegenüber 20%), Unsicherheits- und Minderwertigkeitsgefühle (63% gegenüber 51%) in der Gruppe der Halluzinogen-Konsumenten häufiger in Erscheinung traten. Schizoide (24% bzw. 23%) sowie depressive (54%) Persönlichkeitszüge und die Neigung zu grüblerischen Reflexionen (7%) ließen keine wesentlichen Unterschiede deutlich werden. Auch wurde gleich häufig über psychosomatische Beschwerden berichtet (24% der Gruppe A und 25% der Gruppe B), während die Neigung zu aggressiven (40% der Gruppe B gegenüber 22% der Gruppe A; p < 0,05) und demonstrativen Verhaltensweisen (17% gegenüber 7%) bei den polyvalent Abhängigen (Gruppe B) häufiger zu erkennen war.

Angstgefühle und Phobien (p < 0,05), weniger auch Unsicherheits- und Minderwertigkeitsgefühle, die Neigung zu Grübelzwängen und psychosomatischen Beschwerden ließen sich auch bei den Patienten mit chronischen bzw. rezidivierenden psychotischen Syndromen (Gruppe F) häufiger als in der Gruppe E nachweisen, während gleich häufig depressive Verstimmungen angegeben wurden (Prüfung auf Homogenität: p < 0,001).

8. Zur prämorbiden Persönlichkeitsstruktur bei drogenabhängigen und an einer Psychose erkrankten Patienten im Jugendalter

a) Einleitung. Die Persönlichkeits- und Charakterstruktur eines Menschen ist als ein „ganzheitliches Gefüge von Verhaltensbereitschaften" (Petrilowitsch 1964) zu verstehen, die in der Kindheit noch wenig differenziert erscheinen und in der Pubertät oft neue Akzentuierungen erfahren und besondere Formen annehmen. Unsere Untersuchungen bestätigen, daß sich nicht selten schon früh auffallende Charaktereigenschaften und Verhaltenseigenheiten sowie individuelle Wesenszüge herauskristallisieren können. In die einzelnen Persönlichkeitsmerkmale fließen vielfältige psycho- und soziodynamische Faktoren hinein, die aus dem Zusammenspiel zwischen prämorbider Persönlichkeit, Familienumwelt und speziellen, in diese Entwicklungsphase fallenden und sie nachhaltig beeinflussenden Erlebnissen erwachsen. Nur eine Berücksichtigung dieser Aspekte kann zu einer wirklichen Erhellung des Vorfeldes und der Persönlichkeitsmerkmale psychotischer und süchtiger Krankheitsverläufe führen.

Es war uns lediglich möglich, einige wichtige Persönlichkeitsmerkmale bei einem großen Teil unserer Patienten deskriptiv zu erfassen und den einzelnen Patientengruppen zuzuordnen.

b) Zur prämorbiden Persönlichkeitsstruktur drogenabhängiger jugendlicher Patienten. Die Erfassung spezieller Persönlichkeitsmerkmale bei Drogenabhängigen hat die Schwierigkeit der Differenzierung zwischen Ursache und Folge des Drogenabusus und die Gefahr einer vorschnellen Generalisierung der beobachteten, oft unter partiellen und einseitigen Aspekten gewonnenen Untersuchungsergebnisse zu beachten (Antons 1978). Bis heute ist es nicht gelungen, eine spezifische Prädisposition der Gesamtpersönlichkeit Suchtkranker unter psychologischen, physiologischen und soziologischen Gesichtspunkten herauszuarbeiten. Es lassen sich lediglich gewisse, unter besonderen Aspekten als repräsentativ geltende (H.W. Janz 1977) Persönlichkeitszüge und prädispositionelle Merkmale umschreiben, die im Kontext soziokultureller Einflüsse und drogenspezifischer Effekte zu sehen sind und erst im Zusammenspiel aller Faktoren angemessen beurteilt werden können.

Auf die überdurchschnittlich hohe Zahl schizoider Persönlichkeiten unter Süchtigen ist immer wieder hingewiesen worden (vgl. Bromberg 1934; Abaskulijev; Asperger; Blumenfield u. Glickman; Hekimian u. Gershorn; Hoff u. Arnold; Gädeke u. Gehrmann). Bei erwachsenen Drogenabhängigen verschiedener Typen fanden Hekimian u. Gershorn (1968) vor allem schizoide und depressive Züge.

Cannabis-Konsumenten lassen extrovertierte Züge mit Experimentierfreudigkeit, Geselligkeit, Impulsivität und wenig Hemmungen erkennen, während gleichzeitig eine emotionale Labilität und Nervosität, Verstimmtheit und Gereiztheit in Erscheinung treten. Schwere Konsumenten sind stärker vegetativ gestört, leicht depressiv gestimmt, zeigen wenig Dominanz und Kontaktbedürfnis (U. Müller-Oswald et al. 1973). Es wird auf die Diffizilität hingewiesen, zwischen Ausgangspersönlichkeit bzw. charakterlicher Disposition und pharmakologischem Effekt der Drogen zu differenzieren, weshalb Längsschnittuntersuchungen mit kontrollierter Ausgangspersönlichkeit notwendig erscheinen.

Jugendliche Toxikomane lassen oft ein ähnliches Persönlichkeitsprofil wie Alkoholiker (Hobi u. Ladewig 1971) und Erwachsene erkennen. Neben einer hypochondrischen Besorgtheit um sich und den eigenen Körper weisen sie eine leichte emotionale Verstimmtheit mit dem Gefühl der eigenen Wertlosigkeit sowie hysterische Beschwerden und Angstgefühle auf (Hobi 1973). Sie erscheinen sozial uneinsichtig, lügenhaft und psychosexuell unreif. Schizoide Züge werden verstärkt, was in dem Gefühl der Fremdheit, des Unverstanden- und Beeinträchtigtseins deutlich wird. Die Ich-Funktionen zeigen eine starke, wahrscheinlich weitgehend konstitutionell bedingte Labilisierung.

Drogenabhängige sind leicht irritierbar, schnell entmutigt, eher nachgiebig und verschlossen, wenig selbstkritisch, sie neigen zu Dissimulation von Schwächen, lassen eine geringe Belastbarkeit, wenig Selbstvertrauen und Zuversicht sowie geringe sthenisch-männliche Züge der Persönlichkeit erkennen und reagieren mit Flucht und Vermeidung auf Konflikte und Probleme (Wanke 1971). Sie schildern sich selbst eher traurig und unglücklich (Robbins et al. 1970) und neigen zu ängstlichen und depressiven Reaktionen, weisen eine geringe Ichstärke, jedoch eine besondere Risikofreudigkeit auf (Brill et al. 1970). Es werden egozentrische Verhaltensweisen, ein auffallend stereotypes und rigides Denken, eine affektive Unausgeglichenheit, eine nicht altersentsprechende sexuelle Differenziertheit und das Fehlen eines angemessenen persönlichen Verhaltensstandards beschrieben (Tramer u. Bentovim 1961). Zwischen dem Grade der Drogenabhängigkeit und den Störungen der Persönlichkeitsentwicklung bestehen oft deutliche Zusammenhänge (Hell et al. 1971). Die Selbstschilderungen weisen eher weibliche Züge auf. Es zeigen sich bei schweren Drogenkonsumenten oft eine sehr schnelle Neigung zu aggressiven Reaktionen, emotional labilen Verhaltensweisen und vegetativen und psychosomatischen Beschwerden sowie eine ausgeprägte Verschlossenheit. Die Persönlichkeitsstruktur entspricht dem extrovertierten und emotional labilen Typ (Norton; Wanke et al. 1970; Wanke 1971).

Infantile Züge und eine verzögerte Pubertätsentwicklung werden nicht selten in einer auffallenden Empfindsamkeit und starken inneren Triebspannungen manifest. Impulsives Verhalten und hoher Einfallsreichtum können zu dauernden Konflikten mit der Umwelt führen (Kielholz u. Ladewig 1970).

Rauchfleisch (1972) fand bei Süchtigen eine „Entmischung der Persönlichkeit" mit einer deutlichen Affektlabilität und einer durch affektive Störungen bedingten Beeinträchtigung der intellektuellen Leistungsfähigkeit. Er spricht von einer „speziellen pathologischen Form seelischer Desintegration" (1971, 1972), für die neben der Affektlabilität die Tendenz, emotional belastenden Situationen auszuweichen, dysphorische Erlebnisinhalte und eine orale Fixierung charakteristisch seien.

Unsere Patienten ließen vor allem eine Neigung zu depressiven Verstimmungen, oft starken Unsicherheits- und Minderwertigkeitsgefühlen, Angstgefühlen und Phobien, Hemmungen und Konstaktstörungen sowie psychosomatischen Beschwerden erkennen. Schizoide Persönlichkeitszüge lagen bei fast jedem vierten Patienten der Gruppe D vor.

Beim Vergleich der Halluzinogen-Konsumenten (Gruppe A) mit den polyvalent Abhängigen (Gruppe B) auf der einen und den Patienten mit akuten bzw. kurzzeitigen (Gruppe E) und chronischen bzw. rezidivierenden (Gruppe F) psychotischen Symptomen auf der anderen Seite ergaben sich einige Unterschiede, die jedoch nicht immer deutlich ausgeprägt waren. Die einzelnen psychischen Auffälligkeiten zeigten oft in der Kindheit und Pubertät keinen einlinigen Verlauf. Sie konnten zeitweilig zurücktreten und durch verschiedene Einflüsse wieder provoziert und verstärkt werden.

Die polyvalent Abhängigen ließen vermehrt auffällige Persönlichkeitszüge im Sinne aggressiven, auflehnenden und demonstrativen Verhaltens erkennen, während die Halluzinogen-Konsumenten eher neurotische Störungen mit vielfältigen Phobien und Gehemmtheiten aufwiesen, die besonders häufig bei den Patienten in Erscheinung traten, die später eine Chronifizierung bzw. ein Rezidivieren psychotischer Symptome aufwiesen. Depressive Zustandsbilder waren ungefähr gleich häufig ausgebildet. Eine Zunahme psychosomatischer Beschwerden konnten wir nur bei einer späteren Progredienz drogeninduzierter psychotischer Erlebnisse beobachten. Sexuelle Hemmungen und Kontaktstörungen fanden sich häufiger bei den Halluzinogen-Konsumenten, Zeichen einer sexuellen Verwahrlosung bei den polyvalent Abhängigen, während homosexuelle Tendenzen und manifeste homosexuelle Kontakte keine relevanten Unterschiede erkennen ließen.

c) Zur prämorbiden Persönlichkeitsstruktur der an einer Psychose erkrankten jugendlichen Drogenkonsumenten. Bei den später psychotisch Erkrankten (Gruppe C) fielen einige Merkmale in der prämorbiden Persönlichkeitsentwicklung auf. Es handelte sich bei über einem Drittel (36%) um schizoide Persönlichkeitszüge, wie sie bei kindlichen und erwachsenen Schizophrenen häufig beschrieben worden sind (Holmboe u. Astrup; Huber 1961; Lempp 1966; Dobreva u. Zaimova; Kolvin; M. Bleuler 1972; Eggers 1973).

Nicht selten wurde über besondere Wesenszüge und auffallende Verhaltensweisen berichtet, die auf Kontaktstörungen und Anpassungsschwierigkeiten hinwiesen oder introvertierte und psychasthenische Züge erkennen ließen. Neben Zeichen eines ausgesprochen wechselhaften und anpassungsgestörten Verhaltens traten Störungen im Sinne eines Defizits der Expansivität, einer auffallenden Gehemmtheit und Langsamkeit sowie Vitalitätsarmut in Erscheinung. Es ergaben sich Hinweise auf eine schon früh erkennbare „Ich-Defizienz" (Kisker u. Strötzel). Ferner fanden sich persistierende symbiotische Primärbeziehungen und Identitätsunsicherheiten hinsichtlich der Geschlechtsrolle (vgl. Süllwold-Strötzel u. Kisker; E. Kretschmer 1965; Blankenburg; Bräutigam 1974; Stierlin u. Lang).

Kontaktstörungen, Antriebsarmut und Interesselosigkeit, ein auffallend passives Verhalten schon in der Kindheit, introvertierte Züge mit einer Neigung zu grüblerischen und pseudophilosophischen Reflexionen in der Pubertät sowie Zeichen einer retardierten sexuellen Entwicklung mit ausgeprägten Hemmungen im sexuellen Bereich, andererseits relativ häufige homosexuelle Tendenzen ließen sich bei einigen Patienten der Gruppe C deutlich beobachten.

Diese besonderen Akzentuierungen und Zuspitzungen prämorbider Persönlichkeitsmerkmale bei jugendlichen Drogenkonsumenten, die primär drogengefährdet bzw. -abhängig oder an einer Psychose erkrankt waren, können nicht übersehen lassen, daß sich bei einer großen Zahl ähnliche oder gleiche Voraussetzungen zeigten und sich aufgrund der Persönlichkeitsstruktur keine eindeutigen Hinweise auf eine spätere Drogenabhängigkeit oder eigengesetzlich ablaufende Psychose ergaben. Vielfältige andere Faktoren hatten einen entscheidenden Einfluß auf die weitere Entwicklung.

9. Schulische und berufliche Situation

Jeder dritte Patient der Gruppe D (32%) und jeder achte der Gruppe C·(13%) befand sich noch in einer Ausbildungssituation als Schüler, Student, Lehrling etc. (p < 0,01). 69% der psychotisch Erkrankten (Gruppe C) und 52% der primär Drogenabhängigen (Gruppe D) hatten die Ausbildung abgebrochen (p < 0,02). Es handelt sich zweifelsohne um ein ausgesprochen auffallendes und besorgniserregendes Resultat (Tabelle 27 und 28). Die Suchtentwicklung führt zu schweren sozialen Folgeerscheinungen mit der häufigen Unmöglichkeit einer regulären beruflichen Ausbildung.

Patienten mit eigengesetzlich ablaufenden psychotischen Syndromen (Gruppe C) waren von dieser Krise der beruflichen Entwicklung noch stärker betroffen als die anderen Drogenkonsumenten (Gruppe D).

Mit der Progredienz des Drogenabusus korreliert der soziale Abstieg der meisten Drogenkonsumenten. Vor allem bei Opiatabhängigen und polyvalent Süchtigen tritt die soziale Desintegration ("drop out") fast mit zwingender Notwendigkeit ein.

Tabelle 27. Schulische und berufliche Situation

	I abs.	%	II abs.	%	III abs.	%	IV abs.	%	V abs.	%	VI abs.	%
Sonderschule							1	3				
Volksschule												
Realschule					2	3						
Gymnasium	3	17	5	18	1	2	3	8	2	9	2	3
Handelsschule			1	4								
Fachoberschule			1	4	1	2	3	8				
Student	5	28	6	21	4	6	2	5	2	9	4	7
Lehrling	1	6	2	7	6	9	1	3	1	4		
Hilfsarbeiter							1	3			2	3
Geselle, Angestellter	1	6	1	4	2	3	3	8	1	4	3	5
Studium abgebrochen					3	5			1	4	8	13
Lehre abgebrochen	3	17	7	25	23	36	13	33	8	35	13	21
Gymnasium abgebrochen	3	17	3	11	12	19	7	18	5	22	20	33
Realschule abgebrochen					1	2			1	4		
Volks- bzw. Hauptschule abgebrochen	1	6	1	4			1	3			2	3
Tätigkeit als Geselle, Angestellter etc. abgebrochen	1	6	1	4	8	13	2	5	2	9	7	11
Wahrscheinlich ohne berufliche Tätigkeit					1	2	2	5				

Tabelle 28. Ausbildungssituation

	Gruppe D abs.	%	Gruppe C abs.	%
Noch in Ausbildung	48	32	11	13
Ausbildung abgebrochen	78	52	58	69

Verlassen Schüler oft schon nach kurzzeitigem Drogenkonsum die Schule (Jasinsky),
so führt nachhaltiger und langdauernder Drogenabusus zu ausgeprägtem Desinteresse
und schließlich der völligen Insuffizienz, noch einer geregelten Tätigkeit nachzugehen
(vgl. Kielholz u. Ladewig 1970; Täschner u. Wanke 1972; H.W. Janz 1977). Der
Abbruch beispielsweise der Lehre (59% gegenüber 22%), des Gymnasialbesuches (29%
gegenüber 13%) oder einer Tätigkeit als Geselle oder Angestellter (10% gegenüber 4%)
hatte sich bei den polyvalent Abhängigen (Gruppe B) gegenüber den Halluzinogen-
Konsumenten (Gruppe A) verdoppelt bzw. verdreifacht. Halluzinogen-Konsumenten
befanden sich noch erheblich häufiger in der Ausbildung als die polyvalent Abhängigen
(p < 0,001). Während der Grad der Drogenabhängigkeit einen deutlich negativen Einfluß auf die soziale Entwicklung zeigte, konnten wir ähnliche Zusammenhänge nicht
bei einer Chronifizierung psychotischer Drogenerlebnisse (ohne eigengesetzlichen Verlauf) (Gruppe F) nachweisen (vgl. dagegen Gruppe C).

10. Intelligenz

Psychologische Testuntersuchungen mit einer Intelligenzprüfung hatten wir lediglich
bei knapp einem Drittel unserer Patienten durchgeführt. Es ergab sich in der Gruppe D
ein Durchschnitts-IQ von 106 und in der Gruppe C von 112. Insgesamt läßt sich sagen,
daß bei den meisten Patienten ein durchschnittliches bis überdurchschnittliches Intelli-
genzniveau vorlag.

11. Motivation

Bei der Analyse der Motivation des Drogenabusus haben wir alle Faktoren aufgeführt,
die in das komplexe Motivationsgefüge hineinspielten (Tabelle 29). Sie wurden von den
Jugendlichen angegeben oder erwiesen sich aufgrund der Anamnese als bedeutungsvoll.

Fast immer waren mehrere Faktoren miteinander verbunden, die von dem Grad
der Drogenabhängigkeit, vielfältigen reaktiven Einflüssen und intrapsychischen Konflikten abhingen. Die starre Übersicht (Tabelle 29), in der alle während der Drogenanamnese relevanten Faktoren aufgeführt sind, verwandelt sich unter Berücksichtigung
der Phase der Drogenentwicklung, der reaktiven Faktoren und intrapsychischen Veränderungen in ein dynamisches Geschehen, das für jeden Jugendlichen eigentlich gesondert darzustellen wäre. Die Synopse kann nur besondere Akzentuierungen und
relevante Konstellationen verdeutlichen, die für die Einnahme einzelner Drogen,
ihren Wechsel und verschiedene Kombinationen mitbestimmend oder entscheidend
waren.

Bei den meisten Patienten ließen sich *Neugierde* mit einem manchmal abenteuer-
lichen Suchen nach neuen Erlebnissen (74% in der Gruppe D und 76% in der Gruppe
C) sowie ein teilweise starkes *Verlangen nach Kontakten zu Gleichaltrigen* und dem
Austausch besonderer Erfahrungen und Erlebnisse erkennen (76% in der Gruppe D
und 71% in der Gruppe C). Fast jeder Zweite intendierte eine *Selbstverwandlung* im
Sinne einer „*Bewußtseinserweiterung*" (46% in der Gruppe D und C).

Tabelle 29. Motivation

	I abs.	%	II abs.	%	III abs.	%	IV abs.	%	V abs.	%	VI abs.	%
Neugierde, Suche nach neuen Erlebnissen	14	78	22	79	49	77	26	67	16	70	48	79
Kontakt zu anderen Jugendlichen	12	67	23	82	51	80	27	69	18	78	42	69
„Bewußtseinserweiterung", Selbstverwandlung	8	44	15	54	31	48	15	38	8	35	31	51
Opposition gegen die „Gesellschaft"	4	22	5	18	19	30	5	13	3	13	4	7
Protest gegen die Eltern	4	22	2	7	19	30	7	18	9	39	4	7
Überwindung von Unsicherheits- und Angstgefühlen	13	72	19	68	35	55	26	67	10	43	22	36
Überwindung von depressiven Verstimmungen	11	61	17	61	40	63	23	59	11	48	27	44
Überwindung von Gefühlen der Leere und der Einsamkeit	12	67	18	64	36	56	22	56	9	39	28	46

Zeichen oppositionellen Verhaltens gegenüber gesellschaftlichen Entwicklungstendenzen und Zwängen waren bei den Patienten der Gruppe D häufiger und ausgeprägter als in der Gruppe C (22% gegenüber 8%; $p < 0,02$). Die polyvalent Abhängigen (Gruppe B), vor allem die Patienten mit akuten und kurzzeitigen psychotischen Syndromen (Gruppe E), zeigten relativ oft eine auffallende *Protesthaltung gegenüber ihren Eltern* (Gruppe E und F: $p < 0,05$).

Mehr als Zweidrittel in der Gruppe D (68—71%) ließen in dem komplexen Motivationsgefüge des Drogenkonsums eine *autotherapeutische Funktion* erkennen. Die Ergebnisse waren statistisch signifikant häufiger als bei den Patienten in der Gruppe C. Die Drogeneinnahme diente zumindest auch in bestimmten Situationen zur Überwindung von Unsicherheits- und Angstgefühlen ($p < 0,001$), depressiven Verstimmungen ($p < 0,05$) und dem Gefühl der Leere und Einsamkeit ($p < 0,05$). Zwischen den Gruppen A und B sowie E und F ergaben sich keine signifikanten Unterschiede. Gegenüber den psychotisch erkrankten Patienten (Gruppe C), die weniger krankheitseinsichtig waren und die Drogeneffekte eher positiv beurteilten, litten die Patienten der Gruppe D häufiger und stärker unter ihren intrapsychischen Konflikten und der drogeninduzierten Verstärkung von Angstgefühlen und depressiven Verstimmungen. Die autotherapeutische Funktion des Drogenkonsums wurde von den psychotisch Erkrankten (Gruppe C) weniger verbalisiert. Sie dürfte jedoch implizit eine wesentliche Rolle gespielt haben. Bei 44—49% fanden sich eindeutige Hinweise.

Unsere Untersuchungen bestätigen, daß das Motivationsgefüge sehr komplex und variabel ist. Viele Faktoren beeinflussen und bestimmen die Drogenentwicklung der Jugendlichen. Die Motivation zeigt vielfältige Modifikationen und unterschiedliche Akzentuierungen, wobei sich oft deutliche Zusammenhänge mit der Phase bzw. dem Grad der Abhängigkeit erkennen lassen. Hobi u. Ladewig (1971) weisen darauf hin, daß in der Experimentierphase fast regelmäßig Neugierde und das Interesse am Besonderen im Vordergrund stehen, wobei die Verfügbarkeit der Droge und das „Drogenmilieu" oft entscheidend sind, während sich beim Übergang vom gehäuften zum zeitweise regelmäßigen Drogenmißbrauch in der Regel reaktive Konflikte im familiären und beruflichen Bereich sowie Auseinandersetzungen mit dem Gesetzgeber, die nicht ohne Einfluß auf die Drogenentwicklung bleiben, nachweisen lassen. In der Phase des chronischen Mißbrauchs spielen stärker persönlichkeitsspezifische Faktoren eine wesentliche Rolle. Die Angst vor der Isoliertheit, in die die Jugendlichen durch den Drogenabusus geraten, die Suche nach Selbsterfahrung und Selbstverwandlung, aber auch vegetative Symptome und Abstinenzphänomene prägen und gestalten die Richtung und den Schweregrad der Drogenentwicklung.

Hell et al. (1976a) unterscheiden drei Motivationstypen. Während der positive oder hedonistische Typ primär Lustgewinn intendiert, versucht der negative Motivationstyp Unlust zu bekämpfen und abzuwehren, vor Problemen zu flüchten und Schwierigkeiten zu verdrängen. Der dritte Typ zeigt eine deutliche Fremdbestimmtheit der Motivation; Faktoren der Gewohnheit und Anpassung etc. stehen im Vordergrund. Hell et al. versuchen, den Umfang des Drogenkonsums mit bestimmten Persönlichkeitsaspekten und der familären Situation zu korrelieren. Unter dem chronologischen Aspekt der Drogenkarriere wird eine dynamische Betrachtung des Motivationsgefüges möglich. Während Probierer primär Anpassung als entscheidendes Motiv aufweisen, sind schwere Drogenkonsumenten vermehrt dem positiven Motivationstyp zuzurechnen. Diese Beobachtung läßt deutlich werden, daß bei Beginn des Drogenkonsums der Faktor der Fremdbeeinflussung eine entscheidende Rolle spielt, während im Laufe der weiteren Drogenentwicklung die positive Motivation mit dem Ziel des Lustgewinns eine zunehmende Relevanz gewinnt.

Die negative Motivation im Sinne der Überwindung und Beseitigung von Unlustgefühlen korreliert in diesen Untersuchungen mit der Häufigkeit von psychosomatischen Beschwerden und broken-home-Situationen. Sie stellt sich als Ausdruck einer Konfliktsituation dar. Bei der positiven Motivation dagegen finden sich weniger Angaben über psychosomatische Störungen und Belastungen der Milieusphäre, jedoch besteht eine stärkere Neigung zum Drogenabusus.

Zusammenfassend ergibt sich, daß die Motivation bei unseren Patienten durch sehr unterschiedliche Faktoren bestimmt und im Blick auf die einzelnen Drogen wechselhaft gestaltet und unterschiedlich ausgeprägt war. Manche Drogen wurden primär aus Neugierde, andere aus ganz anderen Motiven eingenommen. Zunächst dürften in der Anfangsphase der Drogenentwicklung Anpassungsmotive im Sinne der Neugierde, aber auch die Suche nach Kontakt zu anderen Jugendlichen sowie das für diese Entwicklungsphase charakteristische Verlangen nach neuen Erlebnissen eine wesentliche Rolle gespielt haben, die bei einer erheblichen Zahl mit dem Motiv der „Bewußtseinserweiterung" bzw. der Selbstverwandlung verbunden war. Bei vielen Patienten waren schon in der Anfangsphase der Drogenkarriere Unsicherheits- und Angstgefühle sowie depressive Verstimmungen nachweisbar, die im Laufe eines längeren Drogenabusus zunahmen, um dann zu erneutem und oft vermehrtem Halluzinogen-Abusus oder einer Opiatabhängigkeit bzw. Polytoxikomanie zu führen. An die Stelle der positiven Motivation trat immer stärker die negative Motivation, die sich schließlich nicht mehr streng trennen ließen, sondern sich miteinander verbanden und voneinander abhängig waren.

Ähnliche Konstellationen fanden sich auch bei einigen psychotisch Erkrankten (Gruppe C), jedoch blieb der Drogenabusus oft auf Halluzinogene begrenzt, so daß sie nicht wie Opiatabhängige oder polyvalent Süchtige durch Entzugssyndrome zu erneutem Drogenabusus angetrieben wurden. Genau registrierte Veränderungen des Erlebens, ein sich abzeichnendes Defektsyndrom, das Verlangen nach Erweiterung und Vertiefung psychotischer Erlebnisse durch Drogen etc. waren oft besonders relevante Motivationsfaktoren mit autotherapeutischen Akzenten (S. Abschnitt G.XII.5.Autotherapeutische Funktion des Drogenabusus bei endogenen bzw. eigengesetzlich ablaufenden Psychosen).

Eine wesentliche Rolle für die Drogenkarriere vieler Patienten spielten epochaltypische Faktoren.

12. Epochaltypische Faktoren

In die Drogenentwicklung fließen neben intrapsychischen und drogenspezifischen Faktoren vielfältige Einflüsse aufgrund gesellschaftlicher Wandlungen und soziokultureller Veränderungen hinein. Individuelle und soziale Faktoren sind unlöslich miteinander verbunden (Remschmidt u. Dauner 1970; Waldmann 1970; v. Oppen; Wanke et al. 1972; Burchard 1972). Bei jugendlichen Drogenkonsumenten sind insbesondere spezielle epochaltypische Faktoren zu berücksichtigen (Tabelle 30).

Tabelle 30. Epochaltypische Faktoren

	I abs.	%	II abs.	%	III abs.	%	IV abs.	%	V abs.	%	VI abs.	%
Kontakte zu User-Gruppen	18	100	28	100	60	94	38	97	23	100	58	95
Haschisch- bzw. LSD-Ideologie	5	28	13	46	22	34	10	26	7	30	30	49
Kommunenerfahrung	3	17	6	21	22	34	12	31	11	48	20	33
„Gammeln"	3	17	6	21	24	38	7	18	10	43	8	13
Reisen etc.	2	11	5	18	24	38	9	23	4	17	16	26
Politisch-ideologisches Engagement	1	6	1	4	2	3			2	9	5	8
Gesellschaftskritische Einstellung	7	39	5	18	13	20	6	15	3	13	8	13
Meditationen, asiatische Religionen	1	6	1	4			4	10	2	9	9	15

An der Spitze stehen in allen Gruppen *Kontakte zu User-Gruppen*, also gleichaltrigen Drogenkonsumenten, die einen häufig entscheidenden Einfluß auf die „Drogenkarriere" haben (97% bzw. 96%). Zwangsmechanismen im Sinne eines „Gruppendrucks", der ein autonomes und nichtkonformes Verhalten und damit Drogenabstinenz nicht konzediert, dürften im Blick auf die Konstanz und Progredienz des Drogenabusus eine wesentliche Rolle mitspielen (Täschner 1979).

Vor allem durch Haschischkonsum wird in subkulturellen Gruppen eine Suggestibilität induziert, die die Akzeptation neuer Wertvorstellungen und veränderter Lebensweisen erleichtert. Es handelt sich bei diesen Verhaltensänderungen und psychopathologischen Auffälligkeiten nicht nur um Haschischeffekte, da sich auch bei anderen Jugendlichen mit einem entsprechenden Lebensstil ähnliche Veränderungen beobachten lassen (vgl. Irwin; J.P. Smith; Petersen; Janzarik 1973).

Die Bedeutung des Zusammenseins in der Gruppe mit ihrem exklusiven Reiz und ihrem verlockenden „Gemeinschafts-Feeling" kann kaum überschätzt werden. An die Stelle des Individuationsprozesses in der Familie ist bei vielen Jugendlichen die Auseinandersetzung mit Gleichaltrigen in verschiedenen Gruppen getreten. Die ersehnte Förderung von Kontakten und die Vertiefung der Kommunikation wird jedoch durch die Drogeneffekte nicht verwirklicht, sondern es kommt zur Introversion und egozentrischen Beschäftigung mit der eigenen Erlebniswelt. Die Gruppen erweisen sich als wenig stabil und leicht irritierbar, so daß die Jugendlichen sich immer mehr isolieren und zunehmend vereinsamen. Relativ häufig war bei den später psychotisch erkrankten Patienten (Gruppe C) eine *Haschisch- bzw. LSD-Ideologie* (44%), die auch bei 34% der Gruppe D nachzuweisen war, vor allem bei den Halluzinogen-Konsumenten mit rezidivierenden bzw. chronischen psychotischen Syndromen (Gruppe II: 40%).

Mit der Drogenideologie konnten sich apolitisch-resignative Motive verbinden, die sich aus der Erfahrung ergaben, die Welt nicht den eigenen Vorstellungen entsprechend verändern zu können, weshalb der einzige Ausweg die Flucht aus der realen Welt durch Verwandlung des Bewußtseins zu sein schien. In einigen Fällen fand sich eine fanatische Haltung, die durch keine Argumente zu beeinflussen war.

(IV/55) Ein fast 17jähriger Gymnasiast gibt nach einer einjährigen Halluzinogen-Anamnese mit regelmäßigem Haschischabusus und bisher 50 LSD-Erlebnissen an, daß er unter dem starkem Einfluß von Leary, Huxley, Steckel und dem Zen-Buddhismus stehe. Er sehe im Arzt eigentlich einen Guru, der ihm helfe, die von Leary entwickelten Bewußtseinsstufen zu erlangen. Er intendiere eine vollkommene Bewußtseinserweiterung, d.h. er wolle ein beseeltes Wesen sein, das auf der Suche nach Gott bleibe und nicht mehr von seinem Ego und seiner körperlichen Begrenztheit abhänge. „Einmal habe ich ein weißes Nichts erlebt, einen Flash nach dem anderen. Blitze sind über mich gekommen, in unheimlicher Lichtfülle und Macht. Dabei ist viel Energie in meinem Gehirn ausgelöst worden, aber auch Angst. Energiemengen sind über mein Gehirn gestürzt, so daß ich am ganzen Körper gezittert habe. Die Realität habe ich nicht mehr wahrnehmen können, und ich habe nur gedacht, daß dieser Zustand bald aufhören möge. Ich mußte mich selbst überwinden, deshalb habe ich immer mehrere Trips eingeworfen, um die innere Abwehr, die Angst zu überwinden. Ich bekam jedoch schreckliche Angst, kopflos zu werden. In den folgenden Tagen fühlte ich mich im Umgang mit anderen Menschen unsicher. Das zeigte mir, daß ich auf dem richtigen Wege war, mich von dieser Welt abzulösen. Irgendwie war Energie in mich hineingeflossen, die sich in mir aufgestaut hatte. Ich spürte besondere Kräfte und eine geheime Größe. Ständig aber stieß ich mit der Realität dieser Welt zusammen, dadurch hatte ich immer stärker das Gefühl, in der Luft zu hängen, was mir aber angenehm war, denn ich suchte die Ablösung von dieser Welt. Auf jeden Fall wollte ich die Angst, den Widerstand in mir durchbrechen. Irgendwie bin ich besessen. Ich will meinen Weg erzwingen, keiner hält mich davon ab. Als ich drei Doppel-Trips auf einmal eingenommen hatte, war ich zwei Tage auf dem Volltrip. Immer wieder habe ich mich gesperrt, was ich gar nicht wollte. Ich habe mir gesagt, daß ich mit jedem neuen Triperlebnis die Angst besser beherrschen lerne. Schließlich habe ich erlebt, wie die Energie des ganzen Universums in mein Gehirn einfloß. Dann habe ich mich wieder und wieder dagegen gesträubt. Ich stand mir selbst im Wege, ärgerte mich über mich selbst, wenn ich vom Trip herunterkam. Ich wollte nur meinem großen Meister Timothey Leary nacheifern, ich wollte selbst der Größte sein. Aber mein Gehirn und mein Körper haben das nicht durchgestanden, alle zwei Tage mußte ich im Bett bleiben. Es war mir nicht mehr möglich, richtig zu denken, ich konnte mich nicht mehr richtig auf den Beinen halten. Schließlich wurde mir klar, daß ich die Trips falsch gesteuert hatte. Doch mein Ziel will ich nicht aus den

Augen verlieren. Ich will meine ganze Persönlichkeit verlieren, die in Ekstase und in starke Bewußtseinserweiterung einmünden wird. Ich will keine Angst mehr haben, daß ich eben diese Persönlichkeit verliere, weil ich mich selbst hasse. Ich lehne mich mit meinem Körper vollkommen ab. Ich
mag nur Leute, die auf der gleichen Suche sind. Wenn ich einmal erfahren werde, daß ich auf Trips
nichts mehr erlebe, dann will ich nicht mehr leben. Der Höhepunkt des totalen Trips war bei mir
erreicht, als winzige Teilchen mit unglaublicher Geschwindigkeit als kurz zuckende Teilchen in
die Augen flogen, jedoch war damit kein Gefühl der körperlichen Auflösung verbunden. Auf einem
Trip habe ich ganz abgeschaltet und nichts mehr bewußt wahrgenommen. Zeit und Raum, immer
so unendlich, sind jetzt so greifbar nahe, geordnet und schließlich eins geworden. Ich erinnerte
mich an Steckel: Zeit ist wie eine Ewigkeit. Alles was ich anfaßte, verschmolz in mir. Ich fand das
alles furchtbar erregend. Immer in dem Augenblick, in dem ich glaubte, daß ich mich gefangen
habe, ging es erst wieder richtig los. Ich machte einen Augenblick die Augen zu, ich wurde geführt,
mit unglaublicher Energie und Geschwindigkeit wurden Trillionen von Teilchen in mein Gehirn ge-
schleudert. Das alles passierte in Sekundenschnelle wie ein einzigartig großer Blitz. Ich bekam einen
riesigen Schreck. Heftige Angst setzte ein und der beginnende Durchblick ging wieder verloren."
    In psychischer Hinsicht zeigte der Junge eine erhebliche Kontaktarmut mit emotionaler Kälte
und mangelnder affektiver Beteiligung. Durch die LSD-Erlebnisse wollte er seine ihm immer wieder
bewußt werdenden Unvollkommenheiten und Ängste überwinden. Er suchte nur noch mystische
und ekstatische Erlebnisse und lehnte die reale Welt ab. Oft wirkte er nicht nur getrieben und
unruhig, sondern er ließ auch groteske und skurrile Verhaltensweisen erkenne. Fanatisch und
„besessen" hielt er an seinen überwertigen und abnormen Ideen fest, bis er sich schließlich immer
mehr isolierte und opiatabhängig wurde.

Eine völlig realitätsferne und mit verhängnisvollem Fanatismus vertretene Drogenideologie, das Streben nach „Bewußtseinserweiterung" (vgl. Täschner 1979), einer
neuen unvergleichlichen Erfahrung und Selbstverwandlung war für viele Drogenkonsumenten die treibende Kraft ihres sich immer weiter steigernden Mißbrauchs, der
schließlich entweder in eine schwere polyvalente Drogenabhängigkeit oder in ein
psychotisches Zustandsbild einmündete. Einmal beobachteten wir, wie drei von vier
Gymnasiasten, die regelmäßig ihre Triperfahrungen austauschten — sie hatten die Trips
immer bei gemeinsamen Treffen eingenommen — ein schweres psychotisches Syndrom
mit eigengesetzlichem Verlauf entwickelten.

Ein weiterer wichtiger Faktor für die Drogenentwicklung waren *Kommunenerfah-
rungen,* über die 37% der Gruppe C und 29% der Gruppe D berichteten. Mehr als jeder
Fünfte hatte sich in zunehmendem Maße von zuhause gelöst, kehrte immer seltener
nach Hause zurück, wechselte häufig den Wohnsitz und führte ein *„Gammlerleben".*

Bei jedem vierten Patienten (27% der Gruppe D und 24% der Gruppe C) spielten
Reisen ins Ausland, vor allem in asiatische und afrikanische, aber auch in verschiedene
europäische Länder eine wesentliche Rolle für die Suchtentwicklung. Kommunenerfah-
rungen (33% gegenüber 20% der Gruppe A), „Gammeln" (30% gegenüber 20%) sowie
Reisen etc. (32% gegenüber 15%) waren bei den polyvalent Abhängigen (Gruppe B)
häufiger nachzuweisen als bei den Halluzinogen-Konsumenten (Gruppe A). Manchmal
erschienen die Jugendlichen von einer planlosen Unrast und der Suche nach dem
Außergewöhnlichen und Ekstatischen angetrieben, die romantische Züge trug und in
auffallendem Kontrast zur äußerlich in Erscheinung tretenden Passivität, Leere, Mono-
tonie und Gleichgültigkeit stand. Ihr Verhalten war „durch Trägheit und theatralische
Langeweile charakterisiert" (Sluga u. Spiel). Einige Patienten mit ausgeprägten psychotischen Syndromen, die auf ihren Reisen durch Drogen ausgelöst waren, kehrten in die
Bundesrepublik zurück, nachdem sie schon in ausländischen Kliniken stationär behandelt worden waren.

(VI/113) Ein 21jähriger Mathematikstudent, der in den letzten beiden Semestern sein Studium gänzlich vernachlässigt hat, kommt mit einem stuporösen Zustandsbild in die Klinik. Er spricht ausgesprochen leise und langsam, wirkt ängstlich-gespannt und zeigt kaum spontane Äußerungen. Das psychomotorische Verhalten ist deutlich verlangsamt, die Stimmungslage depressiv bei latenter Suizidalität. Er ist zeitlich leicht desorientiert und im Gedankengang zerfahren. Inhaltlich berichtet er über akustische Halluzinationen, Beeinträchtigungserlebnisse und wahnhafte Schuldgefühle.

Zur Vorgeschichte ist von den Eltern zu erfahren, daß der Patient bis vor einem Jahr eine im wesentlichen unauffällige Entwicklung gezeigt habe. Die Mutter habe ihn überbesorgt erzogen, sie sei sehr ängstlich gewesen und habe ihn vor allem Schlimmen bewahren wollen. Er sei immer etwas sensibel gewesen, habe sich zuletzt mit vielen schwierigen Problemen beschäftigt und manchmal nur sehr schwer Kontakt zu anderen Menschen finden können. Er sei ein richtiger „Gerechtigkeitsapostel" gewesen. In der letzten Zeit habe er sich mit anderen Religionen beschäftigt und zuhause ein ausgesprochen introvertiertes Verhalten gezeigt. Jetzt äußere er, Angst vor den Eltern zu haben und sich für alles Schlechte in der Welt verantwortlich zu fühlen.

Der Patient selbst gibt an, daß er sich seit einigen Jahren zuhause nicht mehr wohl fühle und seit zweieinhalb Jahren Haschisch geraucht habe, zuletzt ziemlich regelmäßig. Dabei habe er besondere Kräfte in sich verspürt, beispielsweise habe er ein Pendel zum Schwingen veranlassen können, ohne es mit der Hand zu berühren. Vor drei Monaten habe er eigentlich nach Indien fliegen wollen, sich jedoch dann für die USA entschieden. Sein Wunsch sei gewesen, glücklich zu werden und innere Ruhe und Zufriedenheit zu erlangen. Nach kurzem Aufenthalt in New York sei er zu Bekannten nach Kalifornien weitergefahren. Mit ihnen habe er sich über religiöse Fragen und meditative Praktiken unterhalten. Schließlich sei er nach Los Angeles getrampt, um an einem Rock-Festival teilzunehmen. Er habe zwei LSD-Trips eingenommen und eine schlechte Wirkung verspürt. Es sei ihm nicht mehr möglich gewesen, ruhig zu sitzen, er habe sich unsicher gefühlt und sich festhalten müssen. Dann habe er noch Marihuana geraucht und plötzlich gemeint, weil er gemeint habe, alles falsch gemacht zu haben. Als er nach San Franzisko zurückgekehrt sei, habe er geglaubt, der Teufel zu sein. Schließlich sei er von Bekannten in eine psychiatrische Klinik gebracht worden, wo er vier Wochen stationär behandelt worden sei. Jetzt habe er Angst vor anderen Leuten, daß sie ihm etwas antun könnten. Außerdem habe er starke Schuldgefühle, manchmal meine er, an allem Elend der Welt schuld zu sein. Andere Leute sprächen über ihn. Er höre Männer- und Frauenstimmen, die auf seine Gedanken antworteten. Außerdem fragten sie ihn nach der Wahrheit.

Nach mehrmonatiger Behandlung zeigte der Patient noch ein mäßiggradiges Defektsyndrom mit einer allgemeinen Leistungseinbuße, einer deutlichen Antriebsverarmung und einer eingeschränkten affektiven Mitschwingungsfähigkeit. Von den floriden psychotischen Symptomen hatte er sich ganz distanziert.

Eine auffallend große Bedeutung für den Drogenmißbrauch hatten vor allem bei den Jugendlichen mit eigengesetzlich ablaufenden psychotischen Syndromen (Gruppe C) – im Vergleich zu Gruppe D statistisch signifikant häufiger ($p < 0,02$) – *Meditationspraktiken*, die oft mit einem außergewöhnlichen, manchmal fanatischen Eifer für asiatische Religionen verbunden waren. Auch die Patienten mit chronischen bzw. rezidivierenden psychotischen Syndromen (Gruppe F) zeigten relativ häufig ein starkes Interesse für Meditationen und asiatische Religionen. Die Meditation sollte nicht nur an die Stelle der Drogen treten, sondern man erwartete auch durch die Drogen eine Intensivierung der Meditationserlebnisse. Dabei konnten wir sowohl beobachten, daß der Drogenabusus in Verbindung mit meditativen Praktiken psychotische Erlebnisse auslöste wie auch, daß intensives Meditieren bei Drogenabstinenz zu akuten psychotischen Entgleisungen führte.

(IV/171) Ein fast 30jähriger Lehrer mit einer kurzzeitigen Halluzinogen-Anamnese vor 6 und 10 Jahren wird mit einem akuten psychotischen Zustandsbild in die Klinik eingewiesen. Die Ehefrau berichtet, daß sich ihr Mann seit einigen Monaten isoliert habe und nicht mehr aus dem Haus gegangen sei. An manchen Tagen habe er 10 bis 12 Stunden im Schneidersitz meditiert. Manchmal habe er tagelang nicht gesprochen und gegessen. Mehrfach habe er versucht, aus eigener Willenskraft den Zustand zu überwinden, was ihm jedoch nicht gelungen sei. Er habe Stimmen mit imperativem Inhalt gehört, sei vermehrt depressiv gewesen und habe suizidale Gedanken geäußert. Von der Mutter ist zu erfahren, daß der Patient vor fünf Jahren nach einer Reise in die Schweiz zu einem Guru verändert zurückgekehrt sei. Er habe von „Göttern" und „Erleuchtung" gesprochen. Nach der letzten Indienreise vor einigen Jahren sei er völlig unzugänglich gewesen; er habe in einer pseudoreligiösen und pseudophilosophischen Scheinwelt gelebt.

Der Patient gibt selbst an, daß er vor mehreren Jahren mit seiner Freundin nach Indien gefahren sei und dort Trips eingenommen habe. Daraufhin sei er in „perfektes Yoga" geraten. Auf dem Trip habe er das Paradies erlebt. Eine innere Kraft sei in ihm gewesen, die ihn atmen und freundlich sein ließ etc. Seit dieser Zeit beschäftige er sich mit Meditation, vor allem Yoga. Zwischendurch habe er noch mehrfach Haschisch und LSD eingenommen.

Das anfängliche, schwere psychotische Zustandsbild mit Denkzerfahrenheit, Icherlebnisstörungen, vor allem Gedankenentzug und Gedankeneingebung, akustischen und propriozeptiven Halluzinationen, einer ausgeprägten Antriebsarmut, fehlenden affektiven Mitschwingungsfähigkeit und schweren depressiven Grundstimmung ging erst nach mehrmonatiger stationärer, hochdosierter neuroleptischer Therapie allmählich zurück. Bei Abschluß der Behandlung bestand ein deutliches Defektsyndrom mit einer leichten paranoid-halluzinatorischen Restsymptomatik.

Der starke Einfluß mystischer und parapsychologischer Literatur, sehr unterschiedlicher religiöser Gruppen (Haack), existentialistischer Konzepte, einzelner Richtungen der modernen Literatur und Kunst, der fernöstlichen, vor allem hinduistischen und buddhistischen Religionen, trat bei einigen Jugendlichen deutlich in Erscheinung. Demgegenüber waren radikale *politische Ideologien und revolutionäre Tende*nzen selten (vgl. Redhardt).

26% der Halluzinogen-Konsumenten (Gruppe A), 18% der polyvalent Abhängigen (Gruppe B) und 13% der psychotisch erkrankten Patienten (Gruppe C) setzten sich in auffallend differenzierter Weise mit besorgniserregenden gesellschaftlichen Entwicklungstendenzen und *zeitkritischen Problemen* auseinander. Sie fragten nach Leitbildern und Identifikationsmöglichkeiten, moralischen und religiösen Werten, der Überwindung negativer Begleiterscheinungen und Fehlentwicklungen der heutigen Konsum- und Industriegesellschaft, wobei oft die „Angst vor einer nicht faßbaren Bedrohung der Menschlichkeit unseres heutigen Lebens" (Coper u. Hippius) zu erkennen war (vgl. Scherer).

13. Kriminalität

Die Patienten der Gruppe D waren doppelt so häufig in Strafverfahren (Tabelle 31) verwickelt wie die Patienten der Gruppe C (48% gegenüber 24%; p < 0,001). Den Hauptanteil hatten die Patienten mit einem polyvalenten Suchtmittelabusus (53%); es folgten die Halluzinogen-Konsumenten mit 38%. Fast gleich hoch lag der Prozentsatz bei den Jugendlichen der Gruppe V, bei denen der Verdacht auf eine eigengesetzlich ablaufende Psychose bestand. Am seltensten waren die Patienten der Gruppe VI mit der Justiz in Berührung gekommen (18%).

13% der Patienten der Gruppe D und 10% der psychotisch Erkrankten der Gruppe C hatten schon eine Haftstrafe abgebüßt, während ebenfalls 13% der Gruppe D, jedoch nur 1 Patient der Gruppe V unmittelbar vor einer Verhandlung standen und eine Haft- oder Bewährungsstrafe zu erwarten hatten.

Tabelle 31. Straftaten

	I abs.	%	II abs.	%	III abs.	%	IV abs.	%	V abs.	%	VI abs.	%
Kaufhausdiebstahl	1	6	1	4	19	30	10	26	5	22	7	11
Autos, Automaten geknackt					1	2	3	8	1	4	1	2
Einbruchsdiebstahl	1	6							1	4		
Straßenverkehrsdelikte					1	2	1	3	1	4	1	2
Scheckbetrug					2	3	1	3				
Körperverletzung					2	3	1	3				
Fahnenflucht (Bundeswehr)							1	3	2	9		
Vergehen gegen BetmG	7	39	7	25	30	47	18	46	6	26	7	11
Dealen					22	34	4	10	3	13		
Rezeptfälschungen					9	14	7	18				
Apothekeneinbruch					5	8	3	8	1	4	2	3
Einbruch in Arztpraxis					1	2						
Summe	8	44	8	29	35	55	20	51	9	39	11	18

Die Ergebnisse lassen zwei Tendenzen deutlich werden:

1. Der zunehmende Drogenabusus führt zu einem Ansteigen der Kriminalität.

2. Bei eigengesetzlich ablaufenden Psychosen wird die Kriminalität geringer.

Über die Häufigkeit von Straftaten schizophrener Patienten werden unterschiedliche Angaben gemacht, die mit differenten Katamnesefristen zusammenhängen dürften (Johanson; Zeh 1959; Giovanni u. Gurch; Lindelius; Eggers 1973). Kriminelle Delikte sind bei Patienten, die an einer schizophrenen Psychose erkrankt sind, nicht häufiger als in der Durchschnittsbevölkerung (Gruhle 1933; Wanner; Hoff u. Schinko 1962; Wiermsa; Schmidt; Häfner u. Böker 1972).

Bei unseren Patienten war die Kriminalität im wesentlichen abhängig von dem Grad der Drogenabhängigkeit und korrelierte nicht mit dem Auftreten psychotischer Syndrome (Gruppe C), auch nicht wenn sich eine Chronifizierung bzw. eine vermehrte Frequenz von Rezidiven (Gruppe F) ohne eigengesetzlichen Verlauf abzeichnete. Nur in einigen Fällen war es offensichtlich im Rahmen akuter drogeninduzierter psychotischer Episoden zu Delikten gekommen. Es handelte sich dabei um unter Drogeneinfluß stehende Straftaten im Sinne der primären Kriminalität.

Nicht die psychotische Symptomatik, sondern die süchtige Entwicklung führte in der Regel zwangsläufig zu einem vielfältigen und oft schweren kriminellen Verhalten. Ganz im Vordergrund stand die sog. Sekundär- oder Begleitkriminalität, vor allem das Dealen, das Erschleichen von ärztlichen Verschreibungen, Wertsachendiebstähle, Fälschungen von Rezepten, Einbrüche in Apotheken und Arztpraxen und sonstiges „Schmarotzen" (vgl. Kreuzer 1975).

14. Drogenanamnese

a) Einleitung und Gesamtübersicht. Wir haben in der Gruppe I und II (A) den Alkohol- und Drogenkonsum in Klammern aufgeführt (Tabelle 32). Er hatte — soweit es sich beurteilen ließ — keine Bedeutung für die Suchtentwicklung und die psychotische Sym-

Tabelle 32. Übersicht über die eingenommenen Drogen

	I abs.	%	II abs.	%	III abs.	%	IV abs.	%	V abs.	%	VI abs.	%
Alkohol	(2)	(11)	(7)	(25)	17	27	24	62	6	26	8	13
Haschisch, Marihuana	18	100	27	96	60	94	38	97	21	91	60	98
LSD, Meskalin etc.	16	89	24	86	57	89	38	97	21	91	54	89
Weckamine	(4)	(22)	(2)	(7)	45	70	29	74	7	30	15	25
Cocain					11	17	8	20	2	9	3	5
Opiate	(1)	(6)			48	75	29	74	5	22	11	18
Sedativa, Hypnotica	(3)	(17)	(5)	(18)	20	31	23	59	3	13	5	30
Andere Drogen					16	25	10	26	1	4	3	5

ptomatik. Der Alkoholkonsum wurde nicht regelmäßig, zu keinem Zeitpunkt exzessiv betrieben, sondern es handelte sich um ein Trinken, das den Rahmen des „Normalen" nicht zu überschreiten schien. Bei den anderen Drogen wurde lediglich über eine einmalige oder ausgesprochen seltene Einnahme in geringer Dosis berichtet, ohne daß polyvalente Züge in Erscheinung traten. Es war gleichsam nur ein einmaliger Fehltritt, der ohne Konsequenzen blieb.

Hier sind subtile Differenzierungen notwendig, um unauffälligen Gebrauch, einmaligen oder häufigen Mißbrauch, Gewöhnung und Abhängigkeit gegeneinander abzugrenzen und vor allem den Stellenwert der Droge in der Persönlichkeitsentwicklung sowie den Grad und das Stadium der Abhängigkeit angemessen beurteilen zu können.

Schon die Gesamtübersicht über die eingenommenen Drogen (Tabelle 32) zeigt auffallende Differenzen zwischen den einzelnen Gruppen. Während sich die Halluzinogene (Haschisch, LSD etc.) gleichsam wie ein roter Faden durch alle Gruppen hindurchziehen, konzentriert sich der größte Anteil der anderen Drogen auf die Gruppen III und IV. Eine Zwischenposition nehmen die Gruppen V und VI ein. Nicht nur die Tatsache, daß verschiedene Drogen eingenommen wurden, sondern vor allem die Frequenz des Drogenabusus ist relevant, weshalb wir dieser Frage in besonderer Weise nachgegangen sind. Schon die Zahl der Patienten, die zu einem polyvalenten Drogenabusus neigte, wies deutliche Unterschiede zwischen den Gruppen der psychotisch Erkrankten (Gruppe C) und der polyvalent Abhängigen (Gruppe B) auf. Sie waren bei Alkohol, Weckaminen, Opiaten, Sedativa, Hypnotica und anderen Drogen signifikant ($p < 0,001$).

Die Dauer der Drogenanamnese haben wir bei den einzelnen Drogen differenziert (Tabelle 33). Abgesehen von der unterschiedlichen Frequenz der Einnahme bestand nicht immer ein kontinuierlicher Abusus, sondern es ergaben sich auch drogenfreie Intervalle, die durch Krankenhausaufenthalte, Inhaftierungen, eigene Bemühungen, von den Drogen loszukommen, etc. bedingt waren. Wir haben den Zeitraum von der ersten Einnahme der jeweiligen Drogen bis zur klinischen Untersuchung angegeben. Die Zeiten partieller oder totaler Drogenabstinenz lagen in der Regel zwischen 6 und 12 Monaten ohne wesentliche Unterschiede zwischen den einzelnen Drogen.

40% der polyvalent Abhängigen (Gruppe B) hatten eine Alkoholanamnese von durchschnittlich 4 Jahren. Der erste Alkoholabusus lag bei ihnen also noch vor dem ersten Kontakt mit Rauschdrogen. Auch 17% der psychotisch Erkrankten (Gruppe C) hatten über einen dreieinhalb Jahre vor der klinischen Untersuchung liegenden Alkoholabusus berichtet, während die erste Berührung mit Rauschdrogen kurze Zeit später erfolgte.

Tabelle 33. Dauer der Drogenanamnese (in Jahren)

	I	II	III	IV	V	VI
Alkohol			3,5	4,4	3,7	3,4
Haschisch, Marihuana	2	2,8	3,5	3,9	2,9	2,8
LSD, Meskalin etc.	2	2,25	3	3,4	2,6	2,5
Weckamine			2,9	3,6	2,6	2,7
Cocain			1,3	2,6	1,5	(3)
Opiate			2	2,7	2,4	2,5
Sedativa, Hypnotica			2,3	3,5	2,5	2
Andere Drogen			2,7	2,5	1	(4)

Der Beginn der Rauschdrogenanamnese, d.h. bei den meisten Patienten die erste Kontaktaufnahme mit Haschisch, ergab statistisch signifikante Unterschiede zwischen den einzelnen Gruppen (s. Abschnitt G.III: Alter der Patienten bei Beginn der Behandlung). Die längste Anamnese bestand bei den polyvalent Abhängigen (Gruppe B), die kürzeste bei den Halluzinogen-Konsumenten (Gruppe A), während die psychotisch Erkrankten (Gruppe C) zwischen diesen beiden Gruppen lagen.

b) Alkohol. Ein Alkoholabusus (Tabelle 34) wurde von den primär Drogenabhängigen erheblich häufiger und intensiver betrieben als von den psychotisch Erkrankten (p < 0,001). Dabei handelte es sich vor allem um gelegentliche oder häufige Rauschzustände. Der Alkoholrausch wurde teilweise als eine „angenehme" Variante verschiedener Rauschzustände beurteilt, oder er trat an die Stelle von Opiaten oder anderen Drogen, wenn diese nicht zur Verfügung standen.

Andere durch Alkohol bedingte Psychosen, insbesondere Alkoholhalluzinosen konnten wir bei unseren Patienten nicht sicher nachweisen. Für die psychotischen Zustandsbilder waren, soweit es sich eruieren ließ, Halluzinogene (Haschisch, LSD etc.) und weniger häufig Weckamine verantwortlich. Alkohol hatte lediglich einen begleitenden oder verstärkenden Effekt.

Tabelle 34. Häufigkeit des Alkoholkonsums

	I abs.	%	II abs.	%	III abs.	%	IV abs.	%	V abs.	%	VI abs.	%
Selten	(1)	(6)	(3)	(11)	2	3	4	10			3	5
Gelegentlich	(1)	(6)	(4)	(14)	9	14	7	18	2	9	3	5
Häufig					4	6	10	26	4	17		
Regelmäßig					1	2	1	3			1	2
Exzessiv												
Unbekannt					1	2	2	5			1	2

(Selten = 1–5mal jährlich; gelegentlich = 1–3mal monatlich; häufig = 1–3mal wöchentlich; regelmäßig = täglich; exzessiv = mehrmals täglich).

c) Haschisch (Marihuana). Der Haschischkonsum (Tabelle 35) spielte bei fast allen Patienten eine große Rolle. 96% in der Gruppe D und C hatten Erfahrungen mit Haschisch. Über die Hälfte der Patienten der Gruppe D (53%) und über ein Fünftel

Tabelle 35. Häufigkeit des Haschischrauchens

	I abs.	%	II abs.	%	III abs.	%	IV abs.	%	V abs.	%	VI abs.	%
Selten	1	6			1	2			2	9	1	2
Gelegentlich	2	11	1	4	4	6	3	8	3	13	10	16
Häufig	11	61	14	50	38	59	16	41	6	26	12	20
Regelmäßig	2	11	8	29	11	17	12	31	8	35	25	41
Exzessiv	2	11	3	11	5	8	6	15	2	9	1	2
Unbekannt			1	4	1	2	1	3			11	18

in der Gruppe C (21%) rauchten häufig, also dreimal wöchentlich ($p < 0,001$). Einen täglichen Haschischabusus betrieben 22% in der Gruppe D und sogar 39% in der Gruppe C ($p < 0,01$); also auch die Patienten mit eigengesetzlich ablaufenden Psychosen (Gruppe C) neigten zu regelmäßigem Haschischrauchen. Exzessives, also täglich mehrfaches Rauchen, war bei den Patienten der Gruppe D häufiger nachzuweisen (11% gegenüber 4% der Gruppe C). Es zeigte sich insgesamt in allen Gruppen ein relativ ausgeglichenes Bild mit einem auffallend häufigen bzw. regelmäßigen Haschischrauchen auch bei den psychotisch Erkrankten (Gruppe C), das selten in ein exzessives Rauchen überging.

d) LSD etc. Halluzinogene im engeren Sinne, also LSD, Meskalin etc., wurden von den Patienten der Gruppe D durchschnittlich häufiger eingenommen (Tabelle 36). Bei über einem Drittel der Patienten (36%) mit oft schweren chronischen und eigengesetzlich ablaufenden psychotischen Syndromen (Gruppe VI) war die Frequenz selten, also fünfmal jährlich, bei einem Viertel dieser Gruppe (25%) gelegentlich, also dreimal im Monat, bei jedem Zehnten häufig und bei 3% regelmäßig. Dagegen wiesen ein Drittel (34%) der Patienten der Gruppe D einen gelegentlichen und jeder Vierte (26%) eine häufige Einnahme von Halluzinogenen auf. Hohe LSD-Dosen (z.B. zwischen 51 und 100) wurden von der Gruppe D signifikant häufiger eingenommen als in der Gruppe C ($p < 0,02$).

Dieses Ergebnis wird ergänzt durch die absolute Zahl der eingenommenen Trips (Tabelle 37). Weniger als 10 LSD-Trips hatten die psychotisch erkrankten Patienten (Gruppe C) signifikant häufiger eingenommen als die Gruppe D ($p < 0,01$), auch die Halluzinogen-Konsumenten (Gruppe A) gegenüber der Gruppe B ($p < 0,001$). Auffallend war ferner, die die Patienten mit chronischen bzw. rezidivierenden psychotischen Syndromen ohne eigengesetzlichen Verlauf (Gruppe F) signifikant häufiger als die Gruppe E über eine geringere LSD-Dosis berichteten ($p < 0,05$). Der Befund läßt deutlich werden, daß die Droge nur *einen* Faktor in dem komplexen Bedingungsgefüge psychotischer Syndrome darstellt und vielfältige andere Momente, persönlichkeitsspezifische Voraussetzungen, situativ-reaktive Belastungen, phasenspezifische Krisensituationen etc. ein oft entscheidendes oder ausschlaggebendes Gewicht haben. Das häufige Auftreten von Horror-Trips und Flash-back-Phänomenen, die Chronifizierung und das Rezidivieren verschiedener, primär drogeninduzierter psychotischer Syndrome waren nicht nur abhängig von der Frequenz der eingenommenen Drogen, sondern ebenso von speziellen dispositionellen Faktoren, dem Grad intrapsychischer Konflikte und reaktiver Belastungen.

Tabelle 36. Häufigkeit der Einnahme von LSD, Meskalin etc.

	I abs.	%	II abs.	%	III abs.	%	IV abs.	%	V abs.	%	VI abs.	%
Selten	3	17	9	32	3	5	4	10	5	22	22	36
Gelegentlich	4	22	10	36	28	44	8	21	3	13	15	25
Häufig	3	17	3	11	17	27	16	41	8	35	6	10
Regelmäßig					3	5	1	3	4	17	2	3
Exzessiv							3	8				
Unbekannt	6	33	2	7	6	9	6	15	1	4	9	15

Tabelle 37. Zahl der eingenommenen Halluzinogen-Trips

	I abs.	%	II abs.	%	III abs.	%	IV abs.	%	V abs.	%	VI abs.	%
Weniger als 10	3	17	9	32	1	2	2	5	3	13	19	31
11 bis 30	3	17	8	29	10	16	11	28	6	26	15	25
31 bis 50	1	6	2	7	8	12,5			4	17	4	7
51 bis 100	1	6	1	4	8	12,5	9	23			2	3
Über 100					6	9	7	18			2	3
Unbekannt	8	44	4	14	20	37,5	9	23	8	23	12	20

Die Frequenz des LSD-Abusus zeigte zwischen den Gruppen A und B signifikante Unterschiede. Über 100 Halluzinogen-Trips hatten die polyvalent Abhängigen (Gruppe B) signifikant häufiger eingenommen (p < 0,05) als die Halluzinogen-Konsumenten. Dieser Befund weist darauf hin, daß den halluzinogeninduzierten Erlebnissen oft eine spezifische Dynamik für die weitere Suchtentwicklung zuzumessen ist. Die mit quälenden und panischen Ängsten verbundenen psychotischen Syndrome und komplexen Beschwerdebilder nach Halluzinogenabusus wurden mit erneuter Halluzinogeneinnahme zu überwinden versucht, bis schließlich Opiate und andere Drogen den unerträglichen Erlebnissen – zumindest kurzzeitig – ein Ende setzten (s. Abschnitt G.IX. Der Horror- oder Bad-Trip).

(IV/21) Eine 21jährige Patientin hatte mit 13 Jahren angefangen, Haschisch zu rauchen, wenig später auch LSD und Weckamine einzunehmen. Die letzten von ungefähr 60 LSD-Trips seien ganz schrecklich gewesen. Daran möchte sie nicht mehr erinnert werden. Wenn sie von einem Trip heruntergekommen sei, habe sie gleich den nächsten Trip eingeworfen, um nicht zur Ruhe zu kommen. Kontinuierlich sei sie auf dem Trip gewesen. Dauernd habe sie unter Ängsten und Beklemmungen gelitten. Die Umgebung habe sie als bedrohlich erlebt, sie habe sich ausgelacht und beeinträchtigt gefühlt. Seit den letzten LSD-Erlebnissen leide sie unter quälenden Angstzuständen. Sie befürchte, keine Luft mehr zu bekommen, so daß sie am ganzen Körper schwitze und zittere. Darauf könne sie keinen Einfluß nehmen. Sie meine jetzt, ihren Kopf nicht mehr herumdrehen zu können. Es sei wie ein Strom im Kopf, schlimmer als Schmerzen, als ob ein Vibrieren im Kopf sei. In diesem Zustand halte sie es unter Menschen bzw. auf der Straße nicht aus. Einige Monate habe sie Opiate gefixt, viel Alkohol getrunken, vor allem habe sie jedoch in den letzten Jahren alle möglichen Medikamente, insbesondere Tranquilizer, Schlaf- und Schmerzmittel sowie verschiedene Psychopharmaka eingenommen, da sie ihre Beschwerden nicht ausgehalten habe.

e) Cocain. Cocainmißbrauch (Tabelle 38) wurde insgesamt relativ selten betrieben, in der Gruppe B dreimal häufiger und auch intensiver als in der Gruppe C (p < 0,02).

Tabelle 38. Häufigkeit des Cocainabusus

	I abs.	%	II abs.	%	III abs.	%	IV abs.	%	V abs.	%	VI abs.	%
Selten					1	2	1	3	1	4		
Gelegentlich									1	3	1	2
Häufig					2	3	1	3				
Regelmäßig							1	3				
Exzessiv												
Unbekannt					8	12,5	5	13			2	3

f) Weckamine. Die Unterschiede im Blick auf die Quantität des Weckaminabusus (Tabelle 39) waren zwischen den Gruppen C und B hoch signifikant (p < 0,001). Bei den psychotisch Erkrankten der Gruppe C wurde ein exzessiver Abusus nie nachgewiesen, und auch die regelmäßige oder häufige Einnahme stellten eine Seltenheit dar. Dagegen gaben 16,5% der Patienten der Gruppe B einen exzessiven Weckaminabusus an.

Drei Patienten der Gruppe C hatten über einen längeren Zeitraum regelmäßig Weckamine eingenommen. Zwar waren es erheblich weniger als in der Gruppe B (p < 0,001), jedoch ist dieser Befund beachtenswert. Es handelte sich in allen Fällen um chronisch psychotische Patienten, die im Rahmen eines polyvalenten Drogenabusus ein anfänglich ausgeprägtes organisches Psychosyndrom entwickelt hatten. Der psychopathologische Befund war über mehrere Monate und einmal sogar ein Jahr durch eine ausgesprochen schizophren imponierende, floride paranoid-halluzinatorische Symptomatik bestimmt. Bei Abschluß der Untersuchung war noch ein leichtes bzw. mäßiggradiges organisches Psychosyndrom nachzuweisen (s. Abschnitt G.XII.7: Eigengesetzlich ablaufende psychotische Syndrome bei polyvalenter Drogenabhängigkeit mit den Zeichen eines organischen Psychosyndroms und einer süchtigen Depravation).

Tabelle 39. Häufigkeit des Weckaminabusus

	I abs.	%	II abs.	%	III abs.	%	IV abs.	%	V abs.	%	VI abs.	%
Selten	(3)	(17)	(1)	(4)	1	2	1	3	1	4	2	3
Gelegentlich					5	8	5	13			9	15
Häufig					15	23	4	10	2	9		
Regelmäßig					3	5	6	15	1	4	2	3
Exzessiv					7	11	10	26				
Unbekannt	(1)	(6)	(1)	(4)	14	22	3	8	3	13	2	3

g) Opiate. Insbesondere zeigte der Opiatabusus signifikante Unterschiede zwischen den Gruppen C und B (Tabelle 40). Bei vielen polyvalent Abhängigen (Gruppe B) waren Opiate zur vorherrschenden Droge geworden, die oft auch zur Überwindung vielfältiger und tiefgreifender Ängste und psychotischer Erlebnisse, die durch Halluzinogene ausge-

Tabelle 40. Häufigkeit des Opiatabusus

	I abs.	%	II abs.	%	III abs.	%	IV abs.	%	V abs.	%	VI abs.	%
Selten	(1)	(6)			5	8	3	8	3	13	3	5
Gelegentlich					8	12,5	7	18			6	15
Häufig					8	12,5	6	15	1	4	1	2
Regelmäßig					22	34	5	13	1	4	1	2
Exzessiv					5	8	5	13				
Unbekannt							3	8				

löst waren, eingenommen wurden. 26% injizierten sich regelmäßig, 10% mehrfach täglich Opiate. Ein häufiger (p < 0,01), regelmäßiger (p < 0,001) und exzessiver (p <
0,01) Abusus fand sich fast ausschließlich bei den polyvalent Abhängigen (Gruppe B).

Unsere Beobachtungen lassen deutlich werden, daß psychotisch erkrankte drogenkonsumierende Jugendliche, deren Psychose einen eigengesetzlichen Verlauf zeigt
(Gruppe C), zwar in einigen Fällen Opiate probieren, jedoch selten eine schwere Abhängigkeit entwickeln.

h) Sedativa, Hypnotica. Im Blick auf Sedativa und Hypnotica (Tabelle 41) ergab sich
ein ähnliches Bild. Sie wurden von den polyvalent Abhängigen (Gruppe B) signifikant
häufiger eingenommen als von den psychotisch Erkrankten (Gruppe C; gelegentlich:
p < 0,05; häufig: p < 0,01), während ein regelmäßiger Abusus in beiden Gruppen
relativ selten in Erscheinung trat.

Tabelle 41. Häufigkeit der Einnahme von Sedativa und Hypnotica

	I abs.	%	II abs.	%	III abs.	%	IV abs.	%	V abs.	%	VI abs.	%
Selten	(2)	(11)	(3)	(11)			2	5				
Gelegentlich					9	14	6	15			3	5
Häufig					8	12,5	9	23	2	9		
Regelmäßig					2	3	4	10			1	2
Exzessiv												
Unbekannt					1	2	2	5	1	4	1	2

j) Andere Drogen. Auch bei anderen Drogen (Tabelle 42) fanden sich ähnliche Relationen. Ein Patient der Gruppe VI mit einer hebephrenen Psychose hatte eine ausgeprägte Akinetonabhängigkeit entwickelt.

Tabelle 42. Häufigkeit der Einnahme anderer Drogen

	III abs.	%	IV abs.	%	V abs.	%	VI abs.	%
Selten								
Gelegentlich	1	2	2	5				
Häufig	3	5	2	5				
Regelmäßig			2	5				
Exzessiv	1	2	2	5			1	2
Unbekannt	6	9	2	5	1	4	2	3

k) Stadien der Drogenabhängigkeit (s. Abschnitt B.II. Stadien der Suchtentwicklung bei jungen Menschen). Im Blick auf die Stadien der Suchtentwicklung (Tabelle 43) waren auffallende Unterschiede in den einzelnen Gruppen zu verzeichnen. Bei den Halluzinogen-Konsumenten war das zweite Stadium vorherrschend. Mit überwiegender Mehrheit handelte es sich um Jugendliche, die häufige oder regelmäßige Kontakte zu Gruppen Gleichaltriger bzw. subkulturellen Gruppen pflegten, in denen regelmäßig Haschisch geraucht oder LSD-Trips eingenommen wurden. Anders stellte sich die Situation bei den polyvalent Abhängigen (Gruppe B) dar. Im Vordergrund standen Patienten der Stadien 3 und 4 (36% bzw. 33%), die harte Drogen konsumierten, zu einem polyvalenten Abusus neigten und häufig schon ausgeprägte Zeichen einer körperlichen Abhängigkeit erkennen ließen.

Bei den Patienten der Gruppen V und VI zeigte sich eine Zwischenposition. Der größte Teil waren Halluzinogen-Konsumenten des Stadiums 2, ähnlich wie in den Gruppen I und II, wobei ein relativ hoher Prozentsatz von reinen Probierern auffiel (17% bzw. 16%). Andererseits war bei einigen Patienten der Überstieg zu den harten Drogen und zum polyvalenten Abusus erfolgt, jedoch waren ausgeprägte Suchtphänomene mit den Zeichen einer körperlichen Abhängigkeit erheblich seltener als in der Gruppe B.

Tabelle 43. Stadien der Suchtentwicklung

	I abs.	%	II abs.	%	III abs.	%	IV abs.	%	V abs.	%	VI abs.	%
Stadium 1	1	6	2	7					4	17	10	16
Stadium 2	14	78	21	75	16	25	7	18	14	61	33	54
Stadium 3					19	30	18	46	3	13	11	18
Stadium 4					25	39	9	23	1	4	1	2
Jetzt drogenfrei			1	4	4	6	1	3	1	4	4	7
Unklar	3	17	4	17			4	10			2	3

Zusammenfassend ergibt sich, daß die meisten Halluzinogen-Konsumenten (Gruppe A) sich im Stadium 2 befanden. Die Unterschiede zu den psychotisch Erkrankten (Gruppe C) waren gering. Das Stadium 3 fanden wir vor allem, das Stadium 4 fast ausschließlich (p < 0,001) bei den polyvalent Abhängigen (Gruppe B).

Besonders interessant erscheint uns die Suchtentwicklung bei den psychotisch Erkrankten (Gruppe C). Fast Dreiviertel (73%) überschritt nicht die Stadien 1 und 2, beschränkte also den Drogenabusus auf Halluzinogene (Haschisch und LSD). Diese Patienten zeigten damit ein ähnliches Bild wie die Halluzinogen-Konsumenten der Gruppe A. Bei jedem 4. Patienten der Gruppe C war es zu einem mäßiggradigen polyvalenten Drogenabusus gekommen. Nur in seltenen Fällen lag eine ausgeprägte Abhängigkeit vor.

15. Therapie und Therapieerfolg

Die Frage der Therapie (Tabelle 44) und des therapeutischen Erfolges kann hier nur kurz beleuchtet werden.

Tabelle 44. Therapie

	I abs.	%	II abs.	%	III abs.	%	IV abs.	%	V abs.	%	VI abs.	%
Nur Beratungen, Gesprächs- und Gruppentherapie	13	72	22	79	29	45	20	51	8	35	5	8
Entziehungsbehandlung (bei Opiatabhängigkeit und polyvalentem Drogenabusus)					21	33	6	15				
Gering dosierte Neuroleptica und Tranquilizer	4	22	4	14	8	12,5	9	23	5	22		
Mitteldosierte Neuroleptica	1	6	2	7	6	9	3	8	8	35	13	21
Hochdosierte Neuroleptica							1	3	2	9	43	70
Elektroschock-Behandlung											4	7

Die meisten Halluzinogen-Konsumenten (Gruppe A) wurden gesprächs- und gruppentherapeutisch beraten und behandelt (76%). Teilweise wurden auch Beratungen der Eltern und kurzzeitige Familientherapien durchgeführt. Nur 17% erhielten Neuroleptica in geringer und 7% in mittlerer Dosierung. Auch bei den polyvalent Abhängigen (Gruppe B) lag der Hauptakzent auf der Beratung und Psychotherapie (48%), die häufig die Stärkung der Motivation zu einer Langzeittherapie in einer speziellen therapeutischen Einrichtung zum Ziel hatte. Bei 26% wurde wegen einer ausgeprägten Opiatabhängigkeit mit polyvalenten Zügen eine stationäre Entziehungsbehandlung mit teilweise nachfolgender Langzeittherapie durchgeführt. Die Verabreichung von Neuroleptica war ungefähr gleich häufig wie bei den Halluzinogen-Konsumenten (17% geringe und 9% mittlere Dosierung). Nur bei einem Patienten der Gruppe IV war eine hochdosierte neuroleptische Therapie notwendig.

Einen erheblich relevanteren Stellenwert hatte die medikamentöse Behandlung mit Neuroleptica bei den Patienten der Gruppe C. Sie war von psychotherapeutischen und rehabilitativen Maßnahmen begleitet und wurde oft ambulant fortgesetzt. Allein 70% der Gruppe VI erhielten Neuroleptica in hohen Dosen, gleichzeitig wurden 4 Patienten (7%) mit Elektroschocks behandelt.

Der Therapieerfolg (Tabelle 45) war abhängig von der Drogenabstinenz, der Distanzierung von den drogeninduzierten psychotischen Erlebnissen, den Folgeerscheinungen des Drogenabusus und den eingetretenen Residualsyndromen. Die Übersicht über gute, befriedigende, mäßige und schlechte Sozialremissionen ist wegen der Kürze des Beobachtungszeitraumes und des Alters der Patienten mit besonderer Zurückhaltung zu bewerten.

Eine erhebliche Zahl der vor allem polyvalent Abhängigen (Gruppe B) wurde an andere therapeutische Einrichtungen weitergeleitet, so daß wir sie aus dem Auge verloren, also exakte katamnestische Untersuchungen nicht möglich waren und nur vorläufige Ergebnisse zusammengetragen werden konnten.

Insgesamt zeigte sich eine schlechtere Sozialremission bei den Patienten der Gruppe D, die oft allen rehabilitativen Bemühungen aus dem Wege gingen oder sich

Tabelle 45. Therapieerfolg

	I abs.	%	II abs.	%	III abs.	%	IV abs.	%	V abs.	%	VI abs.	%
Gute Sozialremission	2	11	6	21	7	11	6	15	6	26	21	34
Befriedigende Sozialremission	8	44	12	43	17	27	13	33	5	22	21	34
Mäßige Sozialremission	8	44	10	36	32	50	20	26	8	35	13	21
Schlechte Sozialremission					6	9	7	18	4	17	3	5
Suizid					2	3	3	8			3	5

nach anfänglichen Ansätzen auf weitere Angebote nicht mehr einließen. Fast ein Drittel der Gruppe C (32%) ließ eine gute Sozialremission erkennen, d.h. es war zu einer völligen Drogenfreiheit und Distanzierung von den psychotischen Phänomenen gekommen und eine der bisherigen Entwicklung ungefähr entsprechende Ausbildung angefangen oder fortgesetzt worden. Bei 31% war die Sozialremission befriedigend und bei 25% mäßig. Drogenrückfälle, erneute psychotische Episoden, ein deutliches Defektsyndrom oder besondere Verhaltensauffälligkeiten erschwerten die soziale Reintegration. Bei 8% der Gruppe C waren alle bisherigen rehabilitativen Versuche und Maßnahmen gescheitert.

VIII. Analyse des psychopathologischen Befundes bei Beginn der Behandlung

1. Einleitung

Im folgenden wird die bei Beginn der Behandlung bestehende psychopathologische Symptomatik am Leitfaden des AMP-Systems (Springer) aufgeführt. Akute Intoxikationssyndrome waren bei einem Teil der Patienten der Gruppen I–IV (D), aber auch der Gruppen V–VI (C) schon weitgehend abgeklungen, so daß nur noch Nachwirkungen nachweisbar waren, die jedoch für die weitere Suchtentwicklung oder die Modifikation des psychopathologischen Erscheinungsbildes bei eigengesetzlich ablaufenden Psychosen (Gruppen V–VI) eine wesentliche Bedeutung haben konnten.

Die aufgeführten Symptome stellen nur eine Augenblicksaufnahme des bei Beginn der Behandlung in Erscheinung getretenen psychopathologischen Gesamtbildes dar, das einen auffallend variablen Charakter zeigte, vielfältige Wandlungen und Modifikationen aufwies, im Laufe der weiteren Beobachtung durch erneute Drogeneinnahme oder andere Faktoren beeinflußt wurde und dann nicht selten in ein relativ konstantes Syndrom der Drogenabhängigkeit oder Psychose einmündete.

Die Aufgliederung in isolierte Einzelsymptome ist oft mit besonderen Schwierigkeiten verbunden, da die psychotischen Erlebnisse nicht als ein starres Agglomerat isolierbarer Einzelphänomene, sondern als ein in ständiger Bewegung befindliches, also dynamisches Beziehungsganzes (Jaspers) manifest werden. Formale, inhaltliche und affektive Störungen sind oft miteinander verbunden und ineinander verflochten. Veränderungen der Wahrnehmung und Gefühlsstörungen sowie vielfältige andere Symptome gehen häufig ineinander über und stellen einen schnell wechselnden Symptomenkomplex dar, in den direkte Drogeneffekte, intrapsychische Konflikte und phasenspezifische Krisensituationen hineinfließen. Die manchmal ausgesprochen diffizil und artefiziell erscheinende Separierung in singuläre und momentane Symptome darf nicht das Gesamtsyndrom mit seinen komplexen Bedingungsfaktoren und erscheinungsbildlichen Wandlungen aus dem Auge verlieren und nicht voreilig Einzelsymptome überbewerten und mit dem Gesamtsyndrom identifizieren. Auf der anderen Seite wird die Analyse der quantitativen Frequenzverteilung und der qualitativen Ausgestaltung der psychopathologischen Symptomatik wesentliche Hinweise auf die zugrundeliegenden Krankheitsbilder, vor allem im Blick auf eigengesetzlich ablaufende psychotische Syndrome geben. Auf dieser Basis wird nach der syndromalen und diagnostischen Zuordnung der einzelnen psychotischen Erscheinungsbilder zu fragen sein.

2. Bewußtseinsstörungen

Die *Bewußtseinsstörungen* nach Haschischkonsum umfaßten eine leichte Eintrübung oder traumhafte Bewußtseinslage, teilweise ein „Benebelt- und Weggetretensein". Einige jugendliche Patienten wurden in die Klinik gebracht, weil sie unkonzentriert, nicht mehr klar bei Bewußtsein oder gar „verrückt" seien und wirres Zeug redeten. Es stellte sich fast regelmäßig heraus, daß ein übermäßiger und chronischer Haschischkonsum vorhergegangen war. Oft ließ sich eine Amnesie für die Zeit der Verwirrtheitszustände erkennen. Die Jugendlichen berichteten, daß sie die Haschischwirkung als ambivalent erlebten, sowohl angenehm wie auch unangenehm. Zuletzt hätten sie sich oft unsicher und deprimiert gefühlt, seien nach dem Haschischrauchen müde und apathisch gewesen, manchmal sei es auch, vor allem nach LSD-Trips, zu einer erschwerten Unterscheidung zwischen Realität und Irrealität gekommen. Sie hätten das Gefühl, daß das Bewußtsein „weggehe", als ob sie alles „im Nebel" sähen.

Im Haschischrausch (Fraenkel u. Joel; Beringer 1932) zeigt sich oft ein schnellerer phasenhafter Wechsel der Bewußtseinslage als beim Meskalin- (Beringer 1927) oder LSD-Rausch (Stoll; A.M. Becker; Leuner 1962). Dabei handelt es sich um einen qualitativen Bewußtseinswandel im Sinne des „protopathischen Bewußtseins" (Conrad 1948, 1972), der mit einer zunehmenden Passivität und Ausrichtung auf bildhafte und traumhafte Erlebnisse verbunden ist. Das emotionale Erleben wird verstärkt, es tritt eine Steigerung der inneren Reizproduktion auf, während sich affektive Entgleisungen und Trugwahrnehmungen einstellen können. Die Fähigkeit, einzelne Elemente der

Tabelle 46. Bewußtseinsstörungen

Bewußtseins- störungen	I		II		III		IV		V		VI	
	abs.	%	abs.	%	abs.	%	abs.	%	abs.	%	abs.	%
Bewußtseinstrübung	3	17	4	14	12	19	8	21	2	9	4	7
Delirant					5	8	2	5	3	13	6	10
Umdämmert	3	17	1	4	6	9	2	5	1	4	5	8
Andere									1	4	2	3

Wahrnehmung und Vorstellung zu einer integrativen Zusammenschau (Leuner 1962) zu verbinden, geht verloren (Bouquet 1951; Wininck; Ludlow; Vierth).

Elf Patienten (5%) der Halluzinogen-Konsumenten (Gruppe A), 35 (15%) der polyvalent Abhängigen (Gruppe B) und 24 Patienten (10%) mit eigengesetzlichem Verlauf der psychotischen Symptomatik (Gruppe C) boten unterschiedliche Grade von Bewußtseinsstörungen (Tabelle 46), die insgesamt im anfänglichen psychopathologischen Befund bei fast jedem dritten Patienten zu verzeichnen waren (30%). Sie waren bei einigen Patienten nur gering ausgeprägt bzw. schon weitgehend abgeklungen.

Bewußtseinstrübungen im Sinne einer mäßiggradigen Einschränkung der Bewußtseinshelligkeit und Wachheit waren in der Gruppe D bei jedem fünften Patienten (18%) und bei 7% der Gruppe C nachweisbar ($p < 0{,}05$). Es ließ sich nicht immer sicher eruieren, inwieweit Überlagerungsphänomene durch sedierende Psychopharmaka eine Rolle spielten.

Umdämmerungen, bei denen die Aufmerksamkeit im Blick auf das Umweltgeschehen kaum noch oder nicht mehr vorhanden war, traten selten isoliert in Erscheinung (8% in der Gruppe D; 7% in der Gruppe C).

Delirante Syndrome mit erhöhter psychomotorischer Unruhe, Denkinkohärenz, Zeichen partieller oder totaler Desorientiertheit sowie illusionärer Verkennungen der Umgebung und halluzinatorischen Phänomenen traten nur bei den polyvalent Abhängigen (5% in der Gruppe D) und den Patienten mit eigengesetzlich ablaufenden psychotischen Syndromen (8% in der Gruppe C) in Erscheinung. Drei Patienten der Gruppe C boten ein ausgeprägtes *oneiroides Bild* mit traumhaftem Zustand, verworrenem Gedankengang und Desorientiertheit. In diesen Augenblicken wurden drogenindizierte halluzinatorische Erlebnisse manchmal besonders intensiv erlebt, wobei illusionäre Verkennungen der Umwelt fast immer zu beobachten waren. Es überwog gegenüber starker Erregung ein eher stuporöses Verhalten, von dem eine auffallende Gespanntheit mit der Gefahr des schnellen Wechsels in einen Erregungszustand ausging.

Auch ausgesprochen *amentielle Syndrome* ließen sich im anfänglichen psychopathologischen Erscheinungsbild bei einigen Patienten nachweisen. Ängstliche Ratlosigkeit mit Denkinkohärenz und genereller Desorientiertheit sowie halluzinatorische und wahnhafte Erlebnisse waren in gleicher Weise ausgeprägt. Im Rahmen der weiteren Verlaufsbeobachtung bekamen wir relativ häufig delirant-amentielle Zustandsbilder zu sehen, wenn es zu einer erneuten Intoxikation gekommen war, die dann zur stationären Wiederaufnahme führte. Mehrfach konnten wir eine „verworrene Psychose" über einen längeren Zeitraum beobachten, bei der sich eine delirant anmutende Symptomatik mit psychomotorischer Unruhe, Erregungszuständen und Angstgefühlen, halluzinatorischen Erlebnissen, aber auch stuporös-katatonem Verhalten entwickelt hatte. Dieses Syndrom zeigte deutliche Beziehungen zu den von Stringaris (1939) beschriebenen episodischen Verwirrtheitszuständen nach Haschischabusus, aber auch zu den Initialstadien protrahierter Haschischpsychosen, wenn das exogene Symptomenbild mit leichter Bewußtseinstrübung, Orientierungsstörungen und psychomotorischer Unruhe, Erregungszuständen und auffallender Flüchtigkeit des psychischen Geschehens im Vordergrund standen. Es handelt sich um abgegrenzte und oft spontan remittierende Episoden, die ganz oder teilweise der Amnesie verfielen.

Hasse u. Waldmann (1971) beschreiben im Anschluß an Carothers, Pfeiffer und Collomb eine akut verworrene Psychose, die durch folgende Stadien gekennzeichnet ist:

1. Beginn mit einem Zustand ängstlicher Unruhe, Abbrechen der Kontakte, Inadäquanz des Verhaltens.

2. Leichte Trübung der Bewußtseinslage, Desorientierung, Angst, Panik, Impulsivhandlungen.

3. Traumhafte Verworrenheit, oft halluzinatorische oder wahnhafte Erlebnisse.

4. Nach dem Abklingen teilweise Amnesie, Reaktion wie auf Träume.

5. Spontanheilung, Rezidivmöglichkeit.

Wir sahen mehrere Patienten mit akut verworrenen Zustandsbildern, konnten jedoch nicht immer klären, welche Drogen dieses Syndrom letztlich ausgelöst hatten. Haschisch wurde fast immer geraucht. Alkoholabusus, LSD, aber auch andere Faktoren wie Schlafdefizit, Erschöpfungszustände bei unregelmäßiger Nahrungsaufnahme, psychische Streß- und Spannungssituationen etc. dürften bei einigen Patienten eine mitauslösende oder bahnende Funktion gehabt haben.

(V/29) Ein 19jähriger arbeitsloser Patient wird wegen Verhaltensauffälligkeiten durch die Polizei in die Klinik gebracht, ohne daß zunächst Name und Wohnung des Patienten bekannt sind. Bei der Aufnahme liegt er ruhig im Bett, folgt den Aufforderungen des Personals, spricht jedoch kein Wort. Sein Gesicht wirkt zeitweilig verklärt, er bewegt die Hände wie bei einem Zeremoniell an seinem Körper entlang. Plötzlich fährt er erschreckt zusammen und führt mit der rechten Hand hastig Bewegungen aus, die an das Schlagen einer Gitarre erinnern. Er atmet durch den rechts vorgewölbten Mund ein, danach durch den links vorgewölbten Mund aus, um dann längere Zeit die Luft anzuhalten. Darauf angesprochen, was er sehe oder erlebe, nennt er nur die Namen von Rockmusikern oder fragmentarische Rocktitel. Er reiht Wörter nach Klangassoziationen aneinander, z.B. fixen, wichsen, mixen. Ferner spricht er kurz von Drogen: „Cocain ... O", ohne nähere Einzelheiten zu nennen. Im Laufe weniger Stunden wird er motorisch zunehmend unruhiger und entkleidet sich völlig. Minutenlang sitzt er regungslos im Bett oder auf der Fensterbank. Die verschiedensten Einrichtungsgegenstände versucht er zu zerlegen, wobei er zeitweilig aggressiv wird. Schattenboxend führt er Karateschläge aus, um dann minutenlang mit am Waschbecken aufgestützten Füßen auf dem Boden zu liegen. Im Gespräch geht er an den Fragen vorbei und antwortet nur mit Wörtern aus dem Bereich der Rockmusik. Er ißt selbständig und sucht auch selbst die Toilette auf. Da die Unruhe stärker wird und er laut zu singen und zu schreien beginnt, wird eine Therapie mit Neuroleptica begonnen.

Fremdanamnestisch ist zu erfahren, daß sich der Patient in der letzten Nacht auffällig verhalten habe. Er habe geäußert: „In mir ist elektronische Energie". Dabei habe er mit den Händen merkwürdige Bewegungen ausgeführt und wie eine Katze gefaucht. „Ich höre nicht, ich sehe nicht." Er habe mit einem Freund auf dem Bett gesessen und gesagt, daß er ein Puma sei. Während der ganzen Nacht habe er sehr laute Rockmusik gehört.

Erst nach einigen Tagen kommt es zu einem angepaßteren Verhalten. Zwichendurch zeigt er immer wieder bizarr wirkende Bewegungsabläufe. Er dreht aus Zigarettenpapier „Zigaretten" bzw. Joints, die er nach unten haltend und mit der rechten Hand unten abstützend „inhaliert".

Noch nach einer Woche ist er im Gedankengang gelockert, wird vorwiegend von Klangassoziationen geleitet, wobei seine Gedanken ständig um Rockmusik etc. kreisen. In Gesprächen macht er teilweise erläuternde Bemerkungen, ohne jedoch dem Gesprächspartner wirklich folgen zu können. Manchmal wirkt er ausgesprochen hilf- und teilnahmslos. Nach zwei Wochen sind geordnete Gespräche mit ihm möglich. Es besteht eine völlige Amnesie für die Vorfälle, die zur Aufnahme in die Klinik geführt hatten. Er berichtet über eine mehrjährige polyvalente Drogenanamnese (Alkohol, Haschisch, LSD und Weckamine). Den letzten LSD-Trip habe er einige Tage vor der Aufnahme eingeworfen. Er sei mit einem Mädchen zusammen gewesen, die „nicht ganz richtig im Kopf" gewesen sei. Sie habe sich als Gott bezeichnet und allen möglichen „Quatsch" dahergeredet. In den letzten drei Nächten habe er nicht mehr geschlafen und sei dann wohl ausgeflippt.

Dieses charakteristische Bild eines episodischen Verwirrtheitszustandes oder einer akut verworrenen Psychose mit einer leichten Bewußtseinstrübung, wechselnden Orientierungsstörungen, traumhafter Verworrenheit, ängstlicher Unruhe, Icherlebensstörungen, Impulsivhandlungen und wechselhaftem psychomotorischen Verhalten, nicht klar eruierbaren halluzinatorischen oder wahnhaften Erlebnissen konnte wegen der notwendig gewordenen neuroleptischen Therapie nicht vollständig und unbeeinflußt beobachtet werden. Umso erstaunlicher war die Dauer von zwei Wochen. Auch nach der deutlichen Besserung des Zustandsbildes bestanden eine Antriebsverarmung, eine geringe Kritikfähigkeit gegenüber der eigenen Situation und Störungen der konzentrativen und mnestischen Funktionen. Zeitweilig erschien der Patient klagsam-weinerlich mit wiederholten affektinkontinenten Ausbrüchen. Von zwei Wochenendurlauben kam er in einem hypomanischen Zustandsbild mit euphorischer Stimmungslage, Antriebssteigerung und leichter Ideenflucht zurück. Er hatte wieder Kontakte zur Drogenszene aufgenommen, leugnete jedoch jeglichen Drogenkonsum.

(V/1) Eine 17jährige Ausländerin, die nach der Scheidung der Eltern in mehreren Internaten und bei einigen Familien untergebracht war, wurde nach einem exzessiven Haschischabusus auf einer Treppe liegend aufgefunden. Sie wirkte völlig erschöpft, jedoch ausreichend orientiert und gab nur an, daß sie müde sei. Dabei erschien sie innerlich unruhig, unsicher und verstört. Drei Tage später ging sie abends zu zwei Jungen und forderte sie auf, mit ihr zu schlafen. Als sie sich auszuziehen begann, schickten die Jungen sie aus dem Zimmer, woraufhin sich das Mädchen angezogen in die Badewanne legte und Wasser einlaufen ließ. Die beiden Jungen holten sie aus der Badewanne, gaben ihr trockene Kleidung und schickten sie in Begleitung einiger Jugendlicher fort. Am darauffolgenden Tage stieg sie mit ihren Kleidern in einen Brunnen, ohne dazu einen Kommentar abzugeben. Während der daraufhin erfolgenden stationären Behandlung war sie in den ersten Tagen zeitweilig sehr unruhig und verwirrt. Sie zerriß ihre Kleider, Bettücher, Matratzen und eine Daunendecke, tanzte im Zimmer wild umher und freute sich an den fliegenden Federn und Daunen, mit denen sie spielte. Nachts legte sie sich auf den harten Fußboden und nicht ins Bett. Es war nicht möglich, Kontakt zu ihr aufzunehmen und eine Exploration durchzuführen. „Ihr kotzt mich alle an", schrie sie bei der Visite. Nur rote Gegenstände akzeptierte sie, beispielsweise beschäftigte sie sich stundenlang mit ihrem roten Halstuch. Bei Malversuchen kritzelte sie nur mit roter Farbe.

Ein ständiger Wechsel der Stimmungslage und Einfälle ließ keine gedankliche Fixierung möglich werden. Zeitweilig trat ein delirantes Zustandsbild in Erscheinung. Es war nicht sicher zu eruieren, ob sie halluzinierte oder bewußt Theater spielte, indem sie sich beispielsweise in der Rolle eines Hundes mit zwei Köpfen wähnte oder als gerupftes Federvieh erlebte, weil ihr Aussehen nach Durchwälzen der Bettfedern diese Assoziation nahelegte. Gierig von ihr verlangte Zigaretten steckte sie am Filterende an und blies in sie hinein, anstatt zu inhalieren. Bei einer wenige Tage später erfolgten Exploration war sie ausgesprochen eloquent, im Gedankengang sehr sprunghaftkonfabulierend und zeitweilig zerfahren. Nach einer dreiwöchigen stationären Behandlung mit Psychopharmaka verhielt sie sich völlig unauffällig und zeigte keine psychotischen Symptome mehr. Ihre Verhaltensweisen in den ersten Tagen der stationären Behandlung waren ihr nur sehr ungenau und lückenhaft erinnerlich.

Wenige Wochen nach der Entlassung kam es nach erneutem Haschischkonsum zu einem ähnlichen Zustandsbild. Sie wurde von der Polizei festgenommen. In der Strafanzeige heißt es: „Ein junges Mädchen hat sich im Rauschzustand im Hörsaal der Universität entkleidet und ist auf die Bühne gestiegen. Schließlich wurde sie in einem Waschraum nur unvollständig bekleidet festgenommen. Durch ihr aggressives Benehmen hatte sie eine große Unordnung in dem Raum geschaffen. Ihre Bekleidungsstücke lagen teilweise auf dem Boden. Sie trug keine Strümpfe und Schuhe. Ein Gespräch mit ihr war nicht möglich, da sie immer wieder nach nicht anwesenden Personen fragte, lachte und dann gegen die Wand schlug. Ihren Namen nannte sie nicht, sie stand offensichtlich unter Drogeneinfluß."

Das Mädchen bot eine dreijährige Haschisch- und LSD-Anamnese und hatte sich längere Zeit in Kommunen aufgehalten. Ihr Verhalten war sehr wechselhaft, und auch unabhängig von drogeninduzierten akuten psychotischen Syndromen hatte man oft das Gefühl, daß sie jederzeit psychotisch entgleisen könnte. Während der psychotischen Episoden war sie nur teilweise orientiert. Sie wußte nicht, wo sie sich befand und in welcher Zeit sie lebte, verkannte andere Personen, erlebte sich als Hund mit zwei Köpfen etc. Einerseits konnte sie überaus erregt und unruhig sein, neigte zu Wutausbrüchen und zerstörte alles, was ihr in die Hände kam, andererseits verhielt sie sich plötzlich wieder ganz still, saß ruhig in der Ecke, lebte scheinbar ganz in ihrer eigenen Welt und schien zu halluzinieren, wobei sie unverständliche Worte sprach und ansonsten völlig apathisch und ohne jeden Antrieb erschien. Ließ sie sich dazu bewegen, etwas mehr zu sprechen, fielen unzusammenhängende und unlogische, teils zerfahrene Gedankengänge auf. Im Gespräch ließ sie sich nicht führen, gab auf Fragen keine adäquaten Antworten, sondern redete zusammenhanglos über unmittelbar einfallende Erinnerungen und Kindheitserlebnisse, die sich nur teilweise in Fragmenten erahnen ließen. Die Halluzinationen und kurzzeitigen spontanen Einfälle waren äußerst flüchtig und wechselhaft. Während der psychotischen Zustände zeigte sie ein deutlich nymphomanes Verhalten, in den psychosefreien Intervallen konnte sie dagegen ihre Impulse besser steuern, war jedoch auch dann im Affekt unausgeglichen, verhalten oder stürmisch. In ihren Willensfunktionen sowie ihrer Kritikfähigkeit erschien sie ganz ihren emotionalen Impulsen und Reaktionen unterworfen. Sie zeigte wenig Ausdauer und Leistungsvermögen und ließ in ihren Plänen und Zukunftsvorstellungen vorwiegend utopische Gedanken erkennen. Obwohl sie sich in der Hippie-Welt am ehesten wohlfühlte, konnte sie keine bleibenden Gruppenkontakte aufbauen.

Für diese Zustandsbilder bestand bei allen Patienten eine weitgehende Amnesie. Es handelte sich um schwere exogene Psychosen, die eine delirante Symptomatik mit Verwirrtheit, Desorientiertheit, häufigen Angstgefühlen und nachfolgender retrograder Amnesie aufwiesen und in der Regel nach wenigen Tagen oder spätestens nach 4 bis 6 Wochen vollständig remittierten (vgl. Marihuana and Health 1971).

In einigen Fällen kündigte sich die später eigengesetzlich ablaufende und in ihrer Symptomatik oft schwere hebephrene Psychose erstmals mit einem solchen Zustandsbild an, während vorher psychische Auffälligkeiten nicht deutlich in Erscheinung getreten waren. Bei einem hebephrenen Patienten ergab die Katamnese, daß er nach Haschisch- und LSD-Abusus in einer Kommune plötzlich verwirrt und unruhig wurde, die Orientierung verlor und abstruse Dinge tat. Dieses einige Stunden anhaltende, drogeninduzierte psychotische Zustandsbild ging dann bald in eine hebephrene Psychose mit Denkzerfahrenheit und schweren affektiven Störungen über.

(VI/119) Ein 17jähriger Patient, der vor einem halben Jahr wegen zweimaligen Sitzenbleibens das Gymnasium verlassen mußte und seither keiner beruflichen Tätigkeit nachgegangen war, zeigte nach Angaben der Mutter seit einigen Monaten auffallende Verhaltensweisen. Er sei häufig von zuhause fortgegangen und habe sich längere Zeit in Kommunen aufgehalten. Vor zwei Wochen sei er abends ins elterliche Schlafzimmer gekommen und habe ein Glas Milch in der Hand gehalten. Er sei ganz durcheinander und nicht ansprechbar gewesen. Ferner habe er sich völlig uneinfühlbar verhalten. Er sei halb entkleidet gewesen, habe am Penis herummanipuliert und seinem Vater mit obszönen Bemerkungen die Milch zum Trinken angeboten. Seither passiere jeden Tag etwas Neues. Er habe die Steckdosen mit Kuchen verstopft, in den Öltank uriniert, ein elektrisches Bügeleisen eingeschaltet und in den Schrank gestellt, häufig Defekte an einer Wandlampe gesetzt, um einen Kurzschluß zu erreichen. Außerdem habe er die Badewanne überlaufen lassen, Rotwein in einen Kleiderschrank geschüttet, eines Tages einen Holzkerzenständer mit nach Hause gebracht, die ganze Wohnung verqualmt und das Bett eingesengt. An anderen Tagen spucke er ans Fenster, an einen Spiegel und berausche sich an den „wunderbaren" Mustern, die er auf diese Weise produziere.

Ferner habe er in die Badewanne und in den Briefkasten der Nachbarschaft gespuckt. Schließlich sei aufgefallen, daß er eine ungeheure Freßlust entwickelt hate. Er laufe verstört durch die Wohnung, verlege die Haushaltsgegenstände der Eltern mit seinen Sachen, so daß er sie nicht wiederfinde. Außerdem fühle er sich als Künstler zu höheren Aufgaben berufen. Eine weiße Tasse habe er für DM 5000,– verkaufen wollen. Er habe es nicht scherzhaft, sondern ernst vorgetragen. In den letzten Tagen sei ein Zucken in seinem Körper aufgefallen. Er sei plötzlich zusammengezuckt, als wenn er· elektrisiert worden sei. Als die kleine Schwester gefragt habe, warum er so wackele, habe er geantwortet: „Ich lebe nach dem Lustprinzip, ich kann so leben, wie es mir Spaß macht." Kürzlich sei er mit einem riesigen monströsen Hut herumgelaufen und habe um den Hals einen großen roten Bilderrahmen getragen.

Bei der stationären Aufnahme bot er ein ausgeprägtes hebephrenes Bild ohne Intoxikationszeichen. Das durch Haschisch und LSD ausgelöste delirant-amentielle Syndrom war abgeklungen. Es fielen vor allem abstruse Gedankengänge, eine völlige Kritiklosigkeit gegenüber dem eigenen Verhalten und inadäquate affektive Reaktionsweisen auf. Der weitere Verlauf ließ keinen Zweifel an einer schweren hebephrenen Psychose, die nach der Drogenintoxikation erst zur vollen Manifestation gelangt war.

3. Orientierungsstörungen

Die Orientierung war häufig nicht völlig aufgehoben, es bestanden lediglich eine deutliche Inkonstanz und Wechselhaftigkeit, so daß die Beurteilung erhebliche Schwierigkeiten bereiten konnte. Wir haben nur die eindeutig nachweisbaren Störungen der Orientierung (Tabelle 47) aufgeführt. Insgesamt ließ sich eine höhere Frequenz bei den psychotisch Erkrankten der Gruppe C erkennen.

Tabelle 47. Orientierungsstörungen

	I abs.	%	II abs.	%	III abs.	%	IV abs.	%	V abs.	%	VI abs.	%
Zeitlich	3	17	2	7	8	12,5	6	15	4	17	12	20
Örtlich	2	11	1	4	7	11	5	13	5	22	11	18
Situativ	2	11	1	4	6	9	3	8	3	13	10	16
Über die eigene Person	2	11	1	4	6	9	3	8	2	9	7	11
Andere			1	4								

Im Haschich-, LSD-, Meskalin- und Cocainrausch kommt es zu einer Dehnung des Zeiterlebens und Ausweitung, manchmal auch Verengung des Raumes. Räumliche Distanzen erscheinen größer und der Zeitfluß verlangsamt (Maier; Beringer 1927; Fraenkel u. Joel; Bromberg 1934, 1939; Stoll; Leuner 1962; Schultes 1969a, b; Hollister 1970b, 1971; Jaffe; J.P. Smith). Neben dem Gefühl der Zeitlosigkeit verschieben sich die Relationen zwischen Gegenwart, Vergangenheit und Zukunft. Die Zeit scheint still zu stehen und ewig zu sein. Das Erleben ist primär auf die Gegenwart ausgerichtet, hinter der die Vergangenheit und Zukunft verschwimmen. Der Zeitsinn ist verzerrt, insofern die abgelaufene Zeit überschätzt, d.h. länger wahrgenommen wird, als es der realen Zeit entspricht (Pietzcker). Bewegungsabläufe werden nicht mehr geordnet erfaßt. Vor allem im LSD-Rausch zerfließen Gegenstände, werden größer und kleiner und die Raumgrenzen verschieben sich. Auch bei der Amphetaminintoxikation kann es zu einer Suspendierung der zeitlichen Grenzen kommen (Kielholz et al. 1972).

Besonders gravierend waren bei einigen Patienten *zeitliche Orientierungsstörungen*, die nicht selten mit Veränderungen des Zeiterlebens und einer Beeinträchtigung der mnestischen Funktionen einhergingen. Es gelang oft nicht, aktuelle Ereignisse und anamnestische Daten zeitlich genau einzuordnen. Erinnerungen konnten nicht mehr angemessen koordiniert werden. Vor allem das Kurzzeitgedächtnis erschien beeinträchtigt, und die Denkvorgänge waren desintegriert (vgl. Melges et al.; Täschner 1979).Spezielle Phänomene eines beschleunigten, häufiger jedoch verlangsamten Zeiterlebens tauchten auf. Es zeigte sich eine auffallende Distanz zur eigenen Biographie mit einer traumhaften Realitätsferne. Gerade Störungen der zeitlichen Orientierung und Veränderungen des Zeiterlebens (19% in der Gruppe C und 13% in der Gruppe D) nehmen im psychopathologischen Erscheinungsbild jugendlicher Drogenkonsumenten einen besonders relevanten Stellenwert ein und markieren nicht nur spezifische Drogeneffekte, sondern eine tiefgreifende Distanzierung von der konkreten Realität mit der Flucht in eine traumhafte Scheinwelt, in der die Grenzen konkreter Gegenständlichkeit zu verschwimmen drohen. Es bedarf oft einer außerordentlichen Mühe, den zeitlichen Ablauf einzelner biographischer Ereignisse und der Drogenerlebnisse anamnestisch zu eruieren und in angemessener Reihenfolge darzustellen. Den Jugendlichen fehlt der Bezug zu realen Gegebenheiten und konkreten Fakten.

Örtliche und situative Orientierungsstörungen standen bei den Patienten der Gruppe D (10% bzw. 8%) meistens im Zusammenhang mit akuten Intoxikationen und klangen relativ schnell wieder ab. Die weiterhin psychotischen Patienten (Gruppe C) wiesen zu einem Teil auch unabhängig von akuten Intoxikationen Störungen der Orientierung auf. Sie konnten auch bei Flash-back-Syndromen beobachtet werden.

Personelle Desorientierungen traten etwas seltener auf. Für kurze Zeit wußte man nicht mehr, wer man ist. Es bestand in der Regel eine nur passagere autopsychische Unsicherheit der Orientierung oder kurzdauernde Desorientierung unter dem Einfluß von Haschisch oder LSD, die relativ schnell korrigiert werden konnte (8% in der Gruppe D und 11% in der Gruppe C).

4. Aufmerksamkeits- und Gedächtnisstörungen

Die intellektuellen Funktionen sind im Haschisch- und LSD-Rausch eingeschränkt. Die Merk- und Konzentrationsfähigkeit lassen nach, auch die Aufmerksamkeit, das Auffassungsvermögen und das Kurzzeitgedächtnis sind beeinträchtigt. Die Kritikfähigkeit und die Selbstkontrolle werden geringer. Diese Veränderungen sind vor allem bei Haschischkonsumenten beobachtet worden (Bouquet 1951; Eddy et al.; Vierth; Kieffer; Hollister 1970a, 1971; Herha 1971). Die Einschränkung der Wahrnehmungs- und Konzentrationsfähigkeit ist oft mit Störungen der Koordination und des Gedankenablaufs sowie der Insuffizienz verbunden, sich adäquat in die Umgebung einzuordnen (vgl. Anslinger; Melges et al.; Waskow et al.; Clark et al.; Abel; Angst et al. 1972; Kielholz et al. 1972b). Bei regelmäßigem Halluzinogen-Abusus kommt es zu einer Chronifizierung und Progredienz dieser Störungen.

Tabelle 48. Aufmerksamkeits- und Gedächtnisstörungen

	I abs.	%	II abs.	%	III abs.	%	IV abs.	%	V abs.	%	VI abs.	%
Auffassungsstörungen	3	17	7	25	20	31	12	31	12	52	32	52
Konzentrations- störungen	6	33	15	54	32	50	21	54	14	61	38	62
Merkfähigkeitsstörungen	2	9	4	14	10	16	8	21	7	30	31	51
Gedächtnisstörungen	2	9	2	7	9	14	7	18	6	26	27	44
Konfabulationen Andere	1	6	1	4	1	2	1	3	2	9	6	10

Relativ häufig traten in der anfänglichen Untersuchungssituation bei den Patienten der Gruppe D (28%), vor allem jedoch bei den psychotischen Jugendlichen der Gruppe C (50%) *Störungen der Auffassung* in Erscheinung ($p < 0{,}001$), die bei Drogenabstinenz schon nach kurzer Zeit zurückgingen, jedoch bei chronisch psychotischen Syndromen in mehreren Fällen relativ lange persistierten (Tabelle 48). Die Auffassung war verlangsamt oder verzögert, nur kurzzeitig angemessen und flüchtig, wechselte schnell oder war durch besondere wahnhafte und halluzinatorische Erlebnisse sowie Bewußtseinsstörungen eingeengt. Nach Abklingen der intoxikationsbedingten Veränderungen des Bewußtseins und der Orientierung sowie akuter paranoid-halluzinatorischer Phänomene blieben bei einigen Patienten Zeichen einer mangelnden Fähigkeit bestehen, reale Fakten und Zusammenhänge angemessen wahrzunehmen und in ihrer Bedeutung sinnvoll zu erfassen. Es war eine einerseits durch die Intoxikation und das psychotische Erleben bedingte, jedoch auch durch den ganzen Lebensstil verstärkte Distanzierung von der Realität eingetreten, die eine adäquate Apperzeption und Integration der Wahrnehmungserlebnisse in das Gesamterleben und den individuellen Erfahrungsbereich verhinderte.

Zeichneten sich tiefgreifende psychotische Entgleisungen ab, waren die Aufmerksamkeitsstörungen oft nur peripheres Element eines umfassenden psychotischen Geschehens, in dessen Mittelpunkt wahnhafte Erlebnisse und Icherlebensstörungen standen.

Einen besonderen Stellenwert nahmen *Störungen der Konzentration und Aufmerksamkeit* ein (50% in der Gruppe D und 62% in der Gruppe C). Die Patienten erschienen leicht zerstreut und ablenkbar. Oft waren sie auf bestimmte Gedanken oder drogeninduzierte halluzinatorische und wahnhafte Erlebnisse fixiert. Plötzliche Stimmungsschwankungen konnten auch die Aufmerksamkeit wechselhaft gestalten. Häufig waren die Patienten im Sinne der passiven Aufmerksamkeit von bestimmten Erlebnissen fasziniert, so daß die aktive Aufmerksamkeit im Sinne der Hinwendung zu konkreten Gegenständen und aktuellen Fragen erschwert und beeinträchtigt war.

Nur selten war eine verstärkte Aufmerksamkeit nach Weckaminabusus zu beobachten.

Störungen der Merkfähigkeit oder des Frischgedächtnisses (16% in der Gruppe D und 45% in der Gruppe C; $p < 0{,}001$) sind auf Erfahrungen der letzten Augenblicke oder Stunden bezogen, während die *Erinnerungsfähigkeit bzw. das Altgedächtnis* länger zurückliegende Erinnerungen beinhaltet. Oft war bei unseren Patienten die Reproduktionsfähigkeit beeinträchtigt, d.h. die gespeicherten Gedankeninhalte konnten nur

88

unzureichend wieder erinnert, „ekphoriert" werden. Die *Erinnerungsfähigkeit* (13% in der Gruppe D und 39% in der Gruppe C) wies vor allem bei den psychotischen Patienten der Gruppe C deutliche Lücken auf (p < 0,001).

Verschiedene Bereiche des psychischen Apparates ließen Veränderungen erkennen, unter denen die Gedächtnisfunktionen nur einen Teil ausmachten, die im Zusammenhang von Störungen der Wahrnehmungsfähigkeit, des Lernens etc. zu sehen waren. Bestimmte Erfahrungen schlugen keine Wurzeln mehr im Gesamterleben der Patienten oder wurden nur fragmentarisch in die eigene Persönlichkeitsentwicklung integriert.

Konfabulationen waren selten und in der Regel nur zu finden, wenn ausgeprägte Störungen des Gedächtnisses bestanden (3% in der Gruppe D und 7% in der Gruppe C). Die Aufmerksamkeits- und Gedächtnisstörungen ließen keine relevanten Unterschiede zwischen den Gruppen A und B sowie E und F erkennen.

5. Formale Denkstörungen

Bei jedem fünften Patienten der Gruppe D war der Gedankengang schleppend, *langsam* (22%); die Exploration verlief schwerfällig und mühsam (Tabelle 49). Mit der *Hemmung* des Denkens (12%) korrelierte oft eine allgemeine Antriebsarmut, eine depressive Verstimmung, oder sie war mit besonders starker Angst verbunden. Selten waren ausgesprochene *Sperrungen* des Gedankenganges (3%), bei denen ein plötzlicher Verlust des Fadens eintrat und das Gespräch ins Stocken geriet. Eine leichte *Einengung* des Gedankenablaufs (8% der Gruppe D) war vor allem bei einigen polyvalent Abhängigen (Gruppe B) zu erkennen und auf ein mäßiggradiges organisches Psychosyndrom bei längere Zeit bestehendem Suchtmittelabusus zurückzuführen. Mehrfach war der Denkablauf verzögert, während der ganzen Exploration trat kein Fließen des Gedankengangs in Erscheinung. Eine besondere *Umständlichkeit* des Gedankengangs (2%) oder ausgesprochene *Perseverationen* (2%) sahen wir seltener. Die Jugendlichen erschienen teilweise in ihren Denkabläufen unbeweglich, die Thematik war monoton, oft nur auf die alltäglichen Notwendigkeiten und die Drogenwelt beschränkt, es fehlten weitere Zielvorstellungen und eine Synopse verschiedener Erfahrungen unter relevanten Aspekten.

Tabelle 49. Formale Denkstörungen

	I abs.	%	II abs.	%	III abs.	%	IV abs.	%	V abs.	%	VI abs.	%
Gehemmt			7	25	8	12,5	3	8	6	26	16	26
Gesperrt			1	4			3	8	6	26	22	36
Verlangsamt	2	11	5	18	16	25	10	26	6	26	28	48
Eingeengt					8	12,5	4	10	7	30	24	39
Umständlich			2	7			1	3	3	13	10	16
Perseverierend					1	2	2	5			6	10
Beschleunigt, ideenflüchtig	2	11	7	25	6	9	6	15	8	35	19	31
Vorbeireden					3	5	1	3	6	26	23	38
Inkohärent, zerfahren	3	17	5	18	6	9	7	18	12	52	54	89
Gedankenabreißen	1	6	2	7	3	5	2	5	2	9	11	18
Andere											3	5

Die Thematik konnte kaum gewechselt werden, und das Gespräch ließ sich nicht farbenreich und realitätsnah gestalten.

Relativ häufig waren ein *beschleunigter bzw. ideenflüchtiger Gedankengang* (14%) und oft auch Zeichen einer *Zerfahrenheit* oder *Inkohärenz* (14%). Verschiedene Zielvorstellungen wechselten schnell, immer neue Gedanken, vor allem aus früheren Drogenerlebnissen, schränkten kontinuierliche logische Denkabfolgen ein.

Eine *Verlangsamung* des Gedankengangs war bei den polyvalent Abhängigen (Gruppe B) häufiger zu verzeichnen als bei den Halluzinogen-Konsumenten (25% gegenüber 15%), insbesondere auch eine Einengung des Gedankenablaufs (12% gegenüber 0%; $p < 0,05$), jedoch bestanden keine Unterschiede zwischen den Gruppen E und F. Dagegen ließ sich eine *Sperrung* des Gedankenganges (6% gegenüber 0%) auf der einen sowie eine *Beschleunigung* mit *Ideenflucht* (19% gegenüber 10%) und eine *Zerfahrenheit* und *Inkohärenz* (18% gegenüber 11%) auf der anderen Seite bei den Patienten mit chronischen bzw. rezidivierenden psychotischen Syndromen (Gruppe F) häufiger nachweisen als in der Gruppe E.

Einige Male beobachteten wir durch eine akute Haschischintoxikation ausgelöste Denkstörungen mit der Insuffizienz, Teilinhalte zu einem Ganzen zu integrieren, wobei häufig mnestische Störungen in Erscheinung traten. Die einzelnen Denkinhalte waren nur flüchtig und wechselten schnell; es entstand der Eindruck, daß die Gedanken abrissen. Ferner fiel eine deutliche Diskrepanz zwischen der subjektiv erlebten Klarheit und assoziativen Bereicherung auf, während objektiv der Gedankengang inhomogen, flüchtig, schnell wechselnd und manchmal sogar verwirrt erschien. Die lockere Sprunghaftigkeit und assoziative Fülle der Gedanken konnte sich bis zum Gedankenjagen oder zur Gedankenassoziation ausweiten. Auch im LSD-Rausch fehlte dem Gedankengang die Zielgerichtetheit, so daß die Gedankeninhalte nicht miteinander in einer adäquaten Beziehung standen. Partielle Denkinhalte wurden nicht mehr in eine zusammenfassende Gesamtschau sinnvoll integriert, da die übergreifende Antizipation verlorengegangen war. Die Denkinhalte erschienen assoziativ gelockert, isoliert und fragmentarisch. Das Erleben war nur dem Augenblick zugewandt. Das gerade Erfahrene, Gesehene oder Gehörte konnte abrupt wieder ausgeblendet werden, so daß das Denken immer wieder von zufälligen Geschehnissen bestimmt erschien.

Höhere und komplexe Denkfunktionen im Sinne des beziehenden Erfassens waren nicht mehr möglich. Gedanken- und Erlebnisinhalte verschwanden oft schon nach Sekunden, so daß eine auffallende Leere eintrat. Das schnelle Verblassen des gerade noch Wahrgenommenen ließ an manche ratlos-amentielle Syndrome Schizophrener denken (Gross et al. 1972).

Ferner traten Gedanken auf, die gar nicht willentlich intendiert waren, während es andererseits nicht möglich war, eigentlich erwünschte Gedanken präsent und mobilisierbar werden zu lassen. Halluzinogen-Konsumenten erlebten diese Veränderungen der Gedankenabläufe nicht unbedingt negativ, sie erwarteten sie manchmal sogar, während schizophrene Patienten bei initialen Denkstörungen ähnlicher Art stärker beunruhigt und verunsichert reagieren konnten (Täschner 1979).

Während die Halluzinogen-Konsumenten und polyvalent abhängigen Patienten (Gruppe D) nach der Intoxikation relativ schnell wieder abklingende formale Denkstörungen erkennen ließen, stellte sich das Bild bei den psychotisch Erkrankten der Gruppe C deutlich anders dar. Zeichen einer *Hemmung* (26%; $p < 0,02$), *Sperrung*

(37%; p < 0,001), *Verlangsamung* (40%; p < 0,01), *Einengung* (37%; p < 0,001) und *Umständlichkeit* (15%; p < 0,001) des Gedankengangs waren erheblich häufiger und gravierender. Eine besondere Bedeutung hatten auch die *Beschleunigung* des Gedankengangs bzw. die *Ideenflucht* (32%; p < 0,01), das *Vorbeireden* (35%; p < 0,001) und vor allem die *Denkzerfahrenheit bzw. -inkohärenz* (79%; p < 0,001). Auch das Symptom des *Gedankenabreißens* fand sich in dieser Gruppe häufiger (15%; p < 0,02).

Die genaue Beachtung formaler Denkstörungen, insbesondere der Zerfahrenheit (Beringer 1924, 1926; Berze u. Gruhle; C. Schneider; Piro; Spoerri; Flegel), kann schon einige differentialdiagnostische Rückschlüsse zulassen. Ihre Persistenz und Intensität wiesen bei unseren Patienten häufig schon im anfänglichen psychopathologischen Erscheinungsbild auf eine eigengesetzlich ablaufende psychotische Erkrankung hin. Heterogene Elemente wurden in unsinniger Weise zusammengefügt. Der Gedankengang wechselte häufig die Richtung, einmal begonnene Gedanken wurden von Nebengedanken verdrängt und verstellt. Eine strukturierende Spannung und logische Sequenz waren nicht mehr zu erkennen, passagere Impressionen, vielfältige Einfälle, eine Fülle von Assoziationen und auch unbewußte Elemente ließen die Gedanken immer nur in Ansätzen und Fragmenten aufbrechen und versanden. Einige Patienten schilderten eindrucksvoll, daß sie mit ihren Gedanken völlig „durcheinander" geraten seien, sie ihnen entglitten und abrissen.

Wir sahen unterschiedliche Grade von einer leichten, kaum deutlich in Erscheinung tretenden Zerfahrenheit bis hin zu schweren psychotischen Zustandsbildern, die teilweise von drogeninduzierten akuten organischen Psychosyndromen überlagert waren und in der Regel schon bald auf tieferliegende Störungen des gesamten Erlebens im Sinne einer psychotischen Desorganisation hinwiesen. Das Ich erschien in verschiedene Teile dissoziiert und ein homogenes Erleben nicht mehr möglich. Die Selbstidentität und ein geordnetes Weltbild waren verlorengegangen. Durch die Drogenintoxikation war eine eigengesetzlich ablaufende Psychose in Gang gesetzt oder in ihrem psychopathologischen Erscheinungsbild modifiziert worden.

6. Hypochondrie, Zwänge, Phobien

a) Hypochondrie. Relativ häufig waren, vor allem bei den männlichen Patienten, hypochondrische Symptome (Tabelle 50), die im Mittelpunkt des Beschwerdebildes stehen konnten und dann zur ambulanten oder stationären Behandlung Anlaß gaben (26% der Gruppe D und 13% der Gruppe C; p < 0,05). Die in der Entwicklungsphase der Pubertät und Adoleszenz oft intensive Beschäftigung mit körperlichen Veränderungen wurde bei unseren Patienten durch konflikthafte Situationen verstärkt und insbesondere durch Drogenerlebnisse zu tiefgreifenden hypochondrischen Reflexionen mit quälenden Befürchtungen ausgeweitet. Hinter den hypochondrischen Ängsten verbargen sich oft aggressive und sexuelle Impulse und Phantasien, die in der Therapie manifest wurden und ein charakteristisches phasenspezifisches Gepräge trugen.

Während nach dem AMP-System an dieser Stelle alle nichtwahnhaften hypochondrischen Phänomene aufgeführt werden, weichen wir hier davon ab, da es aufgrund der psychopathologischen Syndrome unserer Patienten angezeigt erscheint, die hypochondrischen Zustandsbilder im Zusammenhang der vielfältigen drogeninduzierten psychotischen Syndrome darzustellen, die zu den oft gravierenden hypochondrischen

Tabelle 50. Hypochondrie, Zwänge, Phobien

	I abs.	%	II abs.	%	III abs.	%	IV abs.	%	V abs.	%	VI abs.	%
Hypochondrie	4	22	16	57	7	11	12	31	1	4	10	16
Überwertige Ideen			2	7	2	3	4	10	4	17	17	28
Zwangsdenken	2	11	4	14	3	5	1	3	1	4	5	8
Zwangshandlungen	2	11	3	11			1	3	1	4	4	17
Zwangsimpulse			5	18			1	3	1	4	8	13
Phobien	3	13	17	61	11	17	19	49	7	30	23	38

Beschwerdebildern im engeren Sinne geführt hatten. Es waren oft komplexe körperliche Störungen mit wahnhaften und halluzinatorischen Erlebnissen ausgelöst worden, die dann letztlich in ein hypochondrisches Syndrom einmündeten.

Hier waren genaue psychopathologische Differenzierungen notwendig, weil sich oft verschiedene Symptome miteinander verbanden. Durch Halluzinogen-Erlebnisse konnten sich vielfältige coenästhetische Beschwerden im Sinne qualitativ eigenartiger Leibgefühle ohne das Kriterium des Gemachten entwickeln, wie sie Huber (1957a, 1976) bei schizophrenen Psychosen beschrieben hat. Auch im Rahmen primär neurotischer hypochondrischer Entwicklungen sahen wir ein Aufflackern früherer Drogenerlebnisse mit coenästhetischen Symptomen, Wahnphänomenen und Sinnestäuschungen, die vor allem als Flash-back-Phänomene das hypochondrische Beschwerdebild überlagerten oder immer wieder auslösten und verstärkten. Oft entstand die Befürchtung, eine schwere Krankheit zu haben, wodurch quälende Reflexionen in die Wege geleitet wurden (vgl. Skliar u. Iwanow; Ludlow; Scher; Schultes; Herha 1971).

Unsere Patienten berichteten über isolierte Körperschemastörungen, Vergrößerungen oder Verkleinerungen von Extremitäten oder des ganzen Körpers und ein abnormes Leiberleben. Teile des Körpers oder der ganze Körper wurden als besonders groß oder klein, schwebend leicht oder äußerst schwer, aber auch als fremd und dem eigenen Körper nicht zugehörig erlebt. Die Extremitäten erschienen verlängert oder verkürzt, partiell oder total vom Körper losgelöst. Die eigene Person wurde an einer anderen Stelle des Raumes wahrgenommen, als es der Realität entsprach (vgl. Joel u. Fränkel 1937; Angst 1970; Grinspoon; Herha 1974).

Leuner (1962) beschrieb die Komplexität der Erlebnisqualitäten insbesondere auch bei der „überwiegend leiblichen Erlebnisform des Rausches". Die körperlichen Beschwerden und hypochondrischen Befürchtungen wurden manchmal bizarr ausgestaltet und waren mit anderen Drogenerlebnissen verbunden. Hier bestanden Übergänge zu Sinnestäuschungen im Sinne von Körperhalluzinationen und Körpergefühlsstörungen. Häufig wurde über ein Trennungserlebnis zwischen Körper und Geist auf dem Halluzinogen-Trip berichtet, das sekundär zu quälenden Phobien und diffusen Ängsten geführt hatte. Man fühlte sich während des Rausches als Geistwesen, dem die Leiblichkeit verlorengegangen war. Dieses einerseits als befreiend und beglückend erlebte Gefühl der Lösung vom eigenen Körper schlug plötzlich um in panische Ängste, so daß eine tiefgreifende Störung in der Beziehung zum eigenen Körper eintrat. An die Stelle des angenehmen Gefühls zu schweben und von der leiblichen Schwere des Daseins befreit zu sein, trat die Befürchung, einen „Gehirnschlag" zu bekommen und tot umzufallen.

(II/82) Ein 27jähriger Student hat seit über 5 Jahren Haschisch geraucht, anfänglich in größeren Abständen, später regelmäßig. Er gibt an, insgesamt ungefähr 20 LSD-Trips eingeworfen zu haben, von denen einige Horror-Trips gerwesen seien. Einmal habe er auf dem Trip seinen Körper nicht mehr verspürt; er sei wie von seinem Körper befreit gewesen, jedoch dann in seinen Körper zurückgekehrt. Er habe sich im Kosmos aufgehalten und dabei ganz frei gefühlt. Es sei ein einmaliges Erlebnis gewesen. Auf dem Horror-Trip seien starke Unruhegefühle aufgetreten, er habe Todesängste gehabt, unter Skrupeln und Schuldgefühlen gelitten. Auf dem letzten Trip habe er befürchtet, einen Gehirnschlag zu bekommen. Da er es unter anderen Menschen nicht ausgehalten habe, sei er immer hektisch hin- und hergelaufen. Auch jetzt komme es noch zu Horror-Trip-Erlebnissen im Sinne von Flash-back-Phänomenen, doch seien sie in der Regel nicht so intensiv, er könne sich besser darauf einstellen und sie beeinflussen. Manchmal überfielen ihn starke Angstgefühle, von denen er sich nicht distanzieren könne. Er verspüre dann ein Knacken im Kopf und meine, daß in jedem Augenblick ein Gehirnschlag eintreten könne.

(II/52) Ein 23jähriger Student mit einer vierjährigen Halluzinogen-Anamnese berichtet, daß er seit drei Jahren unter starken Kopfschmerzen leide. Außerdem sei er überall verspannt, er könne einfach keine gelockerten Bewegungen mehr durchführen; sein Kiefer sei ständig gespannt, als ob er Nüsse knacken wolle. Irgendwie sei er schwerfälliger geworden. Sein Kreislauf sei „dickflüssig". Seine größte Angst sei, schizophren zu sein. Als er vor drei Jahren nach einem Horror-Trip „ausgeflippt" und in stationäre Behandlung gekommen sei, habe er kein Verhältnis mehr zu seinem Körper gehabt. Die Hände seien frei schwebend gewesen; er habe sich von seinem Körper getrennt gefühlt. Es sei ein „ekelhaftes Trennungsgefühl" gewesen. Immer wieder schleiche sich seit dieser Zeit ein komisches Gefühl ein, als ob ihm die Luft ausgehe. Er sei sehr unsicher und ängstlich und meine manchmal zu fallen. Seit dem Horror-Trip sei er eigentlich nie mehr innerlich ruhig geworden. Wenn er morgens aufwache, denke er: „Ach, jetzt fängt es schon wieder an". Manchmal möchte er am liebsten nicht mehr leben. Er befürchte auch, einen Hirntumor zu haben. Eigentlich habe er die Trips aus philosophischer Überzeugung genommen, dann habe er sich auf dem Trip verloren, d.h. er habe sich auf dem Trip ohne seinen Körper gesehen und erlebt. Jetzt wolle er ein neues Verhältnis zu seinem Körper erlangen. Er wisse nicht mehr, wo er sich lokalisieren solle. Über alle möglichen körperlichen Mißempfindungen reflektiere er stundenlang. Beim Nachdenken werde die Angst immer stärker.

Ausgesprochen häufig waren die hypochondrischen Befürchtungen primär auf den Kopf bezogen und wurden dann sekundär auf andere Körperbereiche ausgedehnt. Der Kopf habe sich verändert, etwas Schlimmes sei mit ihm passiert, ein „komisches" Gefühl, ein Vibrieren wie ein Strom, aber auch ein Knacken und Ziehen seien aufgetreten. Plötzlich habe man nach der Einnahme von Haschisch oder LSD einen „Knacks" im Kopf verspürt, wonach sich alles verändert habe.

Die körperlichen Beschwerden konnten mit panischen Ängsten, anfallsartigen Zuständen, aber auch paranoiden Befürchtungen und Beeinträchtigungserlebnissen verbunden sein. Einige Patienten hatten daraufhin immer wieder Trips eingenommen, weil sie meinten, dadurch die Ängste und Beklemmungsgefühle überwinden zu können. Mehrfach wurden schnelle stationäre Behandlungen notwendig, weil sich die Patienten nach dem Auftreten von Angstgefühlen und körperlichen Beschwerden immer weiter in panische Ausnahmezustände hineinsteigerten, so daß kurze therapeutische Interventionen nicht mehr ausreichten. Schließlich zweifelte man nicht mehr daran, an einer schweren Geisteskrankheit zu leiden, deren Symptome man in Lexika nachlas, bei sich bestätigt fand oder jederzeit erwartete.

(II/128) Ein 19jähriger Student, der unter starken Autoritätskonflikten mit seinem Vater litt, hatte erstmals vor einem halben Jahr Haschisch-Tee getrunken, wonach Angstzustände aufgetreten seien. Er habe zusammenhangloses Zeug geredet und beim zweiten Mal den Eindruck gehabt, daß er bestimmte Dinge, die er im Augenblick wahrnehme, schon früher einmal gesehen habe. Dabei hätten sich Kopfschmerzen und Zuckungen in den Armen eingestellt. Die Angst habe immer mehr zugenommen, und er sei ziemlich „durcheinander" gewesen, so daß er darum gebeten habe, die Messer aus seinem Zimmer zu entfernen, damit nichts passiere. Diese Beschwerden seien vor zwei Monaten nach Alkoholgenuß in verstärktem Maße aufgetreten. Er habe heftigste Kopfschmerzen verspürt, starke Angstgefühle gehabt und befürchtet, eine Gehirnblutung oder Krebs zu haben. Vor allem wenn er ins Licht gesehen habe, seien ein Knacken im Kopf und ein starkes Stechen aufgetreten. Im Laufe der nächsten Tage sei es zu Verkrampfungen von Armen und Beinen mit gelegentlichem Zucken gekommen. Ungefähr eine Woche später habe er ein vier Tage anhaltendes „Delirium" durchgemacht. Er habe gemeint, daß in seinem Kopf alles kaputt sei, als ob das Gehirn „ausgerenkt" sei. Dann habe er eine unheimliche Angst davor bekommen, daß er eine Geisteskrankheit haben könne. Darüber habe er sich Informationen aus Büchern beschafft und schließlich gedacht, daß man über ihn rede. Immerzu habe er darauf gewartet, daß er Töne oder Stimmen höre, die nicht aus seiner Umwelt stammten. Die Angst habe nicht nachgelassen, obwohl er sich immer wieder davon habe überzeugen können, daß alles, was er hörte, auch der Realität entsprochen habe. Nach vier Tagen sei diese Angst geringer geworden, jedoch sei er weiterhin unsicher gewesen und habe sich diesen Zustand nicht erklären können. Es seien Depersonalisationsphänomene aufgetreten. Manchmal habe er den Eindruck gehabt, er ginge zwei Schritte hinter sich und könne sich selber beobachten. Mal habe er ganz klar „durchblicken" können, dann wieder seien ihm die vergangenen Erlebnisse verwaschen und fremd vorgekommen. Es sei immer wieder ein Gefühl des Unwirklichen und Fremden aufgetreten, ferner habe er gemeint, daß sich irgend etwas ereignen müsse.

Im Laufe einer mehrwöchigen stationären Behandlung konnten die als sehr beängstigend erlebten Symptome in ihrer Herkunft als Flash-back-Phänomene geklärt werden, was zu einer deutlichen Beruhigung des Patienten führte. Die psychische Dimension körperlicher Beschwerden konnte besprochen und auch die familiäre Konfliktsituation mit dem Vater bearbeitet werden. Der Patient verließ völlig beschwerdefrei und ohne besondere psychopathologische Auffälligkeiten die Klinik.

Spezielle Drogenerlebnisse, die anfänglich als positiv beurteilt wurden, gingen später mit einer Fülle körperlicher Mißempfindungen und Beschwerden einher, die durch tiefgreifende Ängste und häufig wechselnde psychotische Phänomene modifiziert und verstärkt wurden. Die Harmonie leiblichen Erlebens schien völlig aus dem Gleichgewicht geraten zu sein. Immer wieder auftretende und sich ausweitende Beschwerden schienen die Befürchtung zu bestätigen, daß eine schwere Erkrankung dahinterstecken müsse.

Haschisch- und LSD-Erlebnisse waren manchmal mit Gefühlen des Allein- und Verlassenseins verbunden, die zu auslösenden Situationen für *herzphobische Syndrome* werden konnten. Fast regelmäßig ließen sich ambivalente Trennungskonflikte nachweisen (vgl. Bräutigam 1964; Kulenkampff u. Bauer 1960; Richter 1964; Richter u. Beckmann 1969). Auf dem Hintergrund einer in der Regel verwöhnenden mütterlichen Erziehung, die sich durch ängstliche Überbesorgtheit und die Verhinderung einer angemessenen Entwicklung von Autonomie und Frustrationstoleranz beim Kinde auszeichnete, wurden die oft abrupt und panikartig aufbrechenden herzphobischen Syndrome verständlich. Die Drogenerlebnisse ließen — analog den Versuchungs- und Versagenssituationen — die Trennungsambivalenz, die gegensätzlichen Phantasien der Bindung und Trennung manifest werden, da der Schutz durch die Abwehrmechanismen weitgehend wegfiel.

Bei zwei männlichen Patienten sahen wir schwere drogeninduzierte herzphobische Syndrome, die mit vielfältigen anderen Beschwerden und wechselnden Phobien verbunden waren.

b) Zwangssymptome. Halluzinogeninduzierte Erlebnisse können zu einer tiefgreifenden Verunsicherung führen, die die ständige Frage nach der eigenen Identität und der

Beständigkeit und Ordnung der Umwelt nach sich zieht. Das Denken und Fühlen erscheinen nicht mehr frei und in sich ruhend, sondern werden durch zwanghafte Reflexionen und Impulse gestört. Das Erleben seiner selbst sowie das Wahrnehmen der eigenen körperlichen Funktionen und die Kommunikation mit anderen Menschen verlieren an natürlicher Selbstverständlichkeit und lockerer Spontaneität, weil gleichsam alles in Frage gestellt und unsicher geworden ist, es keinen sicheren Ort in dieser Welt mehr zu geben scheint. Genau diese Situation führt zu zwanghaften und oft quälenden Grübeleien.

(II/52) Ein 23jähriger Student, der nach einer mehrjährigen Halluzinogen-Anamnese vor allem unter Angst- und Unsicherheitsgefühlen und ausgeprägten hypochondrischen Beschwerden im Rahmen einer schweren Identitätskrise leidet, sagt: „Meine grundlegende Frage ist eigentlich: Wer und was bin ich? Wenn ich tot bin, existiere ich genauso wie jetzt? Es ist so, als ob ich mich dauernd von außen betrachte. Ständig denke ich jetzt darüber nach, wie etwas ist, warum etwas ist etc. Es ist ein zwanghaftes Reflektieren. Wenn ich plötzlich spontan bin, denke ich „endlich spontan", dann ist die Spontaneität wieder weg".

(IV/21) Ein 21jähriges Mädchen mit einer 7jährigen polyvalenten Drogenanamnese berichtet, daß sie quälende „Denkstörungen" habe. Sie müsse manchmal ganz intensiv über todernste Gedanken grübeln, dann wieder genauso intensiv über Bagatellen. „Wenn ein Mensch meine Gedanken lesen könnte, denkt er, daß ich wahnsinnig bin." Sie könne ihre Gedanken nicht mehr richtig kontrollieren und beeinflussen. Alte Eindrücke und Erlebnisse würden wieder lebendig, wogegen sie sich nicht wehren könne. Vor allem bedrücke sie, daß sie gleichzeitig todernste und oberflächliche Gedanken habe. Das sei wie ein Zwang, dem sie nicht widerstehen könne, weshalb sie von der Angst geplagt werde, verrückt zu sein.

7% der Patienten der Gruppe D und auch der psychotisch Erkrankten (Gruppe C) ließen Zwangsdenken erkennen, während Zwangshandlungen (6% gegenüber 4% in der Gruppe D) und Zwangsimpulse (11% gegenüber 4%) bei den Patienten der Gruppe C etwas häufiger zu beobachten waren. Zwangsgedanken und -impulse erwuchsen einige Male aus psychotischen Drogenerlebnissen, die mit einem Ich-Verlust und Verschmelzungsphänomenen verbunden waren und zu einer totalen Verunsicherung geführt hatten. Die Rückkehr in die Realität ermöglichte nicht die Rückschau auf bereichernde Erfahrungen, sondern hinterließ das Gefühl, die Kontrolle über sich und die Beziehung zur Umwelt verloren zu haben. Es wurden unbewußte aggressive Impulse freigesetzt, die einen quälenden zwanghaften Charakter annehmen konnten.

(IV/10) Ein 21jähriger Student hat seit vier Jahren Haschisch in unterschiedlichen Abständen geraucht und bisher 15 LSD-Trips eingeworfen. Zuletzt seien Konzentrationsstörungen und Angstgefühle aufgetreten. Ein Haschischrausch vor einem halben Jahr sei sehr stark gewesen. Er sei mit seiner Freundin, die auch Haschisch geraucht habe, gleichsam zusammengeschmolzen. Niemand habe mehr gewußt, wer man sei. Es sei ein „totales Zusammensein" gewesen. Nach Haschisch habe er jetzt seine Gedanken nicht mehr unter Kontrolle. Seit einigen Monaten werde er von dem Zwangsgedanken geplagt, einen anderen Menschen umbringen zu sollen. Ferner habe er das Gefühl, einer schlechten Bestimmung zu unterliegen. Während er vor dem Drogenkonsum keinen Zweifel an sich gehabt habe und selbstbewußt gewesen sei, sei durch die Drogen eine starke Veränderung bei ihm eingetreten, so daß er manchmal nicht mehr „durchblicke". Kürzlich habe er sich im Spiegel angeschaut und tausend Charaktere in sich gesehen. Er habe sich selbst nicht mehr richtig erkannt. Durch die Trips sei er in „komische Bewußtseinsschichten" hineingeraten. Zwischendurch habe er immer wieder Zwangsgedanken, beispielsweise, daß sein Freund „schwul" sei; dadurch komme es zu Kommunikationsstörungen. Es falle ihm schwer, mehrere Gedanken miteinander zu verbinden und sich widerstreitende Gedanken auszutragen, da er in oft quälender Weise auf bestimmte Gedanken fixiert sei.

Wenn bei unseren Patienten Zwangsphänomene beschrieben wurden, beschränkten sie sich in der Regel nicht auf Zwangsgedanken oder -befürchtungen, sondern verbanden sich zumindest kurzzeitig mit Zwangsimpulsen oder selten auch Zwangshandlungen. Besonders eindrucksvoll waren zwanghafte Reflexionen über drogeninduzierte Erlebnisse. Sexuell- und aggressiv-triebhafte Impulse wurden im Drogenrausch kurzzeitig zur Manifestation gebracht, mußten jedoch wieder abgewehrt werden und leiteten in einigen Fällen quälende grüblerische Gedanken und Zwangsphänomene ein.

In Situationen starker Gefährdung oder Bedrohung, wie sie im akuten Drogenrausch gegeben sind, wenn die Auflösung des Persönlichkeitsgefüges" (Remschmidt 1975) befürchtet wird, können sich Zwangsphänomene entwickeln, die dann eine stabilisierende Funktion ausüben, insofern sie destruktive Tendenzen abwehren und Angstgefühle reduzieren.

Auf spezielle Zusammenhänge und Unterschiede zwischen Zwangsphänomenen und Suchtmittelabhängigkeit ist mehrfach hingewiesen worden (Simmel 1930; v. Gebsattel 1938; Matussek 1958; Wunnenberg; Rauchfleisch 1971).

Bei schizophrenen Psychosen können Zwangssyndrome eine unterschiedliche Bedeutung haben (Ch. Müller; Simko; J.E. Meyer 1972b; Liesenfeld; Feer; Süllwold). Eggers (1968) sah bei kindlichen Schizophrenen, daß phobische Störungen und Zwangssymptome einerseits nur passager und im Initialstadium der Psychose auftraten, während sie in anderen Fällen die Psychose über einen längeren Zeitraum „begleiteten", so daß ein Wechsel zwischen phobischer und Zwangssymptomatik entstand. Schließlich konnten die Zwangsphänomene auch jahrelang ohne begleitende psychotische Symptomatik bestehen, bis es schließlich zur Manifestation der Psychose kam.

Eine ausgesprochene Zwangssymptomatik fanden wir bei unseren Patienten weder in der prämorbiden Persönlichkeitsentwicklung der Patienten der Gruppe D noch bei den später psychotisch Erkrankten der Gruppe C. Lediglich war die Neigung zu grüblerischen Reflexionen und zwanghaften Befürchtungen bei einigen Patienten mit einer im Rahmen des Drogenabusus manifestierten schizophrenen Psychose stärker ausgeprägt (s. Abschnitt G.VIII.4–8.).

c) *Phobien.* Einen zentralen Stellenwert in dem Erscheinungsbild drogeninduzierter psychopathologischer Syndrome nahmen phobische Zustände ein, über die mehr als ein Drittel unserer Patienten berichtete (34% in der Gruppe D und 36% in der Gruppe C). Häufig ließ sich beobachten, wie es nach schon längere Zeit bestehenden positiven Drogenerlebnissen plötzlich zum Umbruch in tiefe Ängste mit vielfältigen Beschwerden und dramatischen Krisensituationen gekommen war. Neurotische Störungen und phasenspezifische Konflikte wurden durch Haschisch- oder LSD-Erlebnisse verstärkt und traten dann nicht selten in akuten psychopathologischen Syndromen in Erscheinung. Die ohnehin gestörte Beziehung zu sich und der Umwelt erfuhr eine Zuspitzung und wurde durch unverarbeitete und nicht in die Persönlichkeitsentwicklung integrierte psychotische Drogenerlebnisse, die immer stark angstbesetzt waren, unterhalten und vertieft. Das anfänglich durch Halluzinogene ausgelöste oder verstärkte Gefühl der Selbstsicherheit schlug um in tiefe Depression und quälende Angst. Innerhalb der breiten Skala phobischer Syndrome mit oft panikartigem Charakter traten besonders häufig Trip-Phobien auf, also Ängste vor Flash-back-Phänomenen, die frühere Horror-Trip-Erlebnisse wieder aufflackern ließen.

(IV/30) Eine 21jährige Patientin hat vor vier Jahren mit dem Haschischrauchen begonnen, wonach sie im allgemeinen ruhig und zufrieden gewesen sei. Vor allem habe sie gut schlafen können. Tagsüber habe sie Weckamine geschluckt, oft 6 Captagon täglich. Seit drei Jahren habe sie insgesamt ungefähr 80 LSD-Trips eingeworfen. Es seien vor allem „Farben-Trips" gewesen. Auf den letzten Trips sei es zu Horror-Erlebnissen gekommen, weshalb sie seit einem Jahr keine Drogen mehr eingenommen habe. Jedoch leide sie weiterhin unter Angstgefühlen, die mit Herzklopfen und Luftnot verbunden seien. Vor einigen Wochen sei es zu einem Flash-back gekommen. Sie habe Farbhalluzinationen und Angstzustände gehabt, Gesichter gesehen und sich auf den Boden geworfen. Jetzt habe sie alle drei bis vier Tage Angstzustände. Sie lebe in der ständigen Angst vor einem Echo-Trip. Manchmal fühle sie sich beobachtet; sie meine, die Leute lachten oder redeten über sie oder schauten sie dumm an. Mehrfach sei es zu unerträglichen Angstgefühlen mit Luftnot und Schweißausbrüchen gekommen. Auf den früheren Horror-Trips habe sie verzerrte Gestalten gesehen und wie eine „Verrückte" geheult. Es habe sich dann bei ihr die Befürchtung entwickelt, daß ein solcher Trip ein Dauerzustand werden könne. Schon morgens wache sie unruhig auf, habe Herzklopfen und meine, sterben zu müssen. Auf Straßen und Plätzen werde sie von Angstgefühlen überfallen, so daß sie manchmal nicht aus dem Hause gehen könne.

Bei stark neurotisch gestörten Jugendlichen konnten schon die ersten Trips panische Angstzustände auslösen. Es entstand eine ausgeprägte Haschisch- und LSD-Phobie, so daß jeder Kontakt mit Drogenkonsumenten vermieden wurde.

(II/32) Ein 14jähriges Mädchen gibt an, daß sie seit eineinhalb Jahren mehrfach Haschisch geraucht und vor kurzem ihren ersten Trip eingenommen habe, wonach sie „ausgeklinkt" sei. Man habe ihr jedoch ein Medikament verabreicht, so daß der Trip noch einigermaßen gut verlaufen sei. Vor einer Woche habe sie ihren zweiten Trip eingenommen und sei auf den Horror gekommen. Sie habe optische und akustische Halluzinationen gehabt, vor allem habe sie Fratzengesichter gesehen. Dann seien schreckliche Angstgefühle aufgetreten. Ihre Beine seien wie gelähmt gewesen. Sie habe nicht mehr aus und ein gewußt. Die Personen auf den Bildern in ihrem Zimmer hätten sich in grauenhafter Weise verändert. Die Augen seien aus dem Kopf hervorgetreten, und die Zunge sei hervorgequollen. Vor lauter Angst habe sie aus dem Fenster springen oder sich eine Hand abhacken wollen. Nachts habe sie nicht mehr alleine schlafen können.

Während des stationären Klinikaufenthaltes klagt das Mädchen darüber, daß es abends und nachts noch zu quälenden Ängsten komme, vor allem sehe sie Bilder, die sie nicht beherrschen könne. An einem Abend weint die Patientin, läuft unruhig und schwankend über die Station, setzt sich auf den Fußboden und sagt ständig, daß sie „ausklinke". Später gibt sie an, daß das flackernde Bild des Fernsehers plötzlich bunt geworden sei. Sie habe gemeint, daß ihre Arme und Beine „weg seien". Die Fußspitze sei verschwunden gewesen, wenn sie darauf geschaut habe. Sie sei von einer schrecklichen Angst überfallen worden und habe aus dem Fenster springen wollen. Ihre Gedanken seien immer durcheinander gegangen, sie habe nicht mehr gewußt, was sie gesagt habe.

In den folgenden drei Jahren litt das Mädchen noch unter Angstgefühlen diffuser Art und entwickelte eine Phobie vor Haschisch und LSD mit zwanghaften Zügen, so daß sie sich schon waschen und ihre Kleider wechseln mußte, wenn sie mit Drogenkonsumenten in Berührung gekommen war. Gespräche über Drogen lösten bei ihr eine panische Angst vor erneuten Horror-Trip-Erlebnissen aus.

Fast regelmäßig ließen sich hinter der durch den Drogenabusus ausgelösten phobischen und angstneurotischen Symptomatik verborgene Konflikte erkennen, die abgewehrt und durch spezielle Drogenerlebnisse manifest geworden waren. Die Angstsymptomatik war nicht immer objektgebunden, sondern hatte auch einen frei flottierenden Charakter, war eher diffus und wechselhaft und konnte durch sehr verschiedene Anlässe wieder provoziert werden. Besonders häufig ließ sich eine ausgeprägte Angst vor der Persistenz von Symptomen nachweisen, die im Rahmen des Drogenabusus temporär aufgetreten waren.

d) Spezielle Beobachtungen in der Gruppe D. Hypochondrische Beschwerden wurden von den Halluzinogen-Konsumenten (Gruppe A) erheblich häufiger angegeben als von den polyvalent Abhängigen (Gruppe B) (43% gegenüber 18%; p < 0,01), ebenfalls Zwangsphänomene: Zwangsgedanken (13% gegenüber 4%), Zwangshandlungen (11% gegenüber 1%; p < 0,02), Zwangsimpulse (11% gegenüber 1%; p < 0,02) und Phobien (43% gegenüber 29%). Es ist denkbar, daß die unter Halluzinogenen aufgetretenen hypochondrischen, anankastischen und phobischen Symptome durch die Einnahme anderer Drogen, vor allem von Opiaten, schon eine Reduktion erfahren hatten. Auffallend war ferner, daß die Chronifizierung oder die Häufigkeit von psychotischen Rezidiven (Gruppe F) mit einer Progredienz hypochondrischer (42% gegenüber 13% in der Gruppe E; p < 0,001) und phobischer (54% gegenüber 17% in der Gruppe E; p < 0,001), teilweise auch zwanghafter Phänomene (Zwangshandlungen: p < 0,05; Zwangsimpulse: p < 0,02) einherging. Dieser Befund weist darauf hin, daß jugendliche Drogenkonsumenten mit häufigen neurotischen — vor allem hypochondrischen, phobischen und zwanghaften — Symptomen, die durch den Drogenabusus ausgelöst oder verstärkt worden sind, auch vermehrt zur Chronifizierung psychotischer Drogenerlebnisse, vor allem von Horror-Trip-Phänomenen bzw. zu Rezidiven im Sinne von Flash-back-Syndromen und paranoiden Erlebnisreaktionen neigen.

7. Wahn

Wenn auch die Wahnthematik einen besonders breiten Raum in der Gruppe der eigengesetzlich ablaufenden Psychosen (Gruppe C) einnimmt, so fällt doch auf, daß eine ganze Reihe der Patienten der Gruppe D eine oft quälende Wahnsymptomatik bot. 9% der Gruppe D zeigte eine Wahnstimmung, 7% berichtete über Wahneinfälle, 3% ließ Zeichen einer Wahndynamik, 2% eine angedeutete Systematisierung des Wahns erkennen; ausgesprochen häufig waren eine Beziehungs- (25,5%), Beeinträchtigungs- und Verfolgungswahn (20%).

Wahnphänomene waren bei den Halluzinogen-Konsumenten (Gruppe A), die lediglich etwas häufiger eine Wahnstimmung zeigten, und den polyvalent Abhängigen

Tabelle 51. Wahn

	I abs.	%	II abs.	%	III abs.	%	IV abs.	%	V abs.	%	VI abs.	%
Wahnstimmung	2	11	5	18	1	2	5	13	8	35	37	61
Wahnwahrnehmung					2	3	3	8	3	13	25	41
Wahneinfall/ -gedanken			4	14	3	5	3	8	5	22	33	54
Wahndynamik			2	7			3	8	3	13	24	39
Systematisierter Wahn			1	4			2	5	2	9	18	30
Verarmungswahn											1	2
Größenwahn	1	6			2	7	3	8	1	4	12	20
Beziehungswahn	5	28	8	29	10	16	15	38	10	43	42	69
Beeinträchtigungs-, Verfolgungswahn	3	17	7	25	8	12,5	12	31	7	30	36	59
Eifersuchtswahn							1	3	1	4	1	2
Anderer Wahn											3	5

(Gruppe B) ungefähr gleich häufig aufgetreten. Dagegen ließen sich bei den Gruppen E und F einige deutliche Differenzen nachweisen. Zeichen einer Wahndynamik und Systematisierung des Wahns traten nur kurzzeitig bei Patienten mit akuten psychotischen Episoden auf (Gruppe E) und ließen keine Chronifizierungstendenz erkennen. Dagegen waren eine Wahnstimmung (15% gegenüber 4%; p < 0,05), Wahneinfälle und -gedanken (10% gegenüber 4%) sowie Zeichen eines Beziehungs- (34% gegenüber 23%; p < 0,05), Beeinträchtigungs- und Verfolgungswahns (28% gegenüber 13%; p < 0,05) bei den Patienten mit chronischen bzw. rezidivierenden psychotischen Phänomenen (Gruppe F) häufiger zu beobachten als in der Gruppe E.

Wahnerlebnisse unter Halluzinogenen weisen in der Regel keine Systematisierungstendenz auf und sind häufig von den Wahnerlebnissen bei der Schizophrenie zu unterscheiden (Rinkel et al. 1952; Sandison et al.; Leuner 1962). Jedoch sind klare Abgrenzungen manchmal schwierig und bei einer Chronifizierungstendenz der Symptomatik oft unmöglich. Lediglich die Beurteilung des Gesamtbefundes bei längerer Verlaufsbeobachtung und unter Berücksichtigung eventuell erneuter Drogeneinnahme bzw. sicherer Drogenabstinenz kann dann zu einer weiteren Klärung verhelfen (zur Definition des Wahns, vor allem zur Differenzierung zwischen wahnhaftem und wahnähnlichem Erleben, „endogen unterbauten wahnartigen (paranoiden) Reaktionen" vgl. Huber u. Gross 1977).

Oft hatten die drogeninduzierten Erlebnisse bei unserem Patienten einen „wahnähnlichen" (K. Schneider) Charakter und bildeten sich noch nicht zu einem eigentlichen Wahn mit subjektiver Gewißheit, Unkorrigierbarkeit sowie Unmöglichkeit des Inhalts aus (Jaspers). Das Verschwimmen der Ich-Umwelt-Grenzen, die zunehmende Insuffizienz, zwischen Realität und Irrealität zu unterscheiden und die vor allem im Rahmen von Horror-Trips aufbrechenden Ängste waren mit einer „Wahnspannung" oder „Wahnstimmung" verbunden, die unterschiedliche Grade und Schattierungen erkennen ließen.

Es waren bei unseren Patienten kontinuierliche Übergänge zu beobachten, die von passageren, durch die Intoxikation unmittelbar ausgelösten und danach schnell wieder abklingenden bis hin zu unkorrigierbaren Wahnerlebnissen reichten und dann als gewisse, keiner kritischen Reflexion mehr zugängliche Erfahrungen persistierten. Einige Jugendliche schilderten sehr eindrucksvoll, wie sich eine progrediente Insuffizienz zum „Wechsel des Bezugssystems", zur „kopernikanischen Wende" (Conrad 1958) einstellte und sie sich in immer stärkerem Maße als Gefangene ihrer selbst und der bedrohlich veränderten Umwelt erlebten. Ein sich schon im anfänglichen psychopathologischen Erscheinungsbild abzeichnendes Wahnsystem mit der Tendenz, Verbindungen und Zusammenhänge zwischen den einzelnen Wahnwahrnehmungen, wahnähnlichen, oft paranoiden Reaktionen, Wahneinfällen und -gedanken herzustellen und eine sich entwickelnde Wahnarbeit und -dynamik mit vielfältigen Verknüpfungen der wahnhaften Erlebnisse fanden wir mehrfach bei den eigengesetzlich ablaufenden Psychosen (Gruppe C). Eine vollständige Unkorrigierbarkeit sowie eine absolute Gewißheit des Wahns ließen sich vor allem bei diesen Patienten nachweisen. Jedoch konnten wir vielfältige Grade und Abstufungen eines Zweifels und kritischen Reflektierens mit partieller Distanzierung und oft progredienter Korrektur der Wahnphänomene beobachten, wie sie bei Schizophrenen häufig zu finden sind. Der Gewißheitsgrad der Wahnphänomene erschien oft variabel und fluktuierend.

Gerade die paranoide Symptomatik bedarf bei jugendlichen Drogenkonsumenten einer genauen Differenzierung. Die durch Rauschdrogen ausgelösten Angstzustände mit oft panikartiger Zuspitzung können einerseits primär mit hochakuten, aus der Intoxikation erwachsenden paranoiden Symptomen verbunden sein, andererseits lassen sich auch sekundäre, nach Abklingen der Intoxikation weiterhin auftretende „abnorme paranoide Erlebnisreaktionen" (Huber u. Gross 1977) beobachten, in denen die ganze Umgebung als bedrohlich, gefährlich und feindselig erlebt wird. Die Chronifizierung der Angst kann zu einer Persistenz paranoider Symptome führen, von denen eine zumindest passagere Distanzierung mit partieller oder vollständiger Korrektur möglich erscheint. Diese nach Abklingen der akuten drogeninduzierten paranoiden und halluzinatorischen Syndrome weiterhin nachweisbaren, oft chronifizierten abnormen paranoiden Erlebnisreaktionen auf der Basis tiefgreifender, durch den Drogenabusus ausgelöster Ängste sind genau zu beachten und von drogenunabhängigen, im Rahmen eigengesetzlich ablaufender Psychosen weiterhin bestehenden oder neu auftretenden Wahnsymptomen zu trennen.

(IV/161) Ein 19jähriger Bundeswehrsoldat hat seit drei Jahren Haschisch geraucht, in der Regel mehrfach wöchentlich, manchmal „ziemlich viel". Außerdem berichtet er, daß er regelmäßig Alkohol getrunken und einen zeitweiligen Tablettenabusus betrieben habe. Ferner habe er 20 LSD-Trips eingeworfen. Während die Wirkung anfänglich sehr angenehm gewesen sei, habe er seit dem letzten Trip vor einem halben Jahr eine Veränderung bei sich festgestellt. Der letzte Trip sei einfach „brutal" gewesen. Er habe am Rande des Wahnsinns gestanden. Nach ungefähr 8 Stunden habe der Trip aufgehört. Jedoch habe er seit dieser Zeit einen „kleinen" Verfolgungswahn, der in bestimmten Situationen besonders intensiv werde. Er fühle sich von anderen Leuten beobachtet, habe unter anderen Menschen ausgeprägte Ängste, so daß er manchmal „ausflippe". Er meine sogar, andere Leute dächten von ihm, daß er schwul sei.

Mehrfach konnten wir beobachten, daß sich nach exzessivem LSD-Abusus ein über einige Wochen anhaltendes, vorwiegend paranoides Syndrom entwickelt hatte, das schließlich folgenlos abklang und nur nach erneutem Drogenabusus exacerbierte. Bemerkenswert war, daß einige Patienten ihre quälenden Ängste und paranoiden Befürchtungen mit erneutem und oft gesteigertem Drogenkonsum zu „therapieren" versuchten, bis schließlich die stationäre Einweisung in die Wege geleitet werden mußte.

(IV/123) Ein 21jähriger Lehrling berichtet über eine fünfjährige Haschisch-, LSD-, Weckamin- und Opiatanamnese. Das Fixen sei ihm nicht besonders gut bekommen; auch habe er viele Bad-Trips gehabt. Trotzdem habe er zuletzt wieder Weckamine, vor allem jedoch LSD eingenommen, einige Male auch Heroin „gesneeft". Zwei Tage vor der Aufnahme habe er den letzten LSD-Trip eingeworfen, in den Wochen vorher an manchen Tagen drei bis fünf Trips. Anfänglich hätten ihm Haschisch und LSD ausgesprochen gut gefallen. Durch die Trips habe er sich in seinem Erleben kolossal bereichert gefühlt. Er habe phantastische optische Erlebnisse gehabt und sei in der Lage gewesen, Musik in einer ganz anderen Intensität zu erleben und vor allem alles „miese Drumherum" zu vergessen. Auch während seiner mehrmonatigen Inhaftierung habe er noch Drogen für das so ziemlich Beste im Leben gehalten. In den letzten Wochen seien jedoch im Anschluß an die Trips sehr quälende Zustände aufgetreten. Er habe das Gefühl gehabt, auf der Straße beobachtet zu werden. Taxifahrer kontrollierten, wohin er gehe etc. Auch in der Wohngemeinschaft, in der er jetzt sei, habe er das Gefühl, daß man bestimmte Dinge nur seinetwegen mache und ihn beobachte. Außerdem meine er, daß jeder ihm überlegen sei, er sei zu überhaupt nichts mehr nütze, alle blickten auf ihn herab. Manchmal seien auch seine Gedanken laut geworden; er habe abends geglaubt, sich mit seinem Freund in Rede und Gegenrede zu unterhalten. Viele Dinge, vor allem im Fernsehen, hätten direkt mit ihm zu tun. Alles was er denke und fühle, sei anderen Menschen bekannt. Sie wüßten zu jeder Zeit, was denke und tue.

Das psychotische Bild klang im Rahmen einer stationären Behandlung nach einigen Tagen ab. Es wurde nach wenigen Wochen eine Langzeittherapie in einer Spezialeinrichtung für Drogenabhängige begonnen. Psychotische Symptome traten nicht mehr auf.

Bei diesem Patienten waren zu den paranoiden Symptomen noch kurzzeitig andere psychotische Phänomene wie Gedankenlautwerden, Gedankenausbreitung und akustische Halluzinationen hinzugetreten. Es handelte sich um eine symptomatische Psychose mit einem schizophrenen Erscheinungsbild, das bei einem auffallend labilen und haltschwachen Jugendlichen nach exzessivem Halluzinogenabusus aufgetreten und nach wenigen Tagen folgenlos abgeklungen war. Im Vordergrund des psychopathologischen Bildes stand weiterhin eine ausgeprägte Suchtproblematik, auf die die weitere Therapie ausgerichtet war.

Durch die unkontrollierte Einnahme von Halluzinogenen bei vor allem hochgradig Drogenabhängigen sollten nicht nur angenehme Erlebnisse provoziert werden, sondern einige Jugendliche erstrebten auch einen Zustand des „Ausgeflipptseins". Völlig wahl- und kritiklos wurden Drogen eingenommen, um verschiedene Rauschzustände zu erlangen, wobei man sich mit abnormen Erlebnissen und ekstatischen Ausnahmezuständen gegenseitig zu übertreffen versuchte. Oft persistierte nach solchen akuten toxischen Zustandsbildern über längere Zeit ein psychotisches Syndrom.

(IV/26) Ein 19jähriger, arbeitsloser Patient, der wegen einer schweren Drogenabhängigkeit schon mehrfach in verschiedenen Kliniken stationär behandelt worden und schon mehrere Monate in einer Justizvollzugsanstalt war, berichtet, daß er sich seit längerer Zeit unsicher und ängstlich fühle, weshalb er wieder Opiate gespritzt und andere Drogen eingenommen habe. Neben einer hochgradigen Drogenabhängigkeit fielen viele Beziehungsideen und andere psychotische Symptome auf. Er meine oft, daß andere Leute seine Gedanken lesen und weitergeben könnten. Das frustriere ihn, da er dann kein „Gehirnkästchen" mehr habe. Durch erneuten Drogenkonsum sei es nur noch schlimmer geworden. Er habe vielleicht 200 LSD-Trips eingenommen, die letzten 50 seien alle Horror-Trips gewesen. Mehrfach habe er gemeint, daß er sterbe. Er sei völlig durcheinander gewesen, seine Gedanken hätten sich nur so überschlagen. Einmal habe er 6 Trips auf einmal eingeworfen; dann sei er drei Tage „voll drauf" gewesen. Diesen Zustand habe er erstrebt; er habe richtig ausflippen wollen. Es sei eine Gedankenleere aufgetreten, bis dann die normalen Gedanken zurückgekehrt seien. Auf den Trips habe er per Telepathie mit anderen kommuniziert. Das Musizieren sei durch telepathischen Kontakt mit anderen besser gewesen. Jetzt sei er jedoch total verunsichert, er wisse nicht mehr, wie er sich zu verhalten und zu bewegen habe. Vieles sei auf ihn bezogen und für ihn bestimmt. Andere Leute wüßten seine Gedanken, es sei egal, wie weit sie von ihm entfernt seien. Einige bekämen alles mit, andere nur gewisse Bereiche, er stufe ab. Andere Leute machten sich über ihn lustig. Einmal habe er gemeint, daß ein Hund ihn auslache.
Noch nach wenigen Wochen waren leichte floride Restsymptome zu erkennen, die jedoch nicht kontinuierlich bestanden, sondern in einem Zeitraum von mehreren Tagen wieder kurzzeitig aufflackerten. Wegen erneuten Drogenrückfalls und wiederholter krimineller Delikte scheiterte eine in die Wege geleitete Langzeittherapie, so daß der Patient wieder inhaftiert wurde.

Chronische paranoid-halluzinatorische Syndrome sahen wir auch nach ausgeprägtem Weckaminabusus. Einige Patienten zeigten vorwiegend halluzinatorische Erlebnisse, andere paranoide Gedanken und Befürchtungen oder ließen in gleicher Ausprägung paranoide und halluzinatorische Phänomene erkennen, während nur einmal ein primär delirantes Syndrom in Erscheinung trat. Die Patienten berichteten, wie sich allmählich ein ängstlich-mißtrauisches Verhalten entwickelt hatte und schließlich immer häufiger Beziehungsideen, paranoide Gedanken und Beeinträchtigungserlebnisse hinzutraten. Zwar führte erneuter Weckaminabusus manchmal zu einer kurzzeitigen Besserung mit Euphorisierung und Antriebssteigerung, jedoch kam es in zunehmendem Maße zu einer

Einschränkung der Wahrnehmungsfähigkeit und Entfremdungserlebnissen, die einen Kontrollverlust einleiten und panische Ängste auslösen konnten. Schließlich bildeten sich vorwiegend halluzinoseähnliche Bilder und paranoide Syndrome, die zu schweren Suizidversuchen führen konnten.

(IV/31) Eine 25jährige Krankenschwester, die an einer neurotischen Depression leidet, hat seit 5 Jahren Captagon eingenommen, zuletzt bis zu 20 Tabletten täglich. Sie habe sich einsam und alleine gefühlt und unter depressiven Verstimmungen gelitten. Alle Versuche, die Einnahme von Captagon ganz zu beenden, seien gescheitert; sie sei dann launisch, mürrisch und depressiv gewesen. Sie versuche, die Dosis zu reduzieren, müsse jedoch immer mindestens 5 Schlaftabletten einnehmen, um abends überhaupt einschlafen zu können. Vor drei Jahren habe sie einen Suizidversuch unternommen. Sie habe Stimmen gehört, was in den letzten Jahren immer noch mal wieder aufgetreten sei. Vor drei Jahren sei es ganz schlimm gewesen. Sie habe es zuhause nicht mehr ausgehalten und sich beobachtet und verfolgt gefühlt. Abends nach der Arbeit sei sie unruhig gewesen und habe am ganzen Körper gezittert. Schließlich habe sie ständig Stimmen von Verwandten gehört; am unangenehmsten sei das Gefühl gewesen, von allen Seiten beobachtet zu werden. In ihrer Verzweiflung habe sie schließlich 60 Schlaftabletten eingenommen und sei 2 Tage bewußtlos gewesen. In den letzten drei Jahren habe sie immer wieder Stimmen gehört; es sei jedoch erträglich gewesen.

Bei einigen Patienten mit einer sich schon deutlich abzeichnenden toxischen Wesensänderung und ausgeprägten Verwahrlosungserscheinungen aufgrund eines langjährigen, in der Regel polyvalenten Drogenabusus beobachteten wir immer wieder ein Aufflackern vor allem paranoider Symptome. Es konnte davon ausgegangen werden, daß vorher relativ regelmäßig Drogen eingenommen wurden, die die Symptome exacerbieren ließen, jedoch war oft nicht sicher zu entscheiden, ob spezielle Drogen zur Provokation des früher durch LSD oder Weckamine ausgelösten paranoiden Syndroms geführt hatten. Es zeigte sich mehrfach, daß verschiedene Drogen einschließlich Alkohol die latent vorhandene Symptomatik zur Manifestation brachten, wobei sich die Inhalte der Wahnthematik gegenüber früheren Befunden kaum änderten.

(IV/47) Ein 24jähriger Hilfsarbeiter – uneheliches Kind, nur in Heimen aufgewachsen – hat vor 8 Jahren mit dem Haschischrauchen begonnen, dann über 100 LSD-Trips eingeworfen, vor 6 Jahren erstmals Opiate und Weckamine gespritzt. Er berichtet, daß er durch Ritalin mehr Energie gehabt, besser habe reden können und nicht mehr so depressiv gewesen sei. Andererseits habe er unter Suizidgedanken gelitten.
Nach der Abbüßung einer Haftstrafe habe er in einer Wohngemeinschaft gelebt, in der er wegen auffälliger Verhaltensweisen zuletzt nicht mehr tragbar gewesen sei.
Er sei sehr mißtrauisch gewesen, habe Löcher in dem Hause zugeklebt, weil dort Minispione sein könnten. Als er am Bahnhof einen Schwulen getroffen habe, sei ihm klar gewesen, daß man ihn testen wolle, ob er schwul sei. Immer habe er Minispione gesehen, gehört oder gefühlt. Außerdem habe er Stimmen wahrgenommen, die sich über ihn lustig gemacht hätten. Er glaube auch heute noch, daß manches der Wahrheit entspreche. Seit nunmehr vier Jahren fühle er sich in wechselnden Abständen beobachtet. Er sei Opfer eines sehr differenzierten Beobachtungssystems. In der Klinik seien die Mitpatienten im Grunde verkleidete Psychologen und Minispione, die ihn lächerlich und letztlich „kaputt" machen wollten.
Im Rahmen einer mehrmonatigen stationären Behandlung war die paranoide Symptomatik ganz zurückgegangen. Nach der Entlassung spritzte sich der Patient erneut Pervitin in hohen Dosen, woraufhin die paranoide Symptomatik exacerbierte. Er gab an, daß er Stimmen höre und Mikrophone sehe, durch die er sexuell stimuliert werden. An den Mikrophonen seien hauchdünne Kabel angebracht, die man kaum wahrnehmen könne. Er bezweifle nicht mehr, daß andere seine Gedanken lesen könnten. Auch der Referent stecke mit den anderen unter einer Decke. Manchmal sei ihm alles egal; er könne doch nichts mehr daran ändern, daß er schon so lange beobachtet werde.

Auch nach einer weiteren stationären und ambulanten Therapie äußerte der Patient noch manchmal paranoide Gedanken. Es fiel jedoch auf, daß er dadurch nicht gequält erschien. Die Realität wurde in vielfältiger Weise umgedeutet, ohne daß ein primäres Wahnerleben in Erscheinung trat.

Bei diesem Patienten wird deutlich, wie schwer die Abgrenzung gegenüber eigengesetzlich ablaufenden Psychosen der Gruppe C sein kann. Auch längere Verlaufsbeobachtungen müssen manchmal noch einige Fragen offen lassen. Auch bei exogenen Psychosen können paranoid-halluzinatorische Syndrome chronifiziert und irreversibel sein. Die Korrektur der psychotischen Erlebnisinhalte ist nicht selten nur partiell und unvollständig (Huber 1972; Huber u. Gross 1977). Wahninhalte können ohne kritische Distanzierung persistieren (Martin-Sandoz; Morselli).

Die wesentlichen Unterschiede zu den Patienten mit chronischen und eigengesetzlich ablaufenden psychotischen Zustandsbildern der Gruppe C bestanden in der Regel darin, daß prozeßpsychotische Symptome fehlten, eine weitgehende Distanzierung von den psychotischen Erlebnissen möglich war und erneuter Drogenkonsum zum Aufflackern der psychotischen Erlebnisse führte. Es bestanden direkte und unmittelbare Zusammenhänge mit speziellen Drogenerfahrungen, vor allem Horror-Trips oder paranoid-halluzinatorischen Syndromen nach Weckaminabusus. Ferner fanden sich Zeichen einer toxischen Wesensänderung.

Wahnhafte und halluzinatorische Phänomene waren bei einigen Patienten der Gruppe D, jedoch vor allem bei den psychotisch Erkrankten der Gruppe C miteinander verbunden und ineinander verflochten. Vor allem Janzarik (1967) sah unter strukturdynamischem Aspekt Wahn und Sinnestäuschungen in einem engen Zusammenhang. In beiden Phänomenen aktualisieren sich desintegrierte strukturelle Bestände in einem Feld, das aus dem protensiven Lebenszusammenhang herausgelöst ist. Die Verlaufsrichtung konnte den Weg vom Wahn zur Halluzinose (Schimmelpennig; Janzarik 1968) wie auch den umgekehrten Weg aufweisen. Einige Male zeigte der Wahn den von Janzarik (1968) beschriebenen „Untergang in die halluzinatorische Verworrenheit".

Der Ausprägungsgrad der wahnhaften und halluzinatorischen Symptome, ihre Dauer und vor allem ihre Verbindung mit anderen psychotischen Phänomenen ließen in einigen Fällen schon im anfänglichen psychopathologischen Erscheinungsbild eine Differenzierung zwischen kurzzeitigen und oft relativ schnell wieder abklingenden drogeninduzierten psychotischen Episoden und einer schweren psychotischen Entgleisung mit eigengesetzlichem Verlauf zu. Mehrfach konnten wir beobachten, daß sich auf dem Boden tiefgreifender Affektstörungen Wahnsymptome und Sinnestäuschungen entwickelten, wobei am Anfang eine ängstlich-mißtrauische Stimmungslage sowie paranoide Ängste standen und erst später Phoneme folgten (Peters 1967). Im aktuellen drogeninduzierten psychopathologischen Erscheinungsbild konnte der Wahn sowohl bei den Patienten der Gruppe D wie bei den psychotisch Erkrankten (Gruppe C) den Charakter der „Welthaftigkeit" haben, und die Phoneme erschienen eher leibhaftig und sinnenhaft, wie sie Peters (1967) bei exogenen paranoid-halluzinatorischen Syndromen beschrieben hat. Erst nach längerer Verlaufsbeobachtung und Drogenabstinenz konnten dann typisch schizophrene Züge in Erscheinung treten.

Bei den Patienten der Gruppe C mit psychotischen Syndromen, die zumindest den dringenden Verdacht eines eigengesetzlichen Verlaufes nahelegten, war eine häufigere Frequenz und tiefgreifendere qualitative Ausgestaltung der Wahnthematik zu verzeichnen. Sie lag statistisch signifikant höher als bei den Patienten der Gruppe D (p < 0,001). Mehr als die Hälfte dieser Patienten (54%) wies eine Wahnstimmung auf, jeder dritte Patient zeigte Wahnwahrnehmungen (nur 3% bei den Patienten der Gruppe D) und 45% ließen Wahneinfälle erkennen. Bei einem Drittel (32%) war eine Wahndynamik und bei einem Viertel (24%) eine Systematisierung des Wahns nachzuweisen. Auch Zeichen eines Größenwahns waren häufiger als bei den Patienten der Gruppe D (15% gegenüber 4%). Bei fast Zweidrittel bestand ein Beziehungs- (62%) und bei der Hälfte ein Beeinträchtigungs- bzw. Verfolgungswahn (51%).

8. Sinnestäuschungen

Im Rahmen der komplexen Drogenwirkungen wurden von unseren Patienten immer wieder eine Verfeinerung und Verschärfung der Sinneswahrnehmung betont, wie sie bei der Haschisch-, LSD- und Meskalin-Intoxikation häufig beschrieben worden sind (Beringer 1927; Bromberg 1934; Fraenkel u. Joel; Walton; Curtis; Bouquet 1951; Chopra u. Chopra 1957; Leuner 1962; Battegay et al. 1969; Clark et al.; Hollister 1971; Wetz; R.E. Meyer et al.). Für die meisten jugendlichen Patienten stellten die Steigerung und Intensivierung der Wahrnehmung im optischen, aber auch akustischen und anderen Bereichen den eigentlich faszinierenden (Herha 1971), jedoch oft auch beängstigenden Effekt dar.

Unter den drogeninduzierten Sinnestäuschungen sind optische Halluzinationen am häufigsten. Sie zeigen — vor allem im LSD-Rausch — oft szenische Abläufe und sind bildhaft gestaltet (Leuner 1962). Auch nach Haschisch können illusionäre Verkennungen und Verzerrungen der Umwelt auftreten. Neben Pseudohalluzinationen werden bei hoher Haschischdosis auch echte halluzinatorische Erlebnisse vor allem optischer Art beobachtet (Eddy et al.; Isbell et al.; Bewley 1967, 1968; Battegay et al. 1969; Gorodetzky; Jaffe; Isbell; J.P. Smith). Mikropsien und Makropsien nehmen innerhalb visueller Wahrnehmungsstörungen oft einen relevanten Stellenwert ein (Isbell et al.; Grinspoon; Bloomquist) und können sich mit gravierenden Identitätsstörungen und Depersonalisationsphänomenen verbinden. Akustische Halluzinationen sind seltener (Chopra u. Chopra 1957; Gautier; Schultes 1969a, b; Wikler). Die berichteten halluzinatorischen Erlebnisse sind jedoch immer kritisch zu prüfen und zu differenzieren. Oft

Tabelle 52. Sinnestäuschungen

	I		II		III		IV		V		VI	
	abs.	%	abs.	%	abs.	%	abs.	%	abs.	%	abs.	%
Illusionen			1	4	1	4	5	13	2	9	3	5
Stimmenhören	1	6	4	14	3	5	4	10	4	17	31	51
Andere akustische Halluzinationen	1	6	3	11	2	3	3	8	1	4	15	25
Optische Halluzinationen	4	22	9	32	23	36	15	38	2	9	22	36
Körperhalluzinationen, Körpergefühlsstörungen	3	17	14	50	3	5	2	5	1	4	21	34
Geruchs- und Geschmackshalluzinationen									1	4	4	7
Andere Störungen											2	3

handelt es sich um Pseudohalluzinationen und Illusionen. Die Frequenz und Intensität illusionärer Verkennungen, pseudohalluzinatorischer Phänomene dürfte oft von der eigenommenen Dosis abhängig sein.

Einige Patienten berichteten, daß sich die Relationen der sinnlichen Wahrnehmung veränderten und sich in ihrer jeweiligen Ausprägung verschöben. Insbesondere war der *optische Bereich* überbetont und hatte gegenüber den anderen Warhnehmungsqualitäten eine Vorrangstellung. Das Akustische, Haptische, Osmische und Gustatorische traten dahinter zurück.

(II/52) Ein 23jähriger Student gibt an, daß sich beim ihm seit einem Horror-Trip eine veränderte und ihn manchmal beängstigende Betrachtungs- und Beobachtungsweise eingefahren habe. Er sehe nicht mehr Einzelheiten, sondern habe einen „ weiten Blick". Insbesondere habe er in der letzten Zeit eine Ungleichheit der Sinnesorgane bei sich festgestellt. Das Optische sei überbetont, während das Hören nicht so stark ausgeprägt sei. Wenn er Musik höre, werde er durch das, was er sehe, stark abgelenkt. Auch wenn er die Augen schließe, habe er immer noch das Gefühl weiterzusehen. Auch beim Anfassen von Gegenständen sei er viel stärker auf das Sehen ausgerichtet und fühle manches kaum.

Mehrfach konnten wir beobachten, wie sich einzelne Wahrnehmungen von Vorstellungen und Gedankeninhalten lösten, so daß eine Dissoziation des Erlebens eintrat. Anschauung und Vorstellung verloren ihren Ganzheitscharakter. An dieser Stelle setzte bei einigen Patienten der Überstieg zu beängstigenden psychotischen Erlebnissen ein. Auch im Haschischrausch wurden bei Veränderungen der Wahrnehmung mit einem Zerfließen der Ich-Umwelt-Grenzen sowie Störungen des Körperempfindens und des Körperschemas (Fraenkel u. Joel; Bromberg 1934, 1939; Tart; D.E. Smith) Angstgefühle ausgelöst, die die Sinnestäuschungen verstärkten und ausweiteten oder sich mit anderen psychotischen Erlebnissen verbanden.

Der Vergleich der Sinnestäuschungen in den einzelnen Gruppen läßt vor allem bei den optischen und akustischen Halluzinationen wesentliche Unterschiede erkennen (Tabelle 52). 34% der Patienten der Gruppe D, jedoch nur 29% der Patienten mit eigengesetzlich ablaufenden psychotischen Zustandsbildern (Gruppe C) berichteten über *optische Halluzinationen*. Dagegen waren in der Gruppe C ausgesprochen häufig *Stimmenhören* (42% gegenüber 8%; $p < 0,001$) und *andere akustische Halluzinationen* (19% gegenüber 6%; $p < 0,01$) nachzuweisen. Auch *Körperhalluzinationen* bzw. *Körpergefühlsstörungen* bestanden häufiger bei den Patienten der Gruppe C (26% gegenüber 15%; $p < 0,05$). *Geruchs- und Geschmackshalluzinationen* fanden sich nur in dieser Gruppe (6%; $p < 0,05$).

Akustische Halluzinationen waren bei den Patienten mit chronischen bzw. rezidivierenden psychotischen Syndromen der Gruppe F etwas häufiger als in der Gruppe E nachweisbar (12% bzw. 9% gegenüber 5% bzw. 4%). Körperhalluzinationen wurden am häufigsten von den Halluzinogen-Konsumenten (37% in der Gruppe A und 5% in der Gruppe B; $p < 0,001$) berichtet, vor allem wenn sich chronische bzw. rezidivierende psychotische Zustandsbilder entwickelt hatten (24% in der Gruppe F und 7% in der Gruppe E; $p < 0,01$).

Halluzinatorische Erlebnisse und reale Wahrnehmungen waren oft miteinander verbunden und ineinander verflochten, so daß sich die Grenzen zwischen Phantasie und Realität verwischten. Vor allem im *optischen Bereich* waren hier alle denkbaren Grade und Übergänge zu erkennen. Gegenständliche Konturen zerflossen, Bewegungsabläufe veränderten sich, die Farbintensitäten wechselten, besondere Physiognomierungen, illusionäre Verkennungen und echte halluzinatorische Phänomene tauchten auf. Sie konnten sowohl unmittelbar durch Halluzinogene ausgelöst sein oder als Flashback-Syndrome in Erscheinung treten. Mikropsie und Makropsie, Dysmorphopsie, Levitations- und Elevationsphänomene, Veränderungen des Raum- und Zeitsinnes waren häufig zu eruieren, wobei manche psychopathologischen Syndrome nach dem Querschnittsbild an schizophrene Psychosen denken ließen (Matussek 1952; Huber 1957b). Die äußere Welt war nicht mehr homogen, sondern zerfiel in singuläre Elemente, die sich in der Psychose nicht mehr zu einem geordneten Ganzen zusammenfügen ließen. Manchmal trugen die optischen Halluzinationen und wahnhaften Erlebnisse ein auffallend exogenes Kolorit und erschienen leiblich-sinnlich, realistisch-konkret (Peters 1967), physiognomisch strukturiert und fluktuierend (W. Kretschmer 1956), so daß sie sich von charakteristischen Elementen schizophrenen Erlebens unterscheiden ließen.

Einige jugendliche Patienten erstrebten „schizophrene Zustände", die ihnen besonders attraktiv erschienen und in ihren Vorstellungen mit besonderen Glücksgefühlen verbunden waren. War es jedoch zu solchen Zuständen gekommen, traten Angstgefühle und Befürchtungen auf, eine echte Geisteskrankheit zu haben, die nicht mehr heilbar sei. Die *akustischen halluzinatorischen Phänomene* hatten einen eher lockeren, leichter korrigierbaren und wechselhaften Charakter, ohne daß ein tiefgreifendes Wahnerleben und eine psychotische Desintegration der Persönlichkeit in Erscheinung traten. Manchmal war es nur die Angst vor Flash-back-Phänomen, da die bisherigen Drogenerlebnisse mit Horror-Phänomen und akustischen Halluzinationen verbunden waren. Nach Abklingen der psychotischen Syndrome wurde häufig eine intensive Langzeittherapie in speziellen Institutionen notwendig, da jetzt phasenspezifische Konflikte, neurotische Störungen und spezielle Probleme der Drogenabhängigkeit im Vordergrund des psychopathologischen Bildes standen.

(IV/18) Ein 18jähriger Schüler hat im Alter von 13 Jahren den ersten Alkoholrausch erlebt und später relativ regelmäßig weiter Alkohol getrunken. Seit zweieinhalb Jahren rauche er Haschisch, manchmal täglich, außerdem habe er bisher 15 LSD-Trips und manchmal auch Weckamine eingenommen. Er komme jetzt zur stationären Behandlung, weil er befürchte, „Ansätze einer Schizophrenie" zu haben. Er wolle diese Dinge genau überprüfen lassen, insbesondere müsse ein EEG angefertigt werden. Seine Erinnerung an die Zeit vor der Drogeneinnahme sei erloschen, irgendwie abgebrochen. Diese Tatsache erwecke in ihm den Verdacht, daß er geisteskrank sein könne. Er sei völlig verunsichert und wisse nicht mehr, wie er sich verhalten solle. Unter anderen Leuten stehe er hilflos herum und schaue verlegen auf den Boden, während er sich früher recht geschickt überall habe durchsetzen können. Auf den Trips habe er eigentlich immer das Gefühl gehabt, an einer Geisteskrankheit zu leiden. Immer gelange er unter LSD-Einfluß bis zu einem gewissen Punkt, an dem er drauf und dran sei, auf den Horror zu kommen, weil er sich dann kritisch frage, ob er überhaupt noch vernünftig handeln könne. „Das ist ein blödes Gefühl und macht einen depressiv." Seine Eltern und Freunde seien ihm immer fremder geworden. Andere hätten etwas gegen ihn. Kürzlich habe er eine Flasche Bier getrunken und sofort ein „volles Tripgefühl" gehabt. Er sei sehr geräuschempfindlich geworden, die Gegenstände um ihn herum seien farbintensiver erschienen, die Perspektiven hätten sich verschoben, expansive Gefühle seien aufgetreten, die schließlich in kosmischen Allmachtsgefühlen gegipfelt hätten. Die Drogenerlebnisse seien immer sehr wechselhaft gewesen, zu einem großen Teil sehr unangenehm und angsterregend. Vor einigen Wochen habe er nach der Einnahme von LSD gemeint, sterben zu müssen. Er habe nicht mehr gewußt, wo er sei, und schreckliche Angst bekommen. Vor allem habe er befürchtet, daß das Blut in seinen Adern ausströme und sich alles in ihm spalte. Dieser Zustand habe zwei bis drei Stunden angehalten. Vor einigen Monaten habe er zunächst ausschließlich unter Drogenwirkung Stimmen gehört. Während solcher Zustände, die in der Regel ein bis zwei Stunden gedauert hätten, habe er alles Mögliche auf sich bezogen. Ein Teil seiner Gedanken sei von anderen Leuten gesagt worden. Er habe sich dann geräuspert, um den Stimmen zu verstehen zu geben, daß er verstanden habe. Die Stimmen hätten sich schließlich immer mehr in seine Gedankeninhalte eingeschaltet und sie ergänzt. Auch seien ihm von den Stimmen indirekte Befehle erteilt worden, z.B. auf die Straße zu kommen. Dabei habe er an Telepathie gedacht. Irgendwie seien seine Gedanken laut geworden. Eine Zeitlang habe er den Ehrgeiz gehabt, schizophren zu werden; darin habe er etwas Positives gesehen. Auf dem letzten Trip sei er „total schizophren" gewesen. Schon seit einigen Tagen höre er ohne Einnahme von LSD mehrmals am Tage Stimmen; insbesondere höre er aus dem Stimmengemurmel anderer Leute auf sich gemünzte Dinge heraus. Da er andere Leute über sich reden höre, könne er sich nicht konzentrieren. Er habe das Gefühl, im Mittelpunkt zu stehen. Von den Stimmen werde er kritisiert. Er habe den Eindruck, daß er durch ein bestimmtes Verhalten andere beeinflussen und sogar leiten könne. Manchmal meine er, die Gedanken von Mitpatienten lesen zu können.

Neben Beziehungsideen, paranoiden Gedanken, akustischen Halluzinationen und Gedankenlautwerden fielen zwanghaft-stereotype sexuelle Symboldeutungen auf, die streckenweise alles Sinnen und Trachten des Patienten gefangennahmen. Er verhielt sich oft ungeniert und enthemmt und ließ eine angemessene Selbstkritik des eigenen Verhaltens vermissen. Formale Denkstörungen fehlten ganz. Im Affekt wirkte er etwas flach und läppisch bei leicht gedrückter Stimmungslage und vermindertem Antrieb.

Im Rahmen einer mehrwöchigen psychopharmako- und gesprächstherapeutischen stationären Behandlung kam es zu einer völligen Distanzierung von allen drogeninduzierten psychotischen Erlebnissen. Der Patient wirkte ausgesprochen selbstunsicher und labil, neigte zu depressiven Verstimmungen und erschien stark rückfallgefährdet im Blick auf den Drogenkonsum. Wegen situativer Belastungen unternahm er einige Monate nach der stationären Behandlung einen Suizidversuch, wurde nach erneutem Drogenkonsum wieder kurzzeitig psychotisch und nach Abklingen dieser Symptomatik zu einer Langzeittherapie weitergeleitet. Nach dem bisherigen Verlauf dürfte es sich noch um eine drogeninduzierte Psychose ohne eigengesetzlichen Charakter handeln, wie wir ihn für die Gruppe C definiert haben. Besonders auffallend war das Intendieren „schizophrener" Symptome, mit denen sich der Patient vorher beschäftigt hatte und die ihm besonders erstrebenswert erschienen. Andererseits wird auch bei diesem Patienten deutlich, daß manchmal nur vorläufige diagnostische Zuordnungen möglich und weitere Verlaufsbeobachtungen unverzichtbar sind.

Im Unterschied zu diesem Jugendlichen zeigten andere Patienten chronische paranoid-halluzinatorische Psychosen, die fast ausschließlich von *akustischen Halluzinationen* bestimmt waren, jedoch keine Beziehungen mehr zu Drogenerlebnissen aufwiesen. Zwar hatte die psychotische Symptomatik nach Halluzinogen-Abusus eingesetzt, lief dann jedoch autonom weiter und wurde auch von den Patienten selbst gegenüber den speziellen Drogenerfahrungen unterschiedlich erlebt. Es bestand nach dem objektiven psychopathologischen Befund und dem subjektiven Erleben der Patienten eine qualitative Differenz zwischen den drogeninduzierten psychotischen Syndromen und der später folgenden, eigengesetzlich ablaufenden schizophrenen Psychose.

(VI/44) Ein 18jähriger Schüler hat vor zwei Jahren mit dem Rauchen von Haschisch begonnen. Außerdem habe er in unregelmäßigen Abständen eine nicht mehr genau erinnerliche Zahl LSD-Trips eingeworfen. Seit einem Jahr hätten die schulischen Leistungen nachgelassen. Schließlich sei er nicht mehr ins Internat gegangen. Auf den LSD-Trips habe er intensive Farberlebnisse gehabt und sich selbst analysiert. Seit vier Monaten sei er nicht mehr sein eigener Herr. Es sei zu einer zunehmenden Entfremdung von der Umwelt gekommen. Vor allem habe er keinen richtigen Kontakt mehr zu seinen Freunden und Freundinnen finden können. Er sei jetzt innerlich sehr unruhig und werde durch Stimmen, die ständig zu ihm sprächen, gequält. Obwohl er seit zwei Monaten keine Drogen mehr eingenommen habe, ändere sich sein Zustand nicht. Vor drei Monaten habe er einen Bad-Trip gehabt. Die Drogen habe er wegen seiner Einsamkeit, Kontaktarmut und Isolation eingenommen; doch danach hätten die Beschwerden noch zugenommen. Sein Zustand sei auf dem LSD-Trip anders gewesen als jetzt. „Ich habe sehr viel Angst. Außerdem glaube ich, daß meine Gedanken manipuliert werden, seit drei Monaten." In ihm kämpften zwei Charaktere miteinander. Es sei ihm nicht möglich, in den Spiegel zu schauen, da er verändert sei. Er versuche mit seinen Gedanken einen bestimmten Punkt zu erreichen, eine Form von Ekstase; im ekstatischen Zustand sei alles schön, und man habe guten Kontakt zu seinen Freunden. In den letzten Tagen habe er sich oft „high" gefühlt. Weiterhin werde er jedoch von den Stimmen gequält, die schon morgens beim Aufwachen „blöde Dinge" zu ihm sagten. Diese Stimmen seien eigentlich in der Luft, nicht auf der Erde, als ob sie fliegen könnten. Jetzt wolle er beweisen, daß er keine Schizophrenie habe. Deshalb wolle er herausbekommen, was dahinterstecke. Die Stimmen seien deshalb so sehr belastend, weil er nie genau wisse, was sie meinten. Sie beschäftigen sich beispielsweise mit demselben Buch wie er. Er selbst verstehe den Inhalt des Buches nicht, nur durch die Stimmen, durch das Hören auf die Stimmen könne er ihn verstehen. Manchmal komme es zu einem richtigen Kampf mit den Kinderstimmen. Jedoch gebe er leicht auf, da es keinen Sinn habe, sich mit den Kindern laufend zu streiten. Mit richtigen Kindern könne er sich gut verstehen, nicht aber mit diesen Kindern, die nicht sichtbar, sondern nur hörbar seien. Einmal habe er einen Wutausbruch bekommen. Jetzt möchte er mit Menschen sprechen, die auch Stimmen hörten. Es müsse sich um astrale Wesen handeln, die körperlos seien und herumfliegen könnten.

In den folgenden Jahren bot der Patient das Bild einer chronischen schizophrenen Psychose mit vorwiegend akustischen Halluzinationen, die auch nach hochdosierter neuroleptischer Therapie nie ganz verschwanden. Täglich hörte er Stimmen, vor allem Kinderstimmen, die sein Tun begleiteten und sein ganzes Verhalten bestimmten. Häufig setzte er sich mit den Stimmen auseinander, ohne sich jedoch von ihnen distanzieren zu können. Er lebte in einer zwiespältigen Welt und war ständig hin- und hergerissen zwischen der Welt der Kinderstimmen und der Realität.

Während *Leibgefühls- und Körperschemastörungen* sowie *Leibhalluzinationen*, die bei den Patienten der Gruppe D relativ häufig auftraten (15%) und in der Regel durch Haschisch oder LSD ausgelöst, auf die Zeit der Intoxikation und spätere Flash-back-Syndrome beschränkt waren und eine hypochondrische Entwicklung einleiten konnten (s. Abschnitt G.VIII.6.a: Hypochondrie), kam es bei einigen Patienten der Gruppe C zu ausgeprägten *Coenästhesien*, die streckenweise das psychotische Bild beherrschten.

(VI/77) Von einem 18jährigen Schüler ist zu erfahren, daß er seit einem Jahr regelmäßig Haschisch rauche und bisher einmal einen LSD-Trip eingenommen habe. Vor etwa zwei Monaten habe er während eines starken Haschischrausches das Gefühl gehabt, daß in seinem Körper „alles nach oben drücke", als sei alle seine Energie im Bauchraum versammelt. Seitdem meine er, daß sich die Wirbelsäule in den Hinterkopf schiebe, „sich dahinten hineindrücke". Einzelne Wirbel hätte sich bereits gegeneinander verschoben. Zeitweilig habe er das Gefühl gehabt, daß die rechte Körperhälfte abgerissen sei. „Etwas ist im Magen eingerastet". Wenn er größere Mengen gegessen habe, werde alle Energie im Unterleib gespeichert, während im Oberkörper keine Energie mehr vorhanden sei. Die Augen seien beim Essen gerötet, der Hinterkopf sei wie „ausgequetscht". Er habe keinen Willen mehr, lebe in einer ständigen Unlust und sei eigentlich dauernd deprimiert. Es fehle ihm ein rechtes Zeitgefühl. Er habe die Kontrolle über sich verloren und könne die Energie nicht mehr willentlich verteilen. „Die Wirbel kann ich nicht mehr herabdrücken."

Seit einem Jahr führe er regelmäßig Yogaübungen durch. Er habe das Gefühl, daß diese Yogaübungen in Kombination mit dem Haschischrauchen besonders gefährlich gewesen seien. Dadurch habe sich sein Körper verändert, der jetzt „einen ganz anderen anatomischen Aufbau" bekommen habe. Die Handlinien hätten sich gespalten, und die Daumen hingen beide seitlich herab. Es knacke in den Füßen und Knien, das Schienbein sei zur Seite gerutscht, und die Nase sei dicker geworden. In den Augen seien die Nerven abgetrennt, er könne sie nicht mehr so gut wie früher bewegen, sie seien starr geworden.

Während der stationären Behandlung bestand lange Zeit eine ausgeprägte Antriebsminderung. Immer wieder berichtete der Patient über bizarre Körpmißempfindungen, die durch Verschiebungen von Organen, Knochen und Gelenken erklärt wurden. Erst nach Monaten traten die coenästhetischen Beschwerden weitgehend zurück. Jedoch wurde der Patient stark depressiv und suizidal, entwickelte ein deutliches Defektsyndrom und unternahm mehrere Suizidversuche.

Osmische Halluzinationen fanden wir nur bei paranoid-halluzinatorischen Psychosen, die eine ausgeprägte Symptomatik mit Icherlebensstörungen und Beeinflussungserlebnissen boten und schon nach dem anfänglichen psychopathologischen Erscheinungsbild keinen Zweifel an einer schizophrenen Psychose mit eigengesetzlichem Verlauf ließen. Es handelte sich vorwiegend um einen Leichengeruch, der wahrgenommen wurde und dem das Gefühl des Sterbens oder Gestorbenseins entsprach. Während manche Drogenerfahrungen schon vorher auffallende psychotische Symptome erkennen ließen, jedoch noch nicht eindeutig den Rahmen des Drogenspezifischen überschritten, war es dann zu einer psychotischen Desorganisation des Erlebens gekommen, die keine Beziehung zu Drogeneffekten mehr aufwies.

(VI/49) Eine 23jährige Patientin gibt an, daß sie schon vor drei Jahren einen Nervenarzt aufgesucht habe, eigentlich ohne besonderen Grund, sondern weil sie es „schick" gefunden habe, einmal einen Nervenarzt zu konsultieren. Sie sei verheiratet und habe einen Sohn. Mit ihrem Mann sei es mehrfach zu Streitigkeiten gekommen, weshalb sie sich einige Male kurzzeitig von ihm getrennt habe.

Seit zwei Jahren rauche sie regelmäßig Haschisch. Insgesamt habe sie 5 LSD-Trips eingeworfen, außerdem nehme sie täglich bis zu 4 Tabletten AN$_1$ ein. Rückschauend beurteile sie ihre Drogenerfahrungen positiv. Sie habe unter Haschisch und LSD besondere Telepathie-Erfahrungen gemacht. Ihr sei etwas Besonderes klar geworden, worüber sie nicht weiter sprechen wolle. Sie habe eine intensive telepathische Beziehung zu einem anderen Menschen gehabt. Auf dem Trip habe sie viel erkannt, vor allem habe sie ihre Kindheitserlebnisse besser durchschauen können. Haschisch sei ein gutes Mittel zur Kommunikation. Sie habe „klarer" gesehen und Zusammenhänge besser durchschaut.

Seit mehreren Jahren leide sie unter Kopfschmerzen, die sich einige Male unter Haschisch verstärkt hätten. Es sei vor allem ein Druckgefühl im Stirnbereich. Vor sechs Wochen habe sie eine andere berufliche Tätigkeit begonnen. Seit dieser Zeit habe sie seltsame Erlebnisse. Ständig habe sie einen Leichengeruch wahrgenommen, den andere nicht gerochen hätten. Als ein Kollege gesagt habe, daß der XY ein besonderer Tag in seinem Horoskop sei, habe sie gemeint, an diesem Tage sterben zu müssen. Alle Kollegen hätten in Fabeln gesprochen, der Inhalt sei in Wirklichkeit auf sie bezogen gewesen. Seit dieser Zeit fühle sie sich wie eine lebendige Leiche, ihr Körper sei wie abgestorben. Ihr Mann und ihr Bruder verfügten wohl über telepathische Kräfte, mit denen sie beeinflußt werde. Man schalte sie regelrecht an und aus, sie reagiere nur noch wie ein Automat. Jeden Morgen und jeden Abend verspüre sie einen entsprechenden „Klick" in ihrem Kopf.

In den folgenden vier Jahren hatte die Patientin mehrere paranoid-halluzinatorische Schübe mit einer ähnlichen Symptomatik und entwickelte ein ausgeprägtes Defektsyndrom mit einer paranoid-halluzinatorischen Restsymtpomatik. In unterschiedlichen Abständen hatte sie wieder Haschisch geraucht.

9. Ich- und Persönlichkeitsstörungen

Nach intensivem Haschischrauchen und auf dem LSD- oder Meskalin-Trip können vielfältige psychotische Symptome auftreten, die in unterschiedlichem Grade mit Ich- und Persönlichkeitsstörungen verbunden sind. So können anfänglich als angenehm erlebte Veränderungen des Körperschemas und hinzutretende Depersonalisationserlebnisse schnell in angstbesetzte, sich panikartig zuspitzende Zustandsbilder umschlagen. Die Kontinuität eines einheitlichen Icherlebens und das Bewußtsein der Identität als Basis elementarer Erfahrung und Voraussetzung der Abgrenzung des Ich von der Umgebung werden aufgehoben (Täschner 1979). Sehr eindrucksvoll schilderten einige unserer Patienten, wie der „reflektierende Ichrest" (Leuner 1962) in zunehmendem Maße verlorenging und man immer verzweifelter gegen einen Zustand ankämpfte, den man als fremdartig und quälend erlebte. Die Willenskräfte waren nicht mehr frei verfügbar,und die willentliche Steuerung ließ nach. Das Gefühl für die Realität wurde geringer, so daß Derealisations- und Depersonalisationserlebnisse in Erscheinung traten. Die Wahrnehmung der eigenen Identität ging verloren, und es kam zur Suspendierung der Kontrolle über den eigenen Körper.

Melges et al. sahen die unter Haschischeinfluß auftretenden Depersonalisationserlebnisse in dynamischem Zusammenhang mit der „zeitlichen Desintegration", die vor allem in einer Störung des Kurzzeitgedächtnisses manifest und subjektiv als Verwischung der Grenzen zwischen Vergangenheit, Gegenwart und Zukunft erlebt wird. Die Kontinuität des Selbst im Zeitablauf ist nicht mehr gegeben.

Halluzinogene können zu einer Fülle vielfältiger Symptome führen, die auch bei schizophrenen Psychosen zu finden sind: „Zertrümmerung des Ich-Erlebnisses, Verlust der Ordnung, Zersplitterung der eigenen Welt, Gefühle und Gedanken laufen neben- und übereinander, Veränderung des Ich-Erlebens im Sinne des Aufgelöst- und In-die-Welt-Geworfenseins, paranoide Stimmung" (Hoff u. Arnold 1959). Die Beziehung zwischen Ich und Realität wird destruiert, es kommt zu einer tiefen Störung im Verhalten zur Umwelt und schließlich zum Objektverlust. Das Ich ist nicht mehr verläßlich, stabil und in sich abgegrenzt, das Ich- und Selbst-Bewußtsein kollabieren und führen zum Vernichtungs- und Weltuntergangsgefühl, aber auch zum Größenwahn, der

Tabelle 53. Ich- und Persönlichkeitsstörungen

	I abs.	%	II abs.	%	III abs.	%	IV abs.	%	V abs.	%	VI abs.	%
Störungen der Ichidentität	9	50	20	71	30	47	14	36	14	61	49	80
Andere Entfremdungs- erlebnisse	7	39	17	61	11	17	13	33	6	26	27	44
Autismus											11	18
Gedankenausbreitung			1	4			1	3	1	4	16	26
Gedankenentzug											10	16
Gedankeneingebung									1	4	20	33
Sonstige Fremd- beeinflussungserlebnisse	1	6	1	4	1	2	3	8	3	13	27	44
Andere							1	3			4	7

charakteristischen schizophrenen Ambivalenz (E. Bleuler 1911, 1930, 1966). Dabei handelt es sich um Symptome, wie sie im Rausch des Drogenabhängigen und bei schizophrenen Psychosen beobachtet werden können.

Depersonalisations- und Derealisationsphänomene lassen sich bei drogenkonsumierenden Jugendlichen in unterschiedlichen Ausprägungen und in einem großen Variationsreichtum nachweisen. Die ohnehin bei Reifungskrisen und Pubertätsneurosen häufig auftretenden Entfremdungserlebnisse (J.E. Meyer 1959, 1962, 1968) werden durch den Drogenabusus in der Regel verstärkt und ausgeweitet. Die nach psychoanalytischem Verständnis in der Depersonalisation und Derealisation abgewehrten aggressiven und sadistischen Impulse führen zum Rückzug des Ich von den Objekten (Bräutigam 1969). Die überwältigenden Drogenerlebnisse mit einem Aufsteigen starker Gefühlswallungen wirken oft schockartig und initiieren eine totale Verunsicherung der Beziehung zu sich und der Umwelt. Häufig lassen sich in der prämorbiden Persönlichkeitsentwicklung besondere Auffälligkeiten und neurotische Züge erkennen, die im Rahmen von Krisen- und Belastungssituationen besonders stark in Erscheinung treten und schließlich durch den Drogenabusus zu ausgeprägten Depersonalisations- und Derealisationserlebnissen führen.

Vor allem Kinder und Jugendliche, die psychasthenische und schizothyme Züge zeigen, zu ängstlicher Selbstbeobachtung und grüblerischen Reflexionen neigen, sensibel und kontaktgestört sind, berichten über Depersonalisationserlebnisse (A. Weber; Weitbrecht 1960; Petrilowitsch 1961; J.E. Meyer 1968). Oft sind bei diesen Kindern eine ausgeprägte Ich-Schwäche sowie ein mangelhafter Realitätssinn mit einer auffallenden Neigung zu Phantasien nachzuweisen, die den Weg zu Entfremdungsgefühlen und späteren Depersonalisations- und Derealisationserlebnissen ebnen (Eggers 1973).

Bei unseren Patienten spielten *Störungen der Ich-Identität* eine ausgesprochen große Rolle (Tabelle 53). Sie nehmen in der jugendlichen Entwicklungszeit einen zentralen Stellenwert ein und charakterisieren die spezifische Situation des jungen Menschen. 49% der Gruppe D und 75% der Gruppe C (p < 0,001) wiesen Identitätsstörungen auf. Sie berichteten über besondere Drogenerfahrungen, sich ihrer eigenen Identität unsicher geworden zu sein, die oft mit passageren Derealisations- und Depersonalisationsphänomenen verbunden waren und als besonders quälend und beängstigend charakterisiert wurden.

Vor allem die Halluzinogen-Konsumenten (Gruppe A) ließen Störungen der Ich-identität (63% gegenüber 43% der Gruppe B) und Entfremdungserlebnisse (52% gegenüber 23% der Gruppe B; p < 0,001) erkennen. Die Depersonalisationsphänomene erschienen oft „als Steigerung oder krisenhafte Höhepunkte der Selbstreflexion" (J.E. Meyer 1972), die mit tiefgreifenden Identitätskonflikten und pubertätshypochondrischen Beschwerden einhergehen konnten.

Insbesondere Halluzinogen-Konsumenten mit chronischen bzw. rezidivierenden psychotischen Zustandsbildern (Gruppe F) neigten zu Störungen der Ich-Identität und Entfremdungserlebnissen. Die häufige und oder regelmäßige Einnahme von Haschisch und LSD führte zur Progredienz und Chronifizierung dieser Symptomatik (22% in der Gruppe E und 45% in der Gruppe F; p < 0,01).

(II/16) Eine 20jährige Studentin raucht seit 9 Monaten täglich zwei Joints. Nach dem Rauchen einer Haschischpfeife im Urlaub auf einer Mittelmeerinsel sei sie in die Sonne gegangen und kollabiert. Sie habe ein Herzrasen verspürt und befürchtet, sterben zu müssen. Daraufhin sei eine wahnsinnige Angst aufgetreten. In den folgenden Wochen habe sie mehrfach die gleichen Beschwerden gehabt, vor allem ein starkes Herzklopfen, das die ganze Nacht angehalten habe. Alle paar Stunden sei es zu einem Schwächeanfall gekommen.

Nach der Rückkehr in die BRD habe sie sofort ins Krankenhaus gehen müssen. Sie sei sehr empfindlich gewesen und habe gleichsam alle Nerven gespürt. Außerdem habe sie Angst vor anderen Menschen gehabt. Manchmal fühle sie sich wie ein Kind, das alles neu lernen müsse. Mit dem Haschischrauchen habe eigentlich eine neue Welt begonnen, irgendwie eine „neue Identität". Sie sei zunehmend sensibler geworden und habe die Reaktionen anderer Leute immer genauer beobachtet. Als sie erstmals zusammengebrochen sei, habe sie das Gefühl gehabt, nicht mehr weiterzukommen, als ob der „Lebensnerv" eingeklemmt gewesen sei. Im Haschischrausch habe sie ihre Gefühle gut zum Ausdruck bringen können, jetzt müsse sie jedoch sagen, daß die zunehmende Sensibilität durch Haschisch dazu geführt habe, daß sie die Reize nicht mehr verarbeiten könne. Es fehle ihr jetzt ein Identitäts- und Kontinuitätsgefühl, das irgendwie zu Bruch gegangen sei. Sie stelle besondere Veränderungen an sich fest und meine manchmal, neben sich zu stehen und sich zu beobachten. Es sei ein unangenehmes, angstgefärbtes Gefühl. Sie schaue ihr Leben von außen an und könne nicht mehr spontan und unmittelbar weiterleben. Ab und zu komme ihr ihre Beziehungslosigkeit ganz komisch vor; sie fühle sich als kleines Teil in einem großen Universum. Sie sei ihr eigener Beobachter. Manchmal sei auch alles bedrohlich, es fehle ihr ein Sicherheits- und Geborgenheitsgefühl, alles sei kalt und grau. Auch das Verhältnis zu anderen Menschen komme ihr fremd vor, es sei ein Bruch in der Beziehung zu anderen entstanden.

Die Patientin beschrieb das Gefühl, aus zwei verschiedenen Personen zu bestehen und sich selbst zu beobachten. Dieses Phänomen des „doppelten Bewußtseins" konnten wir mehrfach beobachten. Einen besonders schwerwiegenden und nachhaltigen Charakter hatten Trennungserlebnisse vom eigenen Körper (s. Abschnitt G.VIII.6.a Hypochondrie).

(III/57) Ein 19jähriger Patient gibt an, daß er sein eigenes Ich auf einem Trip „abgelegt" habe. Er habe das Gefühl gehabt, seinen Körper verloren zu haben und habe mit sich selber gesprochen, neben sich gesessen und sich selbst nicht mehr mit „ich", sondern mit „wir" angesprochen. Zum ersten Mal habe er sich von außen betrachten und in sich hineinschauen können. Sein Körper habe auf dem Boden gelegen, während seine Augen auf seinen Körper herabgeschaut hätten.

Ein Patient provozierte durch eine Kombination von Halluzinogenen mit einem Hustenmittel bestimmte Erlebnisse, bei denen er einen anderen „Typ" neben sich wahrnahm.

(IV/65) Ein 16jähriger Schüler hat mit 12 Jahren angefangen, Haschisch zu rauchen, mindestens ein- bis zweimal wöchentlich. Danach habe er sich ruhig, träge und gleichgültig gefühlt, alles Schöne betont gesehen, alles Schlechte habe er verdrängen können. Jetzt rauche er täglich Haschisch, außerdem nehme er Valoron, Mandrax und Valium ein, um ruhig und betäubt zu sein. Die beste Wirkung habe bisher die Kombination von LSD mit einem Hustenmittel gezeigt. Er habe dann Halluzinationen. Ein anderer „Typ" sei neben ihm, mit dem er sich unterhalten könne. Er sehe schöne Gesichter, besondere Farben an den Augenlidern, manchmal hätten sich Hecken in Raupen verwandelt, mehrfach habe er Schmetterlinge auf seinem Knie gesehen. Mit dem „Typ", den er dann bei sich erlebe, gehe er auch spazieren. Der „Typ" sage nichts, er organisiere nur.

Im Unterschied zu Störungen der Ichidentität und Entfremdungserlebnissen waren ein deutlich autistisches Verhalten, Gedankenentzug und -eingebung nur bei Patienten mit eigengesetzlich ablaufenden psychotischen Zustandsbildern (Gruppe C) zu erkennen. Auch Gedankenausbreitung (1% gegenüber 20% in der Gruppe C; $p < 0,001$) und Fremdbeeinflussungserlebnisse (4% gegenüber 36% der Gruppe C; $p < 0,001$) ließen sich nur in seltenen Fällen bei Patienten der Gruppe D nachweisen. Die berichteten

Fremdbeeinflussungserlebnisse hatten dann einen flüchtigen Charakter, stellten sich manchmal als die sekundäre Interpretation spezieller Drogenerfahrungen dar und waren nicht in ein tiefgreifendes und persistierendes psychotisches Erleben verflochten. Weitgehend waren sie auf die Zeit der Intoxikation begrenzt.

(I/27) Ein 19jähriger Lehrling berichtet: „Nach dem Shitrauchen habe ich oft gemeint, verrückt zu werden. Ferner habe ich die Befürchtung gehabt, von anderen Leuten ‚verarscht' zu werden. Während des Autofahrens habe ich mich vom Scheibenwischer hypnotisiert gefühlt."

(II/1) Ein 17jähriger Schüler mit einer zweijährigen Haschischanamnese bekam an einem Abend nach dem Haschischrauchen plötzlich heftige Angstzustände, die sich am darauffolgenden Tage wiederholten. Nach erneutem Haschischkonsum sei es zu einer Verstärkung der Angstgefühle gekommen. Eine Woche später seien die gleichen Beschwerden wieder aufgetreten, immer nach dem Haschischrauchen, bis die Angstgefühle dann unabhängig von der Drogeneinnahme weiterbestanden hätten. Jetzt habe er Angst vor anderen Leuten und meine, daß ihm die Decke auf den Kopf falle. Einmal habe er sogar befürchtet, daß ihm der Himmel auf den Kopf stürze. Manchmal seien es panische Angstzustände, so daß er meine, ganz durchzudrehen. Er wisse dann einfach nicht mehr, was er tun solle. Nach Alkoholgenuß verstärkten sich seine Horror-Gefühle. Seit einiger Zeit meine er, beobachtet zu werden. Ferner schaue jemand bei dem, was er tue, zu. Er denke dann, daß zwei Leute in seinem Gehirn seien, der eine sehe zu, was er mache. Es komme ihm dann so vor, als ob er gelenkt werde.

Ich- und Persönlichkeitsstörungen im akuten Rausch mit abnormen Verschmelzungserlebnissen, einer Suspendierung der Subjekt-Objekt-Grenzen und den Zeichen des Ich-Verlustes verschwinden in der Regel nach der Intoxikation wieder und zeigen sich allenfalls noch in einer leichten Restsymptomatik. Das Symptom des „Gemachten" signalisiert oft den Einbruch und Beginn einer tiefgreifenden psychotischen Desorganisation des Erlebens. Es kommt zu einem über den Zeitraum des Rausches hinausreichenden Ich-Verlust mit einer bedrohlich und manchmal vernichtend erlebten Umwelt. Objektive Tatbestände können nicht mehr überschaut und distanziert betrachtet werden, sondern Depersonalisationsphänomene und Angstzustände, dauernde Projektionen und Appersionierungen mit dem „Offenliegen" der Gefühle (Rümke) lassen die Insuffizienz deutlich werden, noch als autonomes Ich der Umwelt gegenüberstehen und sie angemessen wahrnehmen zu können. „Alles, was ‚draußen' liegen sollte, strömt herein; das Ich erlebt sich ‚offen', ungeschützt, als Zielscheibe der Mitwelt. Alles aber, was im Inneren zurückgehalten werden sollte – Impulse, Wünsche, Intuitionen – und was erst im Eingehen auf die Welt, im aktiven Gerichtetsein auf sie, Wirkgestalt annehmen sollte, liegt (weil nicht mehr durch das Ich gesteuert) wie ausgesetzt da" (Benedetti 1973).

Bei einigen unserer Patienten war der Übergang vom drogeninduzierten Rausch zur eigengesetzlich ablaufenden schizophrenen Psychose sehr deutlich zu erkennen. Man fühlte sich nach der Intoxikation manipuliert und gelenkt, rettungslos der Umwelt ausgeliefert und durch sie völlig verändert. Als besonders quälend wurde eine fundamentale Wandlung der Persönlichkeit erlebt, gegen die man sich nicht zur Wehr setzen konnte. Oft erschien diese Veränderung mit dem eigenen Tode identisch.

(VI/27) Eine 23jährige Sozialpädagogin kommt mit einem akuten psychotischen Zustandsbild freiwillig in stationäre Behandlung. Sie ist leicht benommen und zeitlich nur unzureichend orientiert. Vor einigen Tagen habe sie Haschisch geraucht und LSD eingenommen. Jetzt finde sie sich in ihrer Wohnung kaum noch zurecht. Sie habe das Gefühl gehabt, in einer anderen Welt zu leben. Tagelang habe sie in ihrer Wohnung gelegen und gemeint, gestorben zu sein. Vor ihrem Tode habe sie noch einen Auftrag erfüllen sollen. Auch die Nachbarin, die auf ihre Hilferufe hin gekommen sei, habe wie tot ausgesehen. Es sei ein Grabgeruch gewesen, außerdem habe sie einen faulen Geschmack im Munde gehabt. Sie habe ein „kosmisches Bewußtsein" gehabt, sei „als Christus" gestorben und habe sich als apokalyptischer Reiter erlebt. Das Zeitbewußtsein sei völlig verlorengegangen. Alles komme ihr ganz fremd vor. Auf dem Trip seien ihr Vampire erschienen, sie habe ihr Leben hergeben müssen. Aus ihrem Unterleib sei alles herausgelaufen. Sie müsse das Geheimnis der Wahrheit bewahren. Die Menschen hätten alle komisch reagiert. Sie habe das Gefühl gehabt, gelenkt und hypnotisiert zu werden. Zeitweilig überfalle sie eine wahnsinnige Angst. Sie habe das Gefühl, mit anderen Menschen eine Rolle getauscht zu haben. Sie habe einfach nicht gewußt, ob sie sie selbst oder ein anderer Mensch sei. Es sei auch zu einem Austausch der Gedanken gekommen. Sie habe ihre Mutter umbringen müssen. Einer von beiden könne nur leben. Ihr Bauch sei innen hohl und verfault. Sie habe keinen „Durchblick" mehr, habe zu viel gelesen, „die ganze Menschheitsgeschichte", „verschlüsselte Botschaften". Sie sei wirklich tot gewesen oder umgebracht worden. Doch es sei nicht so wichtig, ob man lebe oder sterbe. Jetzt fange sie alles von vorne an. Sie wolle andere Menschen erschrecken, um ihnen zu zeigen, was Leben sei. Ihr Körper sei jetzt ganz schlaff, und sie meine, unter Hypnose zu stehen. Es sei jedoch ein ganz schönes Gefühl. Sie verspüre ihren Körper nicht. Das werde durch andere Leute „gemacht", sie wisse nur nicht genau, wer dahinter stecke. Sie wolle auf Reisen gehen und den Menschen Menschlichkeit predigen. Der Leistungsdruck solle von ihnen wegfallen. Sie bereue nicht, LSD eingenommen zu haben. Dadurch sei ihr Bewußtsein erweitert worden.

In den folgenden Jahren blieb die Patientin drogenabstinent, hatte jedoch noch zwei schizophrene Schübe und zeigte zuletzt ein leichtes Defektsyndrom.

Bei mehreren der psychotisch erkrankten Patienten (Gruppe VI) waren die Ich- und Persönlichkeitsstörungen vor allem auf die sexuelle Identität bezogen (Benedetti 1975). Zwei Patienten sprachen von einer „Geschlechtsumwandlung", die an ihnen vollzogen werde.

(VI/165) Ein 20jähriger Schüler berichtet, daß er seit drei Jahren Haschisch rauche, in der letzten Zeit täglich, außerdem habe er ungefähr 20 LSD-Trips eingenommen, mehrfach auch Speed-Trips. Die Zahl könne er nicht genau angeben. Einige Male habe er Opium geraucht. Unmittelbar nach der letzten Preludin-Einnahme habe er gemeint, Krebs zu haben, geisteskrank zu sein, ferner daß an ihm eine Geschlechtsumwandlung vollzogen werde. Seit dem letzten Trip gehe es ihm schlecht. Er habe Angstgefühle, Depressionen und Selbstmordgedanken. Aus seinen Gefühlen schließe er, daß er eine unheilbare Krankheit haben müsse. Manchmal sehe er sich im Rollstuhl und meine, eine Schizophrenie zu haben. In den letzten Wochen sei er auch aggressiv geworden. Am liebsten möchte er etwas zerstören. Eigentlich sei er eitel, egoistisch und narzißtisch. Jetzt verändere sich seine Persönlichkeit. Sie löse sich auf. Mit anderen Leuten könne er sich nicht mehr unterhalten. Seit einigen Tagen glaube er, in eine Frau umgewandelt zu werden. Zuhause habe er Stäbchen gegessen und sie als Symbol für den Penis angesehen. Er habe gemeint, den Penis aufzuessen. Das sei nicht wörtlich, sondern symbolisch zu verstehen. Ferner habe er besondere Wahrnehmungen. Er sehe oft, wie Kerzen aus Strahlen herauswüchsen. Wenn er Blumen anschaue, bewegten sie sich. Sie veränderten ihre Konturen und würden plötzlich kleiner oder größer. Abends habe er Stimmen gehört, jedoch könne er sich nicht mehr daran erinnern, was es für Stimmen gewesen seien und was sie zu ihm gesagt hätten. Gespräche anderer Leute bezögen sich auf ihn; er meine, daß man ihm etwas wolle. Am liebsten möchte er tot sein, doch habe er keinen Mut, Suizid zu begehen. Er glaube, daß er sich intellektuell auf die Stufe eines Tieres zurückentwickle; er sei unheilbar krank und komme jetzt nur zur stationären Behandlung, da an ihm eine Geschlechtsumwandlung vollzogen werde.

Im Laufe einer zweimonatigen stationären Therapie bot der Patient ein schweres paranoid-halluzinatorisches Syndrom, klagte über ein quälendes Krankheitsgefühl mit einer totalen Veränderung seiner Persönlichkeit und war mehrfach akut suizidal. Bei der Entlassung bot er ein mäßiggradiges Defektsyndrom mit einer paranoiden Restsymptomatik.

10. Verstimmungen, Gefühlsstörungen

Die Beurteilung der affektiven Auffälligkeiten ist bei jugendlichen Drogenkonsumenten oft mit erheblichen Schwierigkeiten verbunden. Die von E. Bleuler beschriebene affektive Spaltung im Sinne einer befremdenden Gleichgültigkeit gegenüber Ereignissen, die eigentlich zu freudigen oder schmerzlichen Reaktionen Anlaß geben sollten, scheint unter vielen Drogenkonsumenten zu einem ubiquitären Phänomen geworden zu sein, ohne daß immer gravierende toxische Persönlichkeitsveränderungen nachzuweisen sind. Ferner lassen sich oft unvorhersehbare und unberechenbare Verhaltensweisen, eine nur geringe affektive Zugänglichkeit, das Nebeneinander hyperästhetischer Empfindlichkeit und allgemeiner Gefühlsstumpfheit beobachten.

Ein bei vielen Drogenkonsumenten − vor allem vom Halluzinogen-Typ − auffälliges Phänomen ist die Diskrepanz zwischen einer ausgeprägten Affektlahmheit und Lethargie auf der einen und einer gesteigerten Sensibilität auf der anderen Seite (Hasse u. Waldmann 1971).

Tabelle 54. Verstimmungen, Gefühlsstörungen

	I abs.	%	II abs.	%	III abs.	%	IV abs.	%	V abs.	%	VI abs.	%
Ratlos	12	67	27	96	33	52	24	62	11	48	33	54
Gefühlsverarmt, affektarm			6	21	16	25	13	33	7	30	37	61
Gefühl der Gefühllosigkeit			2	7	1	2	2	5	1	4	10	16
Störungen der Vitalgefühle			2	7	4	6	1	3	1	4	4	7
Deprimiert/traurig	14	78	22	79	37	58	33	85	11	48	38	62
Hoffnungslos/ verzweifelt	12	67	14	50	22	34	19	49	5	22	20	33
Ängstlich	15	83	17	61	30	47	29	74	9	39	34	56
Gehoben/euphorisch					2	3	4	10	9	39	13	21
Mürrisch gereizt/ dysphorisch	8	44	17	61	22	34	12	31	7	30	14	22
Mißtrauisch/feindselig	9	50	19	68	31	48	20	51	9	39	34	56
Gespannt	16	89	25	89	38	59	31	79	14	61	41	67
Innerlich unruhig	18	100	25	89	40	62,5	35	90	20	87	52	85
Klagsam/jammerig	1	6	4	14	3	5	1	3	1	4	2	3
Läppisch					1	2	3	8	1	4	13	21
Ekstatisch verzückt	1	6	1	4	3	5	3	8	6	26	9	15
Insuffizienzgefühl	8	44	17	61	15	23	16	41	2	9	9	15
Gest. Selbstwertgefühl	1	6	2	7	17	27	6	15	4	17	17	28
Schuldgefühl	3	17	6	21	8	12,5	9	23	1	4	6	10
Verarmungsgefühl			1	4							3	5
Ambivalent			3	11	5	8	7	20	3	13	9	15
Affektiv inadäquat	1	6	4	14	2	3	3	8	9	39	45	74
Affektlabil	7	39	10	36	27	42	14	36	5	22	9	15
Affektinkontinent					5	8	4	10	2	9	7	11
Affektstarr							2	5	3	13	15	25
Andere Störungen											2	3

Im Haschischrausch wird vor allem das „high-Gefühl" als angenehm erlebt, bei dem eine Entspannung eintritt, die oft mit einem „Gemeinschafts-Feeling" und dem Gefühl einer intensiveren Erlebnis- und Einsichtsfähigkeit einhergeht. Gerade dieses Gefühl des Entspanntseins und der Euphorie wird von vielen jugendlichen Drogenkonsumenten gesucht. Es kommt zu einer verstärkten Reflexion über sich selbst, so daß „neue Einsichten" gewonnen und besondere Erlebnisse erzielt werden, die subjektiv das Gefühl der „Bewußtseinserweiterung" vermitteln (Irwin; Herha 1971; Täschner 1979).

Bei unseren Patienten haben sich jedoch immer auch negative Wirkungen eingestellt, die manchmal erst nach monate- oder jahrelangem Haschischkonsum auftraten. Die Stimmung wechselte oft schnell vom euphorischen zum depressiven oder dysphorisch-paranoid gefärbten Pol (Stringaris 1939; Murphy; Weil). Auffallend häufig traten Angstgefühle auf (vgl. Vierth; Battegay et al. 1969; Kieffer; Kielholz u. Ladewig 1970; Angst et al. 1971; J.P. Smith). Ferner spielten depressive Syndrome eine wesentliche Rolle (vgl. Bewley 1968; Schultes 1967a, b; Orzechowski; Jaffe). Nach chronischem oder exzessivem Haschischabusus traten neben akuten psychotischen Phänomenen fast immer auch depressiv-apathische Syndrome in Erscheinung. Die depressiven Verstimmungen konnten von grüblerischen Gedanken und Selbstmitleid geprägt und mit akuten Selbstwertkrisen, suizidalen Impulsen, aber auch aggressiven Entäußerungen verbunden sein. Der Rauschzustand konnte wellenförmig verlaufen, oder es zeigte sich ein abruptes Umschlagen der Stimmungslage (Walton; Bloomquist).

(II/81) Ein 22jähriger Hilfsarbeiter hat seit fünf Jahren in unterschiedlichen Abständen Haschisch geraucht, seit zwei Jahren täglich, und bisher 10 bis 15 LSD-Trips eingeworfen. Jetzt fühle er sich innerlich unruhig, unzufrieden und leer. Er sei zu nichts zu gebrauchen und sehe keinen Sinn in seinem Leben. Von Haschisch fühle er sich psychisch abhängig. Während er in den ersten eineinhalb Jahren durch das Angeturntsein einen angenehmen Ausnahmezustand gesucht habe, der eine „nette Abwechslung" gewesen sei, erstrebe er jetzt einen dauernden Ausnahmezustand, „ein Geknalle bis zur Bewußtlosigkeit". Danach sei er matt, müde und kaputt. Eigentlich „stinke" ihn das alles an, er könne sich jedoch nicht dagegen zur Wehr setzen. Jetzt verspüre er nur eine innere Leere, es fehle ihm jede Motivation, etwas zu tun, er sei enttäuscht vom Leben, da ihm alles sinnlos erscheine.

Auch der LSD- bzw. Meskalin-Effekt ist oft von gegensätzlichen Stimmungsschwankungen gekennzeichnet. Depressive Verstimmungen und Angstgefühle mit Suizidgedanken sind am häufigsten und gefährlichsten. Es kann zu einem so starken Überwiegen emotionaler Erlebnisqualitäten mit einer Affektsteigerung kommen, daß eine willentliche Beeinflussung und Steuerung der emotionalen Äußerungen nicht mehr möglich ist. Der Einfluß innerer und äußerer Reize auf Affekt und Stimmung kann einen schnellen Wechsel herbeiführen. Häufig erscheinen die affektiven Äußerungen auch unangemessen. Bei zunehmender Einengung des Bewußtseins auf die psychotischen Erlebnisse treten eine auffallende Distanz und Gleichgültigkeit gegenüber äußeren Geschehnissen ein, die bei gleichzeitigem Verlust der Ich-Identität und der Realitätswahrnehmung gravierende psychotische Entgleisungen einleiten.

Spielt schon bei der experimentellen Psychose die „emotional-affektive Reagibilität" (Leuner 1962) eine wesentliche und für den Verlauf oft ausschlaggebende Rolle, so ist sie gerade bei jugendlichen Drogenkonsumenten, die oft unkontrolliert Drogen einnehmen, besonders hoch zu bewerten. Schon geringe Überdosierungen können zu affektiven Störungen führen. Bei starker Ausrichtung des Drogeneffektes auf die

Stimmungslage lassen sich als endogen imponierende Verstimmungszustände beobachten. „Phänomenologisch ist der depressive Einbruch etwas Unverstehbar-Letztes,
ausgesprochen „endogen" Wirkendes. Das Zustandsbild entzieht sich jeglicher verste-
hender psychologischer Aufhellung. Vorherrschend ist das Erleben der Leere, der Ver-
einsamung und – wenn auch unausgesprochen – der absoluten Ohnmacht gegenüber
der Realität" (Leuner 1962). Das Gefühl der existentiellen Leere und totalen Hoff-
nungslosigkeit mit Todesgedanken ist manchmal begleitet von Schuldgefühlen und
quälenden Skrupeln, paranoiden Ängsten und Selbstbestrafungstendenzen. Oft lassen
sich Beziehungen zu Erlebnissen der frühen Kindheit oder späterer Entwicklungs-
phasen erkennen. Wir fanden ausgesprochen häufig begleitende körperliche Beschwerden, die hypochondrisch ausgestaltet wurden.

(II/28) Ein 20jähriger Student gibt an, daß er nach intensivem Haschischrauchen und vor
allem nach LSD-Trips körperlich völlig fertig sei. Tagelang liege er dann im Bett und habe zu nichts
Lust. Seit einem Jahr habe er sehr wechselhafte Zustände. Einerseits sei er äußerst erregt, andererseits sehr müde und schlapp. Er sei dann völlig apathisch und nur mit größter Mühe in der Lage, aus
dem Bett aufzustehen. Häufig sei er ausgesprochen depressiv, habe Beschwerden im Magen-Darm-
Bereich sowie Schmerzen im Hals. In den Zeiten depressiver Verstimmungen leide er unter Suizidgedanken. Oft stelle er sich dann vor, wie er Selbstmord begehen könne und was danach sei.
Einmal habe er von einer hohe Brücke nach unten geschaut und sich „surrealistisch" vorgestellt, daß er herunterspringe und wie lange die Flugzeit betrage. Kurz vor dem Aufschlagen habe
er jedoch nicht mehr gewollt. Auch habe er sich einen Selbstmordversuch mit Tabletten vorgestellt.
Manchmal habe er ein komisches Gefühl im Kopf, als ob Jalousien um sein Gehirn seien. Wenn er
herumlaufe, meine er, daß die Beine unter dem Körper wegsacken könnten. Er müsse sich dann hin-
setzen und brauche viel Kraft, um wieder aufzustehen.

Depressiv-apathische Syndrome sahen wir sowohl nach Haschisch- und LSD- wie
auch nach Weckaminabusus. Es kam einerseits zu einer Zuspitzung depressiver Züge,
die schon in der prämorbiden Persönlichkeitsentwicklung nachweisbar waren, wie auch
zur Auslösung akuter und chronischer depressiver Zustandsbilder, die kaum noch Zusammenhänge mit frühkindlichen Erlebnissen und biographischen Fakten erkennen
ließen. Hier waren alle denkbaren Übergänge von leichten depressiven Verstimmungen
bei kurzzeitigen Intoxikationen, der Progredienz neurotischer Depressionen durch den
Drogenabusus bis hin zu schweren depressiven Syndromen zu finden, die durch den
chronischen oder exzessiven Drogenabusus bewirkt worden und erscheinungsbildlich
kaum von einer endogenen Depression zu unterscheiden waren.

Im Vorfeld dieser Syndrome ließen sich mehrfach depressive Krisen eruieren, die
zu dem Drogenabusus beigetragen hatten und sich dann nach anfänglicher und zwi-
schenzeitlicher Besserung deutlich verstärkten.

(IV/26) Eine 20jährige Dekorateurin hat vor drei Jahren nach einer Liebesenttäuschung
ausgesprochen depressiv mit vielfältigen körperlichen Beschwerden reagiert. Vor 2 Jahren habe sie
damit begonnen, ungefähr dreimal wöchentlich Haschisch zu rauchen. Unter dem Einfluß von
Haschisch habe sie sich besser konzentrieren und ausdrücken können. Außerdem habe sie 5 LSD-
Trips eingenommen, von denen einer ein Horror-Trip gewesen sei.
Schließlich habe sie ein halbes Jahr lang AN_1 in einer hohen Dosis eingenommen, wonach sich
eine paranoid-halluzinatorische Psychose entwickelt habe, die nach Absetzen der Drogen ganz
abgeklungen sei. Danach habe sie sich sehr schlapp und schwunglos gefühlt. Jetzt sei sie sehr
schnell erschöpft, ihre Arbeit könne sie kaum noch schaffen, insbesondere morgens beim Aufstehen
habe sie ein bleiernes Gefühl in den Gliedern. Sie schlafe schlecht und wache morgens mit einem
„dicken Brummschädel" auf. Außerdem leide sie an Appetitlosigkeit, unmotivierten Angstgefühlen,

einem Druck im Kopf und einem allgemeinen körperlichen Schweregefühl. Sie fühle sich dann wie tot, könne sich nur noch ganz plump bewegen, sei wie versteinert. Häufig könne sie nicht mehr richtig denken, alles sei wie abgestorben. Wenn jemand schnell spreche, könne sie dem Gespräch nicht mehr folgen. Morgens stehe sie lange vor ihrem Kleiderschrank, um zu überlegen, welche Bluse zu welchem Rock passe. Häufig wünsche sie zu sterben, weil dieser Zustand so unerträglich sei. Sie sehe sich manchmal schon ihr Testament machen. Jetzt sei alles wie abgeschnitten, sie sei eigentlich nicht traurig, sondern total niedergeschlagen. In der letzten Zeit habe sie schlechte Träume und Flash-back-Erscheinungen. Sie sehe bösartige Fratzen oder andere böse Gegenstände, die sie erschreckten. Hinterher wisse sie genau, daß sie es sich eingebildet habe.

Eine große Zahl unserer Patienten berichtete über unauffällige Drogenerlebnisse in den ersten Monaten oder auch Jahren, bis sich in zunehmendem Maße Unruhe- und Angstgefühle sowie depressive Verstimmungen einstellten. Die anfänglich positiven Drogenerfahrungen verschwanden immer mehr hinter quälenden Gefühlen, die man manchmal nur noch durch Opiate überwinden zu können meinte. Es war dann ein verhängnisvoller circulus vitiosus in Gang gekommen, der den Suchtmechanismus weitertrieb. Die Halluzinogene hatten zu einem Wirrwarr vielfältiger Erlebnisse, Gefühle und Gedanken geführt, die nicht mehr erträglich erschienen und nach einer sofortigen Überwindung verlangten.

(IV/25) Eine 17jährige Gymnasiastin, deren Eltern geschieden sind und die von ihrer sehr autoritären Großmutter erzogen worden ist, berichtet, daß sie seit drei Jahren Haschisch rauche und bisher 20 LSD-Trips eingeworfen habe, die eigentlich relativ gut verlaufen seien. Durch die Trips habe sie erstmals richtig nachdenken können. Auf dem letzten Trip habe sie Visionen gehabt, schöne Halluzinationen, „kosmische Bilder", gesehen. Danach sei sie unruhig und depressiv geworden und habe starke Angstgefühle gehabt. Während der Vision habe sie gemeint, in den Armen Gottes wieder lebendig zu werden. Einerseits möchte sie gerne angenehme Drogenerlebnisse haben, andererseits verspüre sie, daß sie nervöser, gereizter, vor allem depressiver werde, viel grübeln müsse und sich manchmal mit ihren Gedanken und Gefühlen sehr abquäle. „Ich bin körperlich manchmal richtig verkrampft. Es tut mir dann alles weh, ich möchte am liebsten meinen Körper abschütteln. In der Brust schnürt sich dann alles zusammen. Manchmal habe ich eine schreckliche Angst". Später wurde das Mädchen opiatabhängig. „Dann fühle ich mich wohl. Warum soll ich mich immer abquälen?"

Die Übersicht über Veränderungen der Stimmung und Gefühlsstörungen gibt einige bemerkenswerte Hinweise (Tabelle 54). Zeichen einer Gefühlsverarmung bzw. Affektarmut waren bei den Patienten mit eigengesetzlich ablaufenden psychotischen Syndromen (Gruppe C) häufiger und schwerer ausgeprägt (52% in der Gruppe C und 23% in der Gruppe D; p < 0,001). Dagegen traten depressive Verstimmungen (71% in der Gruppe D und 58% in der Gruppe C) mit nicht selten hoffnungslosen und verzweifelten Zügen (45% in der Gruppe D und 30% in der Gruppe C; p < 0,05) bei den Patienten der Gruppe D häufiger in Erscheinung. Ungefähr jeder Vierte der psychotisch Erkrankten der Gruppe C (26%) war in seiner Stimmungslage gehoben und euphorisch (dagegen nur 5% in der Gruppe D; p < 0,001), zeigte ein gesteigertes Selbstwertgefühl (25% gegenüber 17% in der Gruppe D), und jeder Fünfte ekstatisch-verzückte Züge (18% gegenüber 5% in der Gruppe D; p < 0,01), während die Patienten der Gruppe D eher mürrisch gereizt und dysphorisch (40% gegenüber 25% in der Gruppe C; p < 0,05) und von Angstgefühlen geplagt (61% gegenüber 51% in der Gruppe C) waren. Mißtrauische und feindselige Züge traten ungefähr gleich häufig auf (53% in der Gruppe D und 51% in der Gruppe C). Insuffizienz- (38% in der Gruppe D und 13% in der Gruppe C; p < 0,001) und Schuldgefühle (17% in der Gruppe D und 8% in der Gruppe C) klangen bei jedem dritten bzw. sechsten Patienten der Gruppe D an. Zeichen einer inneren Spannung (74% in der Gruppe D und 65% in der Gruppe C) sowie Unruhe (79% in der Gruppe D und 86% in der Gruppe C) waren ausgesprochen häufig und oft stark ausgeprägt.

Auch der Vergleich der Halluzinogen-Konsumenten (Gruppe A) mit den polyvalent Abhängigen (Gruppe B) weist einige Unterschiede auf. Ratloses Verhalten (85% gegenüber 55%; p < 0,01), eine depressive Stimmungslage (78% gegenüber 68%), hoffnungslose und verzweifelte Züge (57% gegenüber 40%), Angstgefühle (70% gegenüber 57%), mürrisch gereiztes (54% gegenüber 33%; p < 0,02) sowie mißtrauisches und feindseliges Verhalten (61% gegenüber 50%), aber auch eine innere Unruhe (93% gegenüber 73%; p < 0,01) und Gespanntheit (89% gegenüber 67%; p < 0,02) sowie Insuffizienzgefühle (54% gegenüber 30%; p < 0,01) waren bei den Halluzinogen-Konsumenten (Gruppe A) vermehrt zu beobachten, während die polyvalent Abhängigen (Gruppe B) eher gefühlsverarmt (28% gegenüber 13% der Gruppe A), gehoben euphorisch (6% gegenüber 0% in der Gruppe A) erschienen und ein gesteigertes Selbstwertgefühl aufwiesen (22% gegenüber 7%; p < 0,05).

Die Patienten mit chronischen bzw. rezidivierenden psychotischen Syndromen (Gruppe F) ließen gegenüber den Patienten der Gruppe E fast durchgehend eine vermehrte Frequenz und Intensität von Verstimmungen und Gefühlsstörungen erkennen.

Der Befund unterstreicht, daß vor allem die Halluzinogen-Konsumenten in Krisensituationen, in denen sie unter den Drogeneffekten in besonderer Weise litten, zu ambulanten oder stationären Behandlungen kamen. Die anfänglich als positiv beurteilten Drogenerlebnisse vor allem unter Haschisch und LSD waren ins Gegenteil umgeschlagen, und die besonders intensiv erlebte angenehme Leichtigkeit, euphorische Stimmungslage mit inhaltlosen Glücksgefühlen, „die wohlige, ungelenkte und ungezielte Daseinsweise" (Hobi 1973) waren verschwunden. An ihre Stelle war eine dysphorische, mit innerer Gespanntheit einhergehende, moros-gereizte, mißtrauisch-ängstliche Grundstimmung getreten, die häufig durch erneute Drogeneinnahme zu überwinden versucht, jedoch fast regelmäßig verstärkt wurde. Oft zeigte sich ein schneller Wechsel zwischen Ausgelassenheit, euphorischen und ekstatischen Gefühlen auf der einen und Unruhe, Angst und depressiver Verstimmung auf der anderen Seite.

Gerade tiefgreifende Störungen der Affektivität traten unter akutem Drogeneinfluß immer wieder in Erscheinung. Einen besonderen Stellenwert nahmen Angst- und Bedrohtheitserlebnisse ein, die mit einer Todesstimmung und Weltuntergangsgefühlen verbunden waren. Diese vor allem bei schizophrenen Psychosen auftretende pathologische Affektivität, die wesentlich die Physiognomierung des Welterlebens bedingt, konnten wir bei den psychotisch Erkrankten (Gruppe C) besonders deutlich beobachten. Die Entgleisung der seelischen Dynamik verband sich dann in der Regel mit einer psychotischen Wahnbildung, wobei die Produktion der Wahnphänomene von der gesteigerten Wahndynamik abhängig war und keine Beziehungen mehr zu speziellen Drogenerlebnissen erkennen ließ.

Läppische Züge (17% in der Gruppe C gegenüber 3% in der Gruppe D; p < 0,01) und vor allem affektiv inadäquate Verhaltensweisen (64% in der Gruppe C gegenüber 7% der Gruppe D; p < 0,001), aber auch eine Affektstarrheit (21% in der Gruppe C gegenüber 1% in der Gruppe D; p < 0,001) waren in der Gruppe der psychotisch Erkrankten (Gruppe C) auffallend häufiger zu verzeichnen und wiesen wie die Verarmung der Gefühle bzw. Affekte auf eine gravierende psychotische Veränderung hin. Die affektiven Reaktionen waren gespalten und unangemessen, und man empfand eine erschreckende Gleichgültigkeit gegenüber schmerzlichen Erlebnissen. Im Laufe der mehrjährigen Untersuchungen der psychotisch Erkrankten mit eigengesetzlichen Verläufen (Gruppe C) sahen wir bei einem hohen Prozentsatz eine rapide „dynamische Entleerung" (Janzarik) bzw. einen „Verlust des energetischen Potentials" (Conrad) im Sinne eines deutlichen Defektsyndroms (s. Abschnitt G.XIII.6. Auftreten eines Defektes und ausgeprägter Persönlichkeitsveränderungen).

11. Psychomotorische Störungen

Der Haschischeffekt auf die Motorik ist wechselhaft und abhängig von der Dosierung (Curtis; C.J. Schwarz 1970; Kielholz u. Ladewig 1970). Bei hohen Dosen können die Bewegungsabläufe erstarren, so daß eine völlige Apathie eintritt (Feuerlein 1971; Gosset et al.). Nach anfänglicher Stimulierung und Euphorisierung setzt eine allmähliche Sedierung ein, wobei ein einheitlicher Handlungsentwurf nicht mehr möglich ist und eine Verunsicherung sonst unreflektiert und automatisch ablaufender Handlungsfolgen beobachtet wird (Fraenkel u. Joel). Es kann auch zu hyperaktiven und umtriebigen Reaktionen mit Enthemmung, Bewegungsdrang und aggressiven Verhaltensweisen kommen. Die sehr unsteten und schnell wechselnden Bewegungen können sich als Ausdruck von Angstgefühlen, ekstatischem Erleben oder euphorischer Gestimmtheit bzw. exaltierter Befindlichkeit darstellen (v. Baeyer 1932). Bei sehr hohen Dosen verstummt jede Spontanmotilität, und es setzen eine vollständige Unbeweglichkeit und Apathie ein, die als „Bannungserlebnis" und „Automatose-Syndrom" beschrieben worden sind (Gross et al. 1972). Auch bei der Schizophrenie wird ein Erstarren der Bewegung bis zur völligen Bewegungsinsuffizienz beobachtet, während sich die Bewegungen im „Automatose-Syndrom" vom Ich lösen und einen ichfremden Charakter annehmen (Huber 1957a).

Tabelle 55. Psychomotorische Störungen

	I abs.	%	II abs.	%	III abs.	%	IV abs.	%	V abs.	%	VI abs.	%
Antriebsarm	5	28	16	57	32	50	15	38	10	43	38	62
Antriebsgehemmt	8	44	17	61	22	34	14	36	9	39	28	46
Stuporös					1	2	3	8	5	22	20	33
Mutistisch	1	6					3	8	2	9	20	33
Antriebsgesteigert	5	28	6	21	19	30	12	31	12	52	18	30
Motorisch unruhig	4	22	10	36	22	34	16	41	11	48	22	36
Parakinesen Stereotypien									1	4	10	16
Negativistisch											5	8
Maniriert									2	9	12	20
Sprachzerfall/ Neologismus											8	13
Logorrhoisch							2	5	1	4	5	8
Andere Störungen											2	3
Wechselhaft	9	50	15	54	32	50	19	49	7	30	9	15

Unsere Patienten ließen häufig eine auffallende Antriebsarmut (46% in der Gruppe D und 57% in der Gruppe C) und Gehemmtheit (41% in der Gruppe D und 44% in der Gruppe C) erkennen (Tabelle 55). Die Frequenz lag bei den Patienten mit eigengesetzlich ablaufenden Psychosen (Gruppe VI) am höchsten, insbesondere waren die Antriebsstörungen bei ihnen am stärksten ausgeprägt. Ungefähr jeder dritte Patient bot Zeichen einer Antriebssteigerung (28% in der Gruppe D und 36% in der Gruppe C) oder motorischen Unruhe (35% in der Gruppe D und 39% in der Gruppe C).

Bei den Patienten der Gruppe D ließ sich eine ausgesprochene Wechselhaftigkeit des psychomotorischen Verhaltens beobachten (52% der Gruppe A und 50% der Gruppe B).

Motorische Unruhe (37% gegenüber 30% der Gruppe A) und Antriebssteigerung (30% gegenüber 24% der Gruppe A) waren bei den polyvalent Abhängigen (Gruppe B) häufiger nachzuweisen, jedoch standen bei den meisten Patienten Zeichen eines Antriebsverlustes im Vordergrund. Hinweise auf eine Antriebshemmung fanden sich vermehrt bei den Halluzinogen-Konsumenten (54% in der Gruppe A und 35% der Gruppe B; $p < 0,05$), insbesondere wenn sich chronische bzw. rezidivierende psychotische Zustandsbilder entwickelt hatten (46% in der Gruppe F und 37% in der Gruppe E).

Das Amotivations-Syndrom mit energieloser Trägheit und Initiativeverlust, Gleichgültigkeit und Unfähigkeit zu einem angemessenen Realitätsbezug sowie depressiv-ängstlichen Zügen fanden wir nicht nur bei der Cannabisabhängigkeit, sondern in gleicher Weise und oft verstärktem Maße bei den polyvalent Abhängigen, und es war dann oft durch spezielle Drogeneffekte und Abhängigkeitsphänomene überlagert. Apathisches und passives Verhalten und mangelndes Interesse an aktiver Auseinandersetzung mit der Umgebung wurden in der fehlenden Bereitschaft und Fähigkeit zu leistungsorientiertem Handeln manifest (Marihuana and Health 1971, 1974, 1975).

Die Frage, ob es sich bei diesem Syndrom um die Folge oder Ursache des Drogenabusus handelt, ist keine strenge Alternative, sondern hier finden sich alle Grade und Schattierungen von psychischen Veränderungen, die schon durch den Lebensstil in subkulturellen Gruppen und die Loslösung aus sozialen Bezügen und Aktivitäten bedingt sind, bis zu schweren Intoxikationsfolgen mit organischen Persönlichkeitsveränderungen.

Insgesamt fiel auf, daß die Antriebsstörungen bei den Patienten der Gruppe D einen oft flüchtigen, schnell wechselnden Charakter hatten, während sie bei den psychotischen Patienten der Gruppe C länger persistierten und einen schwereren Grad zeigten. Fast ein Drittel der psychotisch Erkrankten ließ ein stuporöses (30% gegenüber 3% der Gruppe D; $p < 0,001$) oder mutistisches (26% gegenüber 3% der Gruppe D; $p < 0,001$) Bild erkennen. Parakinesen und Stereotypien, negativistisches und maniriertes Verhalten sowie Zeichen eines Sprachzerfalls oder Neologismen bestanden nur bei den psychotischen Patienten der Gruppe C. Diese Störungen signalisierten einen schweren Verlauf und ließen schon nach dem anfänglichen psychopathologischen Befund kaum einen Zweifel an dem eigengesetzlichen Charakter der Psychose.

12. Störungen des Trieb- und Sozialverhaltens, Pflegebedürftigkeit

a) Kontaktstörungen. Ein Drittel der Patienten der Gruppe D (34%) und fast Zweidrittel der Patienten der Gruppe C (62%; $p < 0,001$) waren in ihrem *Kontaktverhalten* deutlich eingeschränkt (Tabelle 56). Kommunikationsstörungen ließen sich vor allem

Tabelle 56. Störungen des Trieb- und Sozialverhaltens, Pflegebedürftigkeit

	I abs.	%	II abs.	%	III abs.	%	IV abs.	%	V abs.	%	VI abs.	%
Kontakt vermindert	5	28	16	57	14	22	15	38	7	30	45	74
Kontakt vermehrt			3	11							3	5
Krankheitsgefühl	11	61	24	86	28	44	25	64	5	22	19	31
Mangel an Krankheitsgefühl	6	33	4	14	32	50	11	28	14	61	33	54
Mangel an Krankheitseinsicht	5	28	2	7	35	55	9	23	14	61	37	61
Ablehnung der Behandlung	5	28	5	18	11	17	9	23	6	26	31	51
Suizidtendenzen	9	50	5	18	21	33	17	44	5	22	22	36
Suizidhandlungen	8	44	1	4	11	17	15	38	5	22	12	20
Selbstbeschädigungstendenzen					3	5	1	3	1	4	2	3
Aggresionstendenzen	3	17	11	39	25	39	15	38	8	35	30	49
Aggressive Handlungen	2	11	6	21	13	20	10	26	4	17	17	28
Sexualität gesteigert			1	4	2	3	4	10	2	9	5	8
Sexualität vermindert	4	22	11	39	16	25	11	28	6	26	14	23
Sexuelle Triebabweichungen	1	6			1	2	2	5			4	7
Nahrungsablehnung											6	10
Ißt nicht selbständig											3	5
Unselbständig in der Körperpflege									2	9	3	5

bei den Halluzinogen-Konsumenten (Gruppe A) nachweisen (46% gegenüber 28% der Gruppe B); insbesondere war die Chronifizierung der psychotischen Drogenerlebnisse (Gruppe F) häufig mit einer Verminderung von Kontakten (46% gegenüber 23% der Gruppe E) verbunden.

b) *Krankheitsgefühl und Krankheitseinsicht.* Im Blick auf die *Einsicht in die eigene Erkrankung* und ein allgemeines *Krankheitsgefühl* bestanden erhebliche Unterschiede zwischen den Patienten der Gruppe D und C. Über die Hälfte der Gruppe D (52%) berichtete über ein ausgeprägtes, teilweise quälendes Krankheitsgefühl ($p < 0,001$), das nur 28% der psychotischen Patienten der Gruppe C erkennen ließen. Sie zeigten dagegen häufig einen Mangel an Krankheitsgefühl (56%; $p < 0,01$) und -einsicht (61%; $p < 0,001$) und lehnten die Behandlung ab (44%; $p < 0,001$).

Zeichen eines Krankheitsgefühls waren bei den Halluzinogen-Konsumenten (Gruppe A) am häufigsten (76% gegenüber 51% der Gruppe B; $p < 0,01$). Es überwogen die Patienten mit chronischen bzw. rezidivierenden psychotischen Syndromen (Gruppe F) gegenüber der Gruppe E ($p < 0,01$). Diese Patienten litten besonders stark unter den aufwühlenden Drogenerlebnisse, die zu vielfältigen, vor allem angstgefärbten Störungen und komplexen psychischen Beschwerdebildern geführt hatten, während bei den polyvalent Abhängigen (Gruppe B) schon teilweise eine süchtige Depravation oder eine Kaschierung der Beschwerden durch die Einnahme anderer Drogen, vor allem von Opiaten, eingetreten war.

Im Blick auf die anfängliche Manifestation halluzinogeninduzierter psychotischer Syndrome ließen sich Analogien zu dem Erleben psychotischer Einbrüche bei schizophrenen Patienten (vgl. Matussek 1948; Lopez-Ibor; Battegay 1970) beobachten. Im Vordergrund stand das Gefühl des Bedrohtseins mit einer allgemeinen Ratlosigkeit und der quälenden Befürchtung, verrückt zu werden. In der Angst vor dem Wahnsinn wurde die Desintegration der eigenen Persönlichkeit befürchtet (Lopez-Ibor). Jedoch wiesen die Halluzinogen-Konsumenten (Gruppe A) ein stärkeres Krankheitsgefühl und eine deutlichere Krankheitseinsicht auf, während die psychotisch Erkrankten der Gruppe C die anfänglichen drogeninduzierten psychotischen Erlebnisse oft schnell in ihre psychotische Erlebniswelt integrierten und nicht mehr als krankhaft beurteilten. Es dominierte nicht die drogeninduzierte psychotische Symptomatik, sondern das autonome psychotische Geschehen, das eine Distanzierung von den Drogenerlebnissen nicht mehr möglich werden ließ.

Unsere Beobachtungen bestätigen die Erfahrung, daß bei schizophrenen Patienten eine wirkliche Krankheitseinsicht häufig vermißt wird (vgl. Pick; Heilbronner; Mayer-Gross 1920; Schulte 1958; Bräutigam 1962). Die fehlende Krankheitseinsicht und die mangelhafte Korrektur von Wahnsymptomen sowie die Insuffizienz, über die psychotischen Erlebnisse retrospektiv zu sprechen, erwiesen sich oft gerade als charakteristisch für die Schizophrenie (M. Müller 1960) bzw. die Eigengesetzlichkeit des psychotischen Geschehens bei unseren Patienten.

c) Suizidalität. Suizidale Tendenzen und *Suizidhandlungen* waren in den Gruppe D und C ungefähr gleich häufig zu verzeichnen. Jeder dritte Patient (35% in der Gruppe D und 32% in der Gruppe C) ließ Suizidtendenzen erkennen, und jeder fünfte (23% in der Gruppe D und 20% in der Gruppe C) hatte schon mindestens einen Suizidversuch unternommen.

(IV/23) Eine 18jährige Arzthelferin, deren Eltern Alkoholiker sind, hat mit 14 Jahren den ersten Drogenabusus betrieben. Ihr früherer Freund verstarb vor zwei Jahren an einer Opiatüberdosis. Neben Haschisch habe sie 3 LSD-Trips eingenommen, von denen einer ein Horror-Trip gewesen sei. Ein Vierteljahr habe sie Opiate gespritzt, dann habe sie ein Jahr mit den Drogen aufgehört und vor zwei Monaten wieder begonnen, Cocain zu spritzen, seltener auch Halluzinogene und Weckamine einzunehmen. „Solange ich mich erinnern kann, leide ich an Depressionen, die mich einfach überfallen. Ich tauche in eine Glasglocke und nehme meine Umgebung verschleiert wahr. Diese Glasglocke nimmt ständig an Umfang zu. Ich bin dann wahnsinnig bedrückt und kann aus eigener Kraft nicht mehr herauskommen. In einer Gesellschaft bin ich dann ‚einfach weg‘, kann mich nicht beteiligen, habe immer Angst und muß daran denken, daß dieser Zustand nicht mehr vorübergeht. Ich grüble dann viel und habe zuletzt gedacht, nicht mehr weiterleben zu wollen. Das Totsein stelle ich mir schöner als das Leben vor. Dann meine ich, Ruhe und keine Angst mehr zu haben." Die Drogen führten einerseits kurzzeitig zu einer leichten Besserung der Stimmungslage, vertieften andererseits jedoch die Depressionen, so daß sich eine zunehmende Todessehnsucht entwickelte. Die Patientin verstarb ein halbes Jahr nach der stationären Behandlung durch Suizid, als Schwierigkeiten auf der Arbeitsstelle aufgetreten waren und sie wieder drogenrückfällig geworden war.

Sowohl bei Halluzinogen-Konsumenten wie bei polyvalent Abhängigen kam es häufig zu Suizidgedanken. Depressive Verstimmungen mit psychotischen Drogenerlebnissen konnten abrupte suizidale Impulse freisetzen. Mehrere Patienten gaben an, daß sie panische Ängste vor einem Drogenrückfall hätten, jedoch die Gedanken letztlich nur um die Drogen kreisten, so daß sie sich in einer ausweglosen Situation befänden, die ständig von Suizidgedanken begleitet sei.

(I/50) Eine 19jährige, zu depressiven Verstimmungen neigende Biologiestudentin berichtet über eine Verstärkung ihrer Depressionen nach der Einnahme von Haschisch oder LSD. Vor allem sei die Stimmung sehr wechselhaft, manchmal könne sie Bäume ausreißen, dann wieder sehe sie keinen Sinn mehr im Leben. Nach dem letzten Trip habe sie nicht mehr gewußt, wer und wo sie sei. Sie sei sich selbst fremd vorgekommen, habe aber auch andere Menschen als völlig fremd erlebt. Sie habe Bilder gesehen, Wände seien bunt geworden und die Gesichter anderer Leute in Farben zerflossen. Während sie die ganze Nacht wach gewesen sei, habe am darauffolgenden Tage eine tiefe depressive Verstimmung eingesetzt, so daß sie sich die Pulsader aufschneiden wollte, um endlich Ruhe zu haben. Haschisch rauche sie, um einfach betäubt zu sein und nicht mehr so viel über sich und ihre Probleme nachdenken zu müssen. Immer häufiger werde sie von Suizidgedanken geplagt.

(IV/162) Ein 19jähriger Patient mit einer vierjährigen polyvalenten Drogenanamnese hat in den letzten Jahren schon mehrere Suizidversuche unternommen, sich bisher schon drei stationären Behandlungen unterzogen und bittet um eine erneute Entziehungsbehandlung, um dann eine Langzeittherapie in einer speziellen therapeutischen Einrichtung zu beginnen. Vor drei Jahren habe er innerhalb relativ kurzer Zeit fast 100 LSD-Trips eingeworfen und zuletzt eine unheimliche Angst vor anderen Menschen entwickelt. Er habe einen Verfolgungswahn bekommen, weshalb er mit dem Einwerfen von LSD-Trips aufgehört und dem Spritzen von Opiaten begonnen habe. Alle Versuche, ganz von den Drogen loszukommen, seien gescheitert. Jetzt habe er eine panische Angst, wieder rückfällig zu werden. Er klinke dann aus und wolle sich am liebsten die Pulsader aufschneiden. Seine Gedanken kreisten nur ums „Drücken", er träume nur noch von Opiaten. Es gehe ihm schlecht. Er habe nicht nur Angst, es nicht zu schaffen, sondern eigentlich Angst vor allem.

Seine Schwester, die auch drogenabhängig gewesen sei, habe sich im Alter von 16 Jahren erschossen. Sie habe zuletzt geschrieben: „Im Moment ist alles dunkel, in der Ferne ist ein kleines Licht, deshalb mache ich Selbstmord."

Das Problem der Suizidalität ist in gleicher Weise bei der Drogenabhängigkeit wie bei psychotischen Erkrankungen von besonderer Relevanz. Auch unabhängig vom Drogenabusus zeichnet sich in den letzten Jahren eine Zunahme von Suizidhandlungen bei jungen Menschen ab (Bron 1976d).

In der Anamnese von Drogenabhängigen sind Suizidversuche oft nachweisbar (Cockett 1971; Wetz; Wanke 1971; Kreuzer 1974, 1975). Von unseren Patienten hatten in der Pubertät und Adoleszenz 20% der psychotisch Erkrankten der Gruppe C und 19% der Patienten der Gruppe D Suizidversuche unternommen. Suizidtendenzen im Rahmen der Drogenentwicklung lagen mit 37% (gegenüber 30% der Gruppe A und 32% der Gruppe C) und Suizidhandlungen mit 25% (gegenüber 20% in den Gruppen A und C) bei den Patienten mit einem polyvalenten Drogenabusus (Gruppe B) am höchsten. Zwischen den Gruppen E und F zeigten sich keine wesentlichen Unterschiede. Während die Zunahme des Drogenabusus die Häufigkeit und den Schweregrad der Suizidalität förderte, ließen unsere Patienten bei einer Progredienz der Dauer psychotischer Phänomene im Rahmen süchtiger Entwicklungen (Gruppe F) keine vermehrten Suizidtendenzen und -handlungen erkennen, lediglich entwickelten sich mehrfach suizidale Syndrome bei akuten drogeninduzierten psychotischen Erlebnissen.

Mit der Zunahme des Drogenabusus bei Jugendlichen ist ein hoher Anstieg der Suizidalität zu verzeichnen (Kreuzer 1974; Bron 1976b), der in gleicher Weise für den Alkoholismus wie für die Medikamenten- bzw. Drogenabhängigkeit im Erwachsenenalter gilt (Kessel u. Grossmann; Wieser 1966; Kielholz u. Battegay 1967; Feuerlein 1975a).

Oft wird eine latente Suizidbereitschaft durch den Drogenabusus manifest. Aber auch bei bisher im Blick auf die Suizidalität unauffälligen prämorbiden Persönlichkeitsentwicklungen kann durch den Drogenabusus eine Suizidalitätsdisposition geschaffen werden. Todesphantasien, Suizidgedanken und Horror-Trips mit begleitenden Suizidimpulsen finden sich häufig und können direkt durch Drogen ausgelöst werden. Ferner kommt es im Rahmen des Drogenabusus zu zunehmenden depressiven Verstimmungen, quälenden Selbstwertzweifeln und Konfliktsituationen, bis schließlich mit der progredienten Polytoxikomanie und Heroinsucht der Weg in den Suizid manchmal kaum noch aufzuhalten ist.

Entzugserscheinungen, vielfältige, im Rahmen des Drogenabusus auftretende akute depressive Syndrome, quälende Angstzustände und wahnhafte Erlebnisse mit einem Schwinden der Realitätskontrolle können suizidale Impulse auslösen. Halluzinogeninduzierte phobische Syndrome, Wahnphänomene und halluzinatorische Erlebnisse können völlig unkontrollierte Reaktionen mit lebensbedrohlichen Situationen heraufbeschwören. Spezielle drogen- und situationsbedingte Faktoren spielen oft eine entscheidende Rolle. Das ständige Mißtrauen anderer Menschen gegenüber, die Befürchtung, verfolgt, inhaftiert oder in psychiatrische Kliniken eingewiesen zu werden, können zu Suizidversuchen führen. In subkulturellen Gruppen läßt sich manchmal eine Induktion suizidaler Impulse erkennen. Die Suizidbereitschaft und -ausführung wirken ansteckend und können sich gleichsam epidemisch ausweiten, wobei sich eine Heroisierung des Fixers und Mystifizierung des Drogentodes beobachten lassen und der „kaputte Typ" und „Ausgeflippte" als Idol erscheinen (Kreuzer 1974). Hier liegen spezielle suizidale Entwicklungen vor, die sich von suizidalen Syndromen bei psychotisch Erkrankten unterscheiden.

5 Patienten der Gruppe B (5% der polyvalent Abhängigen) waren durch Suizid bzw. an den Folgen von Begleitkrankheiten verstorben. Bei den Halluzinogen-Konsumenten (Gruppe A) lag kein Suizid vor, auch nicht bei den Patienten der Gruppe V mit Verdacht auf einen eigengesetzlichen Verlauf der Psychose. Von den Patienten der Gruppe VI hatten sich bei Abschluß der Untersuchung drei (5%) suizidiert. Es handelte sich um schwere gezielte Suizide – mit Tabletten, Kopfschuß und Werfen vor einen Zug –, bei denen das autoaggressive Moment gegenüber dem Appell (Stengel) bzw. der „parasuizidalen Geste" (Feuerlein 1974) ganz im Vordergrund stand.

Die Häufigkeit von Suizidversuchen (Gruhle 1940; Jantz 1951; Bochnik 1964; Pokorny; Lindelius; Schmidt) und vollendeten Suiziden (Johanson; Achté; Lemperieres u. Lauriers 1962; Osmond u. Hoffer 1967; Pöldinger 1968; Lungershausen; M. Bleuler 1972; Huber et al. 1979) bei Schizophrenen ist besorgniserregend. Suizidale Syndrome können bei allen Formen schizophrener Erkrankungen auftreten, jedoch zeigen paranoid-halluzinatorische Schizophrenien eine sehr hohe Suizidgefahr, während sie bei hebephrenen Formen geringer zu sein scheint (Lemperieres u. Lauriers; Eggers 1973). Im Rahmen wahnhafter und halluzinatorischer Erlebnisse entwickeln sich oft eine ängstliche Gemütslage, die bedrohlichen Charakter annehmen und sich zu einem „Selbstvernichtungsgefühl" zuspitzen kann, das mit Suizidideen sowie suizidalen Impulsen und Handlungen verbunden ist (Jantz 1947, 1951). Der gleiche psychopathologische Befund läßt sich auch bei drogeninduzierten psychotischen Erlebnissen, vor allem beim Horror-Trip, nachweisen.

Das Suizidrisiko ist im Initialstadium schizophrener Psychosen besonders hoch (Lemperieres u. Lauriers; Otto 1964, 1967), jedoch kommt es oft auch im Verlauf langjähriger schizophrener Psychosen zu Suiziden (M. Bleuler 1972; Huber et al. 1979). Die Erfahrung der Veränderung des Kontaktes zu den Mitmenschen (Gruhle 1940) und die vor allem bei Beginn der Psychose besonders stark wahrgenommene Wandlung des Erlebens (Ringel 1953) setzen nicht selten Selbstmordneigungen frei.

Bei den drei Patienten der Gruppe VI war es erst nach mehrjährigem Verlauf der Psychose mit mehreren stationären Aufenthalten und — soweit es sich beobachten ließ — nach längerer Drogenabstinenz zu den Suiziden gekommen, die wahrscheinlich im Rahmen eines depressiven Syndroms mit quälendem Leidensdruck nach gescheiterten Rehabilitationsversuchen und der Erfahrung schwerer Kontakt- und Leistungsstörungen durchgeführt wurden.

d) Aggressivität. Aggressionstendenzen waren bei auffallend vielen Patienten nachweisbar (45% in der Gruppe C und 36% in der Gruppe D), und es war auch relativ häufig zu aggressiven Handlungen gekommen (25% in der Gruppe C und 21% in der Gruppe D). Im Halluzinogen-Rausch wurden einige Male aggressiv-triebhafte und raptusartige Ausbrüche ausgelöst, die sich nicht sichtbar aus der Charakterstruktur der Patienten deduzieren ließen, sondern ohne Sinnzusammenhang mit der bisherigen Persönlichkeitsentwicklung erschienen. Aber auch unabhängig von akuten Rauschzuständen war es bei relativ vielen polyvalent Abhängigen zu Aggressionstendenzen mit teilweise schweren destruktiven Handlungen gekommen.

Im Rahmen drogenbedingter chronischer Persönlichkeitsveränderungen kann eine erhöhte Aggressionsneigung mit unkontrolliertem Verhalten entstehen, die nicht nur bei der Beschaffungskriminalität an der Tagesordnung ist, sondern sich aus der süchtigen Persönlichkeitsveränderung herleitet und in ganz unterschiedlichen Situationen auftreten kann. Paranoide Ängste haben oft eine besondere Bedeutung.

(IV/117) Ein 21jähriger polyvalent drogenabhängiger Hilfsarbeiter leidet seit längerer Zeit unter starken Angstgefühlen, paranoiden Gedanken sowie unkontrollierten aggressiven Ausbrüchen. Vor 6 Jahren habe er mit dem Haschischrauchen begonnen, von Anfang an regelmäßig und ziemlich viel. Insgesamt habe er über 50 LSD-Trips eingeworfen, von denen viele Horror-Trips gewesen seien. Einmal habe er im Kino einen Trip „geschmissen" und sei „ausgeflippt". Dann sei er „wie verrückt" durch die Stadt gelaufen. Er habe sich immer eingeredet: „Du bist normal, du bist normal". Der Trip habe fast acht Stunden angehalten. Er habe gemeint, daß Blut am Kinn herunterlaufe, weshalb er sich ständig abgewischt habe. Während die Wirkung von Haschisch früher sehr gut gewesen sei, er viel gelacht und häufig Witze gemacht habe, sich innerlich aufgelockert und wohl gefühlt habe, rauche er jetzt sehr ungern, da die Wirkung schlecht sei, er nicht mehr „durchblicke" und mit ihm dann nichts mehr los sei. Später habe er auch Amphetamine und vor allem Opiate gespritzt. Einige Male habe er versucht, von den Drogen loszukommen, was jedoch immer wieder gescheitert sei. Jetzt bekomme er „richtige anfallsartige Zustände". Er schaue dann apathisch vor sich hin, sei nicht ansprechbar und möchte sich in solch einem Zustand sofort wieder einen Schuß setzen. Es sei eine „Paranoia-Erscheinung". Solche Zustände kämen unvermittelt und ohne besondere Anlässe. Nur wenn er fixe, habe er keine Ängste und Beschwerden. Sonst habe er eine panische Angst vor der Paranoia. Andere Leute schauten ihn merkwürdig an, wollten ihm etwas etc. Ganz besonders belaste ihn, daß er seine Gefühle nicht mehr unter Kontrolle habe. Er werde plötzlich sehr aggressiv, z.B. habe er seinen Hund geschlagen, außerdem habe er zwei Katzen totgeschlagen. Er befürchte, auch seinen Hund totschlagen und seine Frau verletzen zu können.

Aggressionstendenzen (39% in der Gruppe B gegenüber 30% in der Gruppe A) und aggressive Handlungen (22% in der Gruppe B gegenüber 17% in der Gruppe A) lagen bei den polyvalent Abhängigen etwas höher als bei den Halluzinogen-Konsumenten. Nicht nur die Progredienz des Drogenabusus, sondern auch der chronischen bzw. rezidivierenden psychotischen Phänomene (Gruppe F) führte zu einer Steigerung aggressiver Impulse (39% gegenüber 34%) und Handlungen (24% gegenüber 18%). Einige Patienten ließen in der prämorbiden Persönlichkeitsentwicklung schon Aggressionstendenzen erkennen, die durch den Drogenabusus zumindest passager verstärkt wurden, während andere aufgrund besonderer Drogenerlebnisse vor allem psychotischen Charakters zu aggressiven Verhaltensweisen neigten, die mit dem Abklingen der Intoxikation wieder verschwanden. Es konnte durch den Drogenabusus – zumindest über längere Zeiträume – auch zu einer Verringerung aggressiven Verhaltens mit einer allgemeinen Antriebsminderung und Initiativelosigkeit kommen. Demgegenüber ließ sich bei einer erheblichen Zahl der polyvalent Abhängigen (Gruppe B) eine im Laufe der Drogenentwicklung entstandene Aggressionsdelinquenz nachweisen.

Über die Freisetzung aggressiver und kriminogener Impulse durch Rauschdrogen gibt es differente und konträre Meinungen (vgl. Kreuzer 1975; Bron 1976e). Bei Alkohol- und Weckaminabusus sind Zusammenhänge am häufigsten beobachtet worden. Man wird zu bedenken haben, daß in den Drogeneffekt vielfältige Faktoren hineinfließen und sowohl die Richtung wie auch die Ausprägung des jeweiligen Erscheinungsbildes bestimmen. Liegen schon erhebliche psychische Störungen und beginnende Verwahrlosungserscheinungen vor, ist bei progredientem Drogenabusus der Weg in die manifeste Aggressionsdelinquenz oft nur eine Frage der Zeit (vgl. Abschnitt G.VII.13. Kriminalität).

Unter dem Aspekt der bisherigen Biographie und Persönlichkeitsentwicklung lassen sich verschiedene Typen abgrenzen (Kreuzer 1975). Bei einem großen Teil sind vor dem Beginn des Drogenabusus noch keine delinquenten bzw. kriminellen Verhaltensweisen in Erscheinung getreten. Zwar kann die Zeit des Drogenabusus auch ohne vorhergehende, begleitende oder nachfolgende delinquente Entwicklung ablaufen (Typus I), jedoch ist häufig eine gewisse Parallelität zwischen Drogenkonsum und Delinquenz zu beobachten, so daß den Drogen eine auslösende Funktion zugemessen werden muß (Typus II). Manchmal ist schon eine delinquente Entwicklung in Gang gekommen, und der Drogenkonsum hat dann keine dominierende, jedoch katalysatorische Funktion, so daß die Schnelligkeit und der jeweilige Charakter der Delinquenzentwicklung durch die Droge beeinflußt werden (Typus III). Beim Typus IV stehen schon allgemeine Verwahrlosungszeichen im Vordergrund und erfahren durch den Drogenabusus eine Ausweitung und Verstärkung, während beim Typus V schon eine kriminelle Verwahrlosung vorliegt, die lediglich durch den Drogenabusus modifiziert, jedoch nicht eigentlich in ihrer Intensität und Vielfalt verändert wird. Der Drogenabusus stellt hier eine Variante des breiten Delinquenzverhaltens dar.

e) Sexualität. Wir haben aus dem sexuellen Bereich nur die Störungen aufgeführt, die durch den Drogenabusus ausgelöst oder wesentlich verstärkt worden waren. Jeder fünfte Patient berichtete über eine *Verminderung der Libido* (28% in der Gruppe D und 24% in der Gruppe C). Eine *Steigerung der Sexualität* wurde relativ selten angegeben (5% in der Gruppe D und 8% in der Gruppe C).

Halluzinogen-Konsumenten mit einer chronischen bzw. rezidivierenden psychotischen Symptomatik gaben häufiger eine Verminderung der Sexualität an (33% in der Gruppe A und 26% in der Gruppe B; 33% in der Gruppe F und 24% in der Gruppe E). Einige Patienten entwickelten im LSD- oder Amphetaminrausch ausgeprägte orgiastische Gefühle.

(IV/18) Ein 19jähriger ehemaliger Gymnasiast, der unter Identitäts- und Kontaktstörungen leidet, berichtet, daß er sich vor einem Jahr nackt an einen Strand gelegt und einen LSD-Trip eingeworfen habe, unter dessen Wirkung er exzessiv onaniert habe. Schließlich habe er sich in die Wellen geworfen und von ihnen in einem ungemein überschäumenden Glücksgefühl und Sex-Rausch frei tragen lassen. Er hätte es in die Welt hinausschreien mögen, daß im Leben der Menschen sich vieles ändern würde, wenn sie ihre Sexualität auslebten. Er habe es da getan. Unter Speed (Weckaminen) werde er sehr erregt und ungemein geil, enthemmt, er habe bis zur völligen Erschöpfung onaniert. Es sei ein „unheimliches Gefühl", auch wenn kein Orgasmus eingetreten sei.

Neben der Steigerung sexueller Gefühle im Rausch beobachteten wir nur einmal eine drogenbedingte Freisetzung oder Verstärkung sexueller Triebabweichungen.

(IV/144) Ein 17jähriger polyvalent abhängiger Gymnasiast gibt an, daß er besondere Freude am Geschlechtsverkehr mit älteren Frauen habe. Über ein Jahr lang habe er intime Beziehungen zu einer früheren Lehrerin gehabt. Frauen gegenüber sei er masochistisch veranlagt. Er könne sich vorstellen, daß es ihm Spaß mache, wenn eine Frau ihn verprügeln würde. In seinen orgiastischen Träumen habe er solche Erlebnisse. Oft müsse er seinen eigenen Körper vor dem Spiegel nackt bestaunen. Dann drehe er sich hin und her und freue sich über seinen Luxuskörper. Mit allen Mitteln versuche er, sich immer wieder interessant zu verkaufen. Bei seinem ersten homosexuellen Verkehr habe er es mit einem Transvestiten getrieben, der ihm sehr interessant vorgekommen sei. Eine Zeitlang habe er mit dem Gedanken gespielt, als Transvestit könne man sich noch interessanter machen. Für Experimente sei er immer zu haben gewesen – vor allem auch im sexuellen Bereich. So habe er schon früher sexuelle Betätigungen während seiner Trips ausprobiert und ganz tolle Entdeckungen gemacht. Auf einem Pop-Festival sei nachts ein Mädchen bei ihm gewesen. Beide hätten einen Trip geworfen. Es sei zu dem bisher größten Orgasmus gekommen, den er erlebt habe. Der Orgasmus sei lang hingezogen und unerschöpflich gewesen. Schließlich habe er das Gefühl gehabt, seine ganze Körpersubstanz durch den erigierten Penis zu ejakulieren. Er habe gemeint, im Bauch seiner Freundin zu wohnen. Bei seiner Entdeckerfreude habe er auch manchmal sodomistische Anwandlungen gehabt.

Einige Patienten hatten Kontakte zu Masochisten, die sie auspeitschten etc., oder zu Homosexuellen, um sich Geld für Drogen zu verdienen, obwohl bei ihnen selbst keine sexuellen Triebabweichungen in Erscheinung getreten waren.

Bei einem großen Teil der Patienten lag kein deutlicher Einfluß der Rauschdrogen auf die Sexualität vor. Es ist davon auszugehen, daß Haschisch und LSD die natürliche Einstellung zur Sexualität nur gering beeinflussen, jedoch eine deutliche sexuelle Gehemmtheit, latente homosexuelle Tendenzen oder Neigungen zu Perversionen verstärkt oder manifest werden können (Amendt; Bron 1977b, 1982). Die Opiatabhängigkeit und Polytoxikomanie führen einerseits zu einem Nachlassen der Libido, andererseits jedoch auch häufig zu ausgeprägten Verwahrlosungserscheinungen im sexuellen Bereich (vgl. Abschnitt G.VII.6. Besonderheiten der sexuellen Anamnese).

IX. Der Horror- oder Bad-Trip

Eine kaum zu überschätzende Bedeutung im Rahmen der psychopathologischen Auffälligkeiten und speziellen Drogenerlebnisse, die in gleicher Weise für die Entwicklung
der Drogenabhängigkeit wie für den Verlauf psychotischer Erkrankungen gilt, ist dem
Horror- oder Bad-Trip zuzumessen (Tabelle 57). Horror-Trips markieren nicht selten
eine zentrale Position in einer süchtigen Entwicklung und einer eigengesetzlich ablaufenden Psychose.

Psychopathologisch zeichnet sich der Horror-Trip im wesentlichen durch die Trias
„Angst — paranoide Gedanken — optische Halluzinationen" aus. Die Beurteilung drogeninduzierter Horror-Erlebnisse kann bei eigengesetzlich ablaufenden Psychosen
(Gruppe C) außerordentlich schwierig oder unmöglich sein, da oft aus Drogenerlebnissen floride psychotische Symptome herauswachsen, die lediglich durch die Drogen
induziert wurden, jedoch unabhängig weiterbestehen und einen eigengesetzlichen Verlauf zeigen.

Tabelle 57. Zur Psychopathologie des Horror- oder Bad-Trips sowie begleitender Symptome

	Gruppe D abs.	%	Gruppe C abs.	%
Angstgefühle	93	62	(35)	(42)
Paranoide Symptome	82	55	(28)	(33)
Optische Halluzinationen	88	59	(29)	(35)
Körperliche Beschwerden, Leibgefühlsstörungen	58	39	Nicht sicher zu beurteilen	
Depressionen	63	42	Nicht sicher zu beurteilen	
Suizidversuche	10	7	Nicht sicher zu beurteilen	
Entfremdungserlebnisse	46	31	Nicht sicher zu beurteilen	
Verwirrtheitszustände	33	22	(14)	(17)

Da das psychopathologische Erscheinungsbild in den einzelnen Gruppen nicht dif-
ferierte, lediglich unterschiedliche Frequenzen und Chronifizierungstendenzen zu erkennen waren, erschien eine weitere Aufteilung zwischen den Gruppen A und B sowie E
unf F nicht notwendig. Auf spezielle Fragestellungen sind wir bei der Analyse des
psychopathologischen Befundes näher eingegangen.

Fast Zweidrittel der Patienten der Gruppe D hatten Horror-Trips mit besonderen
Angstgefühlen erlebt (62% gegenüber 42% in der Gruppe C). Über optische Phänomene
bei Horror-Trips berichteten 59% der Gruppe D und 35% der Gruppe C. Fast gleich
häufig traten paranoide Symptome in Erscheinung (55% der Gruppe D und 33% der
Gruppe C).

Man befürchtete, von anderen Menschen verfolgt, mit dem Messer bedroht oder
gar zersägt zu werden. Ferner sah man bedrohliche und gefährliche Lichtstrahlen auf
sich zukommen. Tote Gegenstände bewegten sich, in einem völlig dunklen Zimmer
wurde es plötzlich hell. Nicht mehr Menschen-, sondern Affengesichter oder Monstren
nahm man in der Umgebung wahr.

(III/8) Ein 16jähriges Mädchen mit einer zweijährigen polyvalenten Drogenanamnese berichtet, daß sie mehrere Horror-Trips gehabt habe. Nur zwei Trips seien gut verlaufen. Unter den Horror-Trips habe sie sehr gelitten. Sie sei ausgesprochen sensibel und ängstlich geworden. Einmal habe sie unerträgliche Angstzustände gehabt, als sie auf einem Trip Menschen als Fische und Karpfenköpfe gesehen habe. Die Köpfe aller Menschen in der Umgebung hätten sich in Fische verwandelt. Ferner habe sie Hexen gesehen. Einmal habe sie gemeint, auf ihren Händen zu stehen. Sie sei hingefallen, und alle Leute seien ihr wie riesige Hände vorgekommen.

Der Horror-Trip stellt ein komplexes und variables psychopathologisches Syndrom dar, das durch vielfältige andere Störungen verstärkt und ausgeweitet sein kann.

Bei mehr als einem Drittel in der Gruppe D (39%) bestanden gleichzeitig körperliche Beschwerden und Leibgefühlsstörungen. Entfremdungserlebnisse konnten bei 31% nachgewiesen werden. Eine besondere Rolle spielten Sterbenserlebnisse.

(II/129) Ein 17jähriger Schüler kam mit der Bitte um ärztliche Hilfe in die Klinik, da er im Haschischrausch mehrfach ausgeflippt sei. Er habe jetzt entsetzliche Angstzustände, glaube, daß sein Kopf platzen könne und halte es einfach nicht mehr aus, er sei innerlich unruhig und gequält. In der letzten Zeit habe er viel Haschisch geraucht und sei jetzt völlig erschöpft. Vor einigen Monaten habe er nach dem Trinken von Haschisch-Tee gemeint, sterben zu müssen. Es sei ein langsames Sterben gewesen, das sich über mehrere Stunden hingezogen habe. Am Schluß habe er gedacht, daß seine Adern im Gehirn platzten. Er habe ein Ziehen in der Schläfengegend und im Nacken verspürt, dann auch Kribbeln auf der Kopfhaut und am ganzen Körper. In ihm seien Angstgefühle aufgestiegen, und er habe am ganzen Körper vibriert. Auf einem anderen Trip seien seine Glieder ganz kalt geworden, die Beine seien blau gewesen — wie abgestorben. Er habe kaum noch gehen können. Mehrfach habe er schon befürchtet, wahnsinnig zu werden; er habe nicht mehr gewußt, ob er noch in seinem Körper stecke. Mit allen Kräften habe er sich bemüht, in die Wirklichkeit zurückzukehren. Auch unabhängig von erneuter Drogeneinnahme erkenne er manchmal, wie sich die Perspektive der Umgebung verschiebe. Alles werde „komisch". Die Leute erschienen ihm wie Karikaturen aus Micky-Maus-Heften, Tiere als Menschen.

Depressive Verstimmungen traten bei 42% auf, während 6% auf dem Horror-Trip suizidale Impulse zeigten oder Suizidversuche unternahmen.

(IV/15) Ein 18jähriges Mädchen mit einer vierjährigen polyvalenten Drogenanamnese – zuletzt nur noch Opiate und selten Haschisch – hat bis vor einem Jahr ungefähr 20 LSD-Trips eingenommen und nach den letzten schlechten LSD-Erfahrungen mit dem Fixen von Opiaten begonnen. Am schlimmsten sei ein vierstündiger Horror-Trip gewesen. Ein Strahl sei auf sie zugekommen und zwischen beiden Augen in den Kopf getreten; er habe sich durch den Kopf gebohrt, was nicht mehr zu ertragen gewesen sei. Sie habe sich umbringen wollen, da sie es nicht mehr ausgehalten habe. Beinahe wäre sie in den Rhein gesprungen.

(I/145) Ein 19jähriger Student hat seit 2 Jahren in größeren Abständen Haschisch geraucht und mehrere LSD-Trips eingenommen. Den letzten Trip habe er mit zwei Bekannten und einer Freundin, die sich von ihm getrennt habe, eingeworfen. Schließlich sei die Freundin „auf den Horror" gekommen, sie habe geschrien und geweint. Als er sie zu trösten versucht habe, seien optische Halluzinationen aufgetreten, er habe ein einäugiges menschenähnliches Monster gesehen, das er sofort mit seiner Freundin identifiziert habe, da es ihr ähnlich gesehen habe. Das Monster sei böse und aggressiv gewesen, so daß er sehr ängstlich geworden sei und sich in eine Ecke zurückgezogen habe. Es sei aus dem Nichts entstanden und habe sich ins Unendliche ausgedehnt. Dann habe er sich hingelegt, jedoch am Morgen des darauffolgenden Tages keine Lust mehr am Leben gehabt und einen Suizidversuch unternommen. Durch den Trip sei ein Riß durch ihn hindurchgegangen. Er habe sich wie zerrissen gefühlt.

Bei 22% der Gruppe D und 17% der Gruppe C war es zu Verwirrtheitszuständen unterschiedlicher Ausprägung gekommen. Man hatte die zeitliche, oft auch örtliche

Orientierung verloren, nahm an sich selber eine tiefgreifende Wandlung wahr und fand sich in der Umgebung nicht mehr zurecht.

(III/22) Eine 19jährige Studentin zeigt ein depressiv-suizidales Syndrom bei polyvalentem Drogenabusus. Seit vier Jahren rauche sie in regelmäßigen Abständen Haschisch, nehme seit längerer Zeit auch wahllos verschiedene Tabletten ein, vor allem Valium und Captagon. Außerdem habe sie .bisher 8 LSD-Trips eingeworfen, von denen einige Horror-Trips gewesen seien. Vor zwei Wochen habe sie auf einem Trip starke Angstgefühle gehabt und gemeint, die Beine nicht mehr bewegen zu können. Es sei ein „irrer Trip" gewesen, bei dem sie mehrere Stunden völlig „durcheinander" gewesen sei und mindestens viermal von ihrer Heimatstadt in ein Nachbardorf gegangen sei. Sie habe unter furchtbaren Schmerzen gelitten und gemeint, tot zu sein. Dann sei sie in ihrem Zimmer aufgestanden und habe sich gesagt, daß sie noch leben müsse. Jedoch habe sie keine Kontrolle mehr über sich gehabt und immer nach ihrem Herzen gesucht. Immer wieder sei das Gefühl aufgetreten, schon lange gestorben zu sein. Auch die zeitliche Orientierung sei verschwunden gewesen. Zwischen schnell und langsam habe sie nicht unterscheiden können. Einmal sei sie beinahe in ein Auto hineingelaufen, weil sie gar nicht wahrgenommen habe, daß das Auto schnell gefahren sei. Erst allmählich habe sie die Orientierung und ihre eigene Identität wiedergefunden.

Für die Auslösung der Horror-Trips waren zu 39% Haschisch und zu 61% LSD verantwortlich. Wesentliche Unterschiede zwischen den Patienten der Gruppe D oder den psychotisch Erkrankten der Gruppe C fanden sich nicht. Es fiel auf, daß fast jeder zehnte Patient (9%) in der Gruppe D vorher, während oder bei Abklingen des Trips Alkohol getrunken hatte und dann „auf den Horror" gekommen war.

Die Horror-Trips dauerten bei 29% unserer Patienten (Gruppe D) mehrere Stunden, einzelne Symptome persistierten bei 21% über mehrere Tage und Wochen und traten bei 19% sogar noch nach Monaten auf.

(IV/36) Ein 19jähriger Student litt unter paranoiden Gedanken, starken Angstgefühlen, Kontakt- und Arbeitsstörungen, vor allem einem Nachlassen der Konzentrations- und Merkfähigkeit. Seit vier Jahren rauche er Haschisch und habe bisher über 100 LSD-Trips eingeworfen. Auf dem letzten Trip habe er sich von anderen Leuten angegriffen und bedroht gefühlt, so daß er von dem Gedanken geplagt gewesen sei, sich nicht wehren zu können, wenn sie zu ihm kämen. Von diesen Ängsten komme er jetzt nicht mehr los. Vor einiger Zeit habe er in einem Buch über Zustände in der Hölle und Zauberer, die Geister und Dämonen beschwörten, gelesen. Auf einem Horror-Trip habe er sich in die Rolle eines Zauberers hineingesteigert und Dämonen beschworen. Er sei richtig ausgeklinkt. Ein Freund habe ihm einen „dicken 0-Schuß" gesetzt; erst danach sei er wieder zu sich gekommen. Seit einem Jahr bestehe jedoch bei ihm die „Paranoia", so daß er sich oft nicht auf die Straße traue.

15% hatten nur einen Horror-Trip erlebt, 14% bis zu 10, 18% zwischen 10 und 20. 21% berichteten, daß sie bei jedem LSD-Trip und oft auch nach Haschischrauchen Horror-Erlebnisse hätten.

Die Ursachen für die Auslösung von Horror-Trips sind sehr vielfältig und lassen sich oft nicht eindeutig klären. Eine nicht genau abzuschätzende Rolle dürften die mögliche Unreinheit oder zu hohe Konzentration der einzelnen Substanzen spielen. Bei exzessivem Haschischabusus und häufiger LSD-Einnahme traten fast regelmäßig Horror-Phänomene auf. Drogenunabhängige Faktoren (D.E. Smith 1968; Marihuana and Health 1971) und besondere Vorerfahrungen hatten oft eine wesentliche Bedeutung für die Auslösung und Ausgestaltung der psychotischen Reaktionen (Jones u. Stone 1970; Jones 1971). Patienten mit Panikreaktionen, vor allem der Befürchtung, sterben zu müssen und den Verstand zu verlieren, ließen mehrfach ausgeprägte Erwartungsängste vor den Drogeneffekten (Weil 1970) und starre Persönlichkeitsstrukturen

(Smith u. Mehl 1970) erkennen. Da für den guten Verlauf eines Trips ein angemessenes „set" (innere Verfassung) und „setting" (harmonische Umgebung) notwendige Voraussetzung sind, dürften intrapsychische Spannungen und Konflikte sowie reaktive Momente und äußere Faktoren oft ausschlaggebend sein. Einige Patienten beobachteten regelmäßig, daß sie bei schlechter psychischer Ausgangssituation immer „auf den Horror" gekommen seien.

Für die *Entwicklung eines polyvalenten Drogenabusus* kann der Horror-Trip eine entscheidende Bedeutung haben. Psychotische Drogenerlebnisse nach Haschisch- und LSD-Abusus im Sinne eines Horror-Trips markieren eine wichtige Weichenstellung süchtiger Entwicklungen. 41% unserer Patienten der Gruppe B gaben an, daß sie aufgrund der quälenden Horror-Erlebnisse und deren Folgeerscheinungen, vor allem der Angst, nicht vom Trip herunterkommen oder wieder in ähnliche Erlebnisse hineingeraten zu können, zu Opiaten gegriffen hätten. 16% tranken danach vermehrt Alkohol, 9% nahmen häufiger Weckamine und 7% Tranquilizer und andere Psychopharmaka ein, 14% rauchten vermehrt Haschisch. Nur 8% hatten nach Horror-Trip-Erlebnissen die Einnahme von Drogen prinzipiell beendet.

(IV/46) Eine 16jährige Gymnasiastin raucht seit zwei Jahren Haschisch, dessen Wirkung sich „auf den Körper" ausgedehnt habe. Zeitweilig habe sie sich wie gelähmt gefühlt, sie habe sich nicht mehr richtig bewegen können, auch der Kopf sei steif gewesen, manchmal habe sie sogar nicht mehr richtig sprechen können. Vor zwei Jahren habe sie auch die ersten LSD-Trips eingeworfen. Schon beim ersten Trip seien Angstzustände mit Verfolgungsideen und Schmerzen am ganzen Körper aufgetreten. Auf dem zweiten Trip sei der Horror noch stärker geworden. Sie habe geweint, ja geschrien und eine unheimliche Angst gehabt. Auch habe sie sich verfolgt gefühlt. Schließlich sei sie auf die Erde gefallen, und sie habe gemeint, daß man sie abhole und ins Krankenhaus fahre. Es habe sie dann jemand an die Hand genommen und sie während eines Spaziergangs im Gespräch vom Horror „heruntergeholt". Auch auf den folgenden Trips sei es zu Horror-Phänomenen gekommen. Überall habe sie Spitzel zu sehen gemeint, auf dem Wege zu einer Freundin habe sie sich von tausend Polizisten verfolgt gefühlt und geglaubt, daß hinter jedem Auto ein Polizist hervorkomme. Einige Male habe sie gemeint, sterben zu müssen. Überall seien Schmerzen aufgetreten, sie habe befürchtet, keine Luft mehr zu bekommen und einen Herzschlag zu erleiden. Der Trip sei wie im tibetanischen Totenbuch verlaufen. Sie habe geglaubt, über das Leben nach dem Tode Bescheid zu wissen. Dabei habe sie sich wunschlos glücklich und unsterblich gefühlt. Die Wirkung dieser Trips habe immer mehrere Tage, manchmal ein bis zwei Wochen angehalten, bis sie dann den nächsten Trip eingeworfen habe. Da sie durch die Trips sehr sensibel und rezeptiv geworden sei und befürchtet habe, nie mehr ganz vom Trip herunterzukommen, habe sie keine Trips mehr, sondern nur noch andere Drogen eingenommen, vor allem Opiate gespritzt. „Dadurch bin ich entspannt, gleichgültig und betäubt gewesen; meine Aufmerksamkeit hat sich vom Geist auf den Körper gelenkt. Das hat mir gut getan, da ich mit meinen Gedanken und Problemen nicht mehr fertig geworden bin."

Das Mädchen schilderte sehr eindrucksvoll, wie sie mit Opiaten und anderen Drogen die Folgeerscheinungen der LSD-Wirkungen, vor allem der Horror-Trips, zu überwinden versuchte. Durch die Halluzinogen-Effekte wurde die Opiatabhängigkeit bzw. der polyvalente Drogenabusus initiiert.

X. Flash-back- oder Echo-Phänomene

Während es in den Gruppen I und III (E) nur zu ausgesprochen flüchtigen und seltenen Erscheinungen dieser Art gekommen war, die keinen nachhaltigen Charakter hatten, waren Flash-back-Phänomene in den Gruppen II und IV (F) sehr häufig und ausgeprägt (Tabelle 58). Sie konnten eine deutliche Chronifizierungstendenz zeigen und dann auch den Verdacht eines eigengesetzlichen psychotischen Geschehens nahelegen, weshalb eine genaue psychopathologische Differenzierung der Drogenerlebnisse sowie längere Verlaufsbeobachtungen notwendig waren.

Ausgehend von der Definition, daß unter Flash-back das Aufflackern früherer drogeninduzierter Erlebnisse nach drogenfreiem Intervall zu verstehen ist, sind in der Übersicht nur eindeutig auf frühere Drogenerfahrungen zurückzuführende und mit ihnen in nachweisbarem Zusammenhang stehende Symptome aufgeführt (vgl. Abschnitt D.III.3. Flash-back-Phänomene).

Von den Patienten der Gruppe D berichteten 31% über Angstgefühle, 28% über optische Erscheinungen und 26% über paranoide Symptome im Rahmen von Flash-back-Phänomenen.

Manche Patienten gaben an, daß sie oft ein merkwürdiges „Trip-Gefühl" hätten. Es ließe sich auch provozieren, beispielsweise durch längeres Anschauen eines Gegenstandes oder Punktes. Die Konturen verschöben sich, Gegenstände würden größer oder kleiner, es stelle sich ein eigenartiges „Schwebegefühl" ein. „Ich fühle mich dann abseits, merkwürdig ängstlich, die Angst steigert sich bis zur Ausweglosigkeit. Solche Zustände dauern im allgemeinen Minuten bis Stunden und können abrupt wieder abbrechen. Wenn mich jemand anschaut und ich zurückblicke, kommt es manchmal vor, daß sich Angstgefühle bei mir entwickeln und ich wie auf dem Trip bin." „Spaziergänge im Walde habe ich plötzlich abgebrochen und mich ängstlich an meinen Freund geklammert, als ich in den Bäumen Lichter sah. Es waren Augen und Gespenster, ich bekam schreckliche Angst."

(IV/44) Eine 19jährige Buchhändlerin gibt an, daß sie vor 6 Jahren mit dem Einwerfen von LSD-Trips und dem Haschischrauchen begonnen habe. Außerdem habe sie ihren Eltern häufig Beruhigungstabletten weggenommen, da sie unter Ängsten und Kontaktstörungen gelitten habe. Bisher habe sie ungefähr 30 Trips eingeworfen, die zum größten Teil Horror-Trips gewesen seien.

Tabelle 58. Zur Psychopathologie der Flash-back- oder Echo-Phänomene sowie begleitender Symptome

	I abs.	%	II abs.	%	III abs.	%	IV abs.	%	V abs.	%	VI abs.	%
Angstzustände	4	22	17	61	8	12,5	17	46	(3)	(13)	(9)	(15)
Paranoide Symptome			13	46	9	14	16	41	(2)	(9)	(10)	(16)
Optische Halluzinationen	3	17	15	54	9	14	16	41	(2)	(9)	(12)	(20)
Akustische Phänomene			1	4			2	5	Nicht sicher zu beurteilen			
Körperliche Beschwerden, Leibgefühlsstörungen	2	11	14	50	6	9	10	26	Nicht sicher zu beurteilen			
Entfremdungserlebnisse			11	39			9	23	Nicht sicher zu beurteilen			
Depressionen	3	17	10	36	6	9	8	21	Nicht sicher zu beurteilen			
Orientierungsstörungen			3	11	2	3	2	5	Nicht sicher zu beurteilen			

Sie habe schreckliche Ängste mit fürchterlichen Vorstellungen gehabt, die bis zur „absoluten Selbst-zerfleischung" gegangen seien. Oft habe sie im Spiegel Totenköpfe gesehen, Fleisch sei von den Knochen heruntergefallen, und sie sei sich selbst ausgetrocknet und hohl vorgekommen. Einige Trips seien jedoch auch sehr schön verlaufen und mit intensiviertem Farb- und Formempfinden, schönen ästhetischen Erlebnissen vor allem in der Natur verbunden gewesen. In der Folgezeit habe sie auch Opiate gespritzt und Weckamine eingenommen. Nach einer Entziehungsbehandlung habe sie ähnliche Störungen wie während der Horror-Trips entwickelt, ohne Haschisch geraucht oder LSD eingenommen zu haben. Sie leide wieder unter unerträglichen Angstzuständen. Die Um-risse von Gegenständen seien verschwommen, und die Formen veränderten sich. Außerdem sehe sie besondere Wesen um ihr Bett. Alles sei sehr bedrohlich. Sie habe Tote, halb verkohlte Menschen und Skelettknochen gesehen. Einmal habe sie gemeint, Ramses II zu sehen. Immer wenn es dunkel werde, komme es zu diesen Erscheinungen. Sie höre auch Geräusche, die gar nicht da seien. Außer-dem höre sie das Stöhnen von Menschen, die sie nicht sehe. Darauf reagiere sie immer mit schreck-licher Angst.

Die Patientin berichtete auch über kurzzeitige akustische Phänomene, die im übri-gen selten im Rahmen von Flash-back-Syndromen in Erscheinung traten. Das Be-schwerdebild klang bald nach ambulanter Behandlung ab, ohne daß eine Psycho-pharmakotherapie notwendig wurde.

Körperliche Beschwerden und Leibgefühlsstörungen wurden von 21% der Gruppe D angegeben. Sie waren am häufigsten in der Gruppe II (50%). Entfremdungserlebnisse traten nur bei den Patienten mit häufig rezidivierenden oder chronischen psychotischen Syndromen auf (Gruppe F).

(IV/115) Ein 16jähriger Gymnasiast gibt an, seit zwei Jahren relativ regelmäßig Haschisch geraucht und insgesamt schon fast 100 Trips eingeworfen zu haben. Außerdem habe er zwischen-durch kurzzeitig Opiate gefixt und vor einem Jahr mit zwei großen Dosen Rosimon einen Suizid-versuch unternommen. Obwohl er seit mehreren Monaten keine Drogen mehr eingenommen habe, sei er mehrmals wöchentlich auf dem Trip. Er blicke nicht mehr durch, habe Visionen übernatür-licher Art, als ob er sich in einer fremden Welt befinde. Alles erscheine ihm dann verändert. Solche Triperlebnisse kämen unvermittelt, er könne sie aber auch bewußt auslösen. Starke Angstgefühle habe er dabei nicht, jedoch fühle er sich unwohl und befürchte, nicht mehr vom Trip herunter-kommen zu können. Beim Schließen der Augen sehe er farbige, zerplatzende Tropfen wie bei einem Feuerwerk. Es seien herrliche Farben, die teils wellenförmig aussähen, andererseits in Form von Strichen oder diagonalen Balken in Erscheinung träten. Er spüre dann, daß er nicht mehr er selbst sei. Er komme sich fremd vor und meine, daß andere Menschen ihn durchschauten.

(IV/93) Ein 19jähriger Student steht wegen unklarer Herzbeschwerden seit mehreren Mona-ten in fachinternistischer Behandlung. Seit drei Jahren rauche er dreimal wöchentlich Haschisch, außerdem habe er ungefähr 20 LSD-Trips eingeworfen, den letzten vor einem halben Jahr. Jetzt leide er unter Angstgefühlen und einem komischen Stimmungswandel. Im Gespräch mit anderen sei er unsicher, seine Gedanken wanderten ab, so daß er sich nicht konzentrieren könne. Vor allem morgens gehe es ihm schlecht. Er verspüre ein Stechen im Herzbereich und habe das Gefühl, daß das Herz ganz schnell schlage. Dann habe er Todesgedanken. Der kleinste Schmerz, beispiels-weise ein leichter Kopfschmerz, löse eine panische Angst aus, so daß es ihm heiß und kalt werde. Alles komme ihm so fremd und irreal vor. Diese Zustände hielten ungefähr eine halbe Stunde an. Das erste Mal sei es vor vier Monaten nach einem Joint aufgetreten. Er habe gemeint, jeden Augen-blick sterben zu können. Er habe ein Druckgefühl im Magen verspürt, das in die Herzgegend ausge-strahlt sei. In der Folgezeit habe er abends im Bett optische Halluzinationen gehabt, komische Dinge gesehen, die nur eine Sekunde angehalten hätten. Die Bilder seien immer schneller abge-laufen, so daß ihm ganz schwindelig geworden sei. Er habe sich im Bett aufsetzen, die Augen öffnen oder sich umdrehen müssen. Es sei manchmal eine richtige Weltuntergangsstimmung in ihm gewesen. Fast zwanghaft habe er über den Tod nachdenken müssen. Was ihm früher selbstverständ-lich erschienen sei, werde ihm jetzt zum Problem. Häufig sehe er Mitmenschen wie auf dem Trip oder besondere Farbmuster.

Jeder zehnte Patient der Gruppe D, bei dem sich Flash-back-Phänomene entwickelt hatten, gab an, daß es ein- bis fünfmal zu einem solchen Syndrom gekommen sei. Jeder Fünfte sprach von einem häufigen Auftreten, ohne diese Angabe präzisieren zu können, ein Drittel meinte, mehrere Wochen unter Echo-Effekten gelitten zu haben, während ungefähr die gleiche Zahl über ein monatelanges, relativ regelmäßiges Auftreten von Flash-back-Phänomenen berichtete. Oft waren die Angaben unklar, vor allem bei den psychotisch Erkrankten der Gruppe C.

Für die Auslösung von Flash-back-Phänomenen kam eine Fülle unterschiedlicher Faktoren in Frage. Schon besondere Gedanken und Gefühlsveränderungen, Einschränkungen des Wachheitsgrades oder bestimmte Erinnerungen konnten zu Flash-back-Symptomen führen. Häufig spielten äußere Faktoren, der Wechsel der Umgebung, der Kontakt zu anderen Personen, der Anblick besonderer Gegenstände, das Hören von Musik, Alkoholgenuß oder Tabletteneinnahme etc. eine wichtige Rolle. Eine erstaunlich große Zahl der Patienten konnte keine auslösenden Faktoren angeben, weshalb eine genaue Systematisierung und präzise quantitative Aufschlüsserung nicht möglich waren.

Der Zeitraum zwischen dem letzten Halluzinogen-Trip oder Haschischrausch und dem Auftreten von Flash-back-Phänomenen betrug bei unseren Patienten zu einem Drittel wenige Tage oder wenige Wochen, am häufigsten einige Monate, selten ein oder mehrere Jahre.

Diese Phänomene zeigten oft eine Chronifizierungstendenz, sie konnten sich thematisch ausweiten und neben neurotischen auch vielfältige psychotische Inhalte aufweisen (zur Analyse und Theorie der Flash-back-Phänomene vgl. Waldmann u. Hasse 1974).

Besonders zu beachten war die Abgrenzung von Flash-back-Phänomenen gegenüber ähnlichen Syndromen bei psychotisch Erkrankten, wie wir sie in der Gruppe C beschrieben haben.

(VI/46) Ein 20jähriger Hilfsarbeiter wurde mit einer akuten paranoid-halluzinatorischen Psychose stationär eingewiesen. Es bestand eine dreijährige Haschisch- und LSD-Anamnese. Vor einem Jahr traten erstmals gravierende psychotische Erlebnisse auf, die sich im Laufe des folgenden Jahres zum Vollbild einer schweren Psychose ausgestalteten. Er gab an, daß er vor einem Monat zuletzt Haschisch geraucht und einen LSD-Trip eingenommen habe. Jetzt sehe er wie im LSD-Rausch herrliche hellgrüne Farben. Auch könne er Gedanken an der Wand lesen, die in englischer und deutscher Sprache geschrieben seien. Diese Gedanken seien seit einem Monat verschlüsselt. Er sehe auch jetzt Worte wie Ja, Nein oder Stern, er könne aber den Sinn nicht erfassen. Manchmal seien auch Zeichen in Hufeisenform oder anderer Gestalt eingestreut, die er nicht begreifen könne. Man wolle ihm auf diese Art schreckliche Mitteilungen machen. Er habe Angst, daß alle Lebewesen der Erde sich gegen ihn zusammengetan hätten, um ihn auf einen heißen Stern, vielleicht die Sonne zu schicken, wo er ewig brennen müsse. Er habe das Gefühl, schon ewig gelebt zu haben und ewig zu leben. Außerdem fühle er sich schuldig, da er die Lebewesen der Erde auf einen heißen Stern geschickt habe. Das sei ihm mit Raketen gelungen, die er selbst gebaut habe.

(VI/127) Ein 17jähriger Unterprimaner berichtet, daß er seit dem letzten Trip vor einem Monat an jedem Tage einen Echo-Trip habe. Er sehe Farben, vor allem blaue, aber auch andere, etwas schwächer als auf einem richtigen Trip. Außerdem sehe er Tiere und geometrische Figuren, die ihn bedrohten, sich ständig veränderten und in ihm einen Horror hervorriefen. Er habe Angst, angegriffen zu werden. Aus diesem Zustand könne er sich selbst nicht befreien, er ziehe sich dann zurück und verharre längere Zeit im Bett. „Das ganze Leben ist ein Trip. Immer höre ich Stimmen, jede Nacht. Andere Leute reden zu mir, teilweise Blödsinn. Die Stimmen geben mir Befehle, sie beschimpfen mich auch: „Du Sau usw." Wenn ich das Licht ausmache, knacken und explodieren die Farben plötzlich."

Bei beiden Patienten waren die Flash-back-Phänomene mit vor allem optischen Halluzinationen in ein komplexes psychotisches Zustandsbild mit formalen Denkstörungen, vielfältigen Wahnerlebnissen, akustischen Halluzinationen, tiefgreifenden Icherlebensstörungen sowie erheblichen Veränderungen des psychomotorischen und affektiven Verhaltens eingebettet. Zwar bestanden Zusammenhänge mit früheren Halluzinogen-Erlebnissen, jedoch waren die Symptome nicht spontan abgeklungen, sondern persistierten in modifizierter Gestalt und waren in die eigengesetzlich ablaufende Psychose integriert.

XI. Weitere psychopathologische Auffälligkeiten

1. Verlängerte Rauschzustände

Jeder vierte Patient der Gruppe D hatte verlängerte Rauschzustände nach Haschisch erlebt, die jedoch kaum über einen Tag hinausgingen. 15% berichteten über verlängerte Rauschzustände nach LSD, die manchmal 2 bis 3 Tage angehalten hätten. Bei den psychotisch Erkrankten der Gruppe C konnten wir verlängerte Rauschzustände nie sicher eruieren, da von vornherein die autonome psychotische Symptomatik im Vordergrund stand.

2. Glückszustände

Bei 21% der Gruppe D war es zu besonderen Glückszuständen im Rausch gekommen, die kaum oder nicht beschreibbar erschienen. Oft wurden durch die Drogen gerade solche Gefühle intendiert und verschiedene Drogenkombinationen ausprobiert, um ekstatische Erlebnisse zu erlangen.

(I/8) Ein 24jähriger Student, bei dem eine neurotische Entwicklung mit Kontakt- und Arbeitsstörungen besteht, hat in den letzten 5 Jahren ungefähr 50 LSD-Trips eingenommen und in wechselnden Abständen Haschisch geraucht. Die LSD-Trips hätten zu „herrlichen Glücksgefühlen" und angenehmen Farbhalluzinationen geführt. Am schönsten sei es gewesen, wenn er habe „wegtauchen" können, wenn er „aufgelöst" gewesen sei. Diese Zustände seien mit dem intensivsten Glücksgefühl verbunden gewesen, das er bisher erlebt habe. Dieses „Weggetretensein" habe wahrscheinlich nur Sekunden angehalten, jedoch habe er es viel länger erlebt. Bei sehr starken Trips sei es mehrfach aufgetreten, manchmal in Abständen von einer Stunde.

3. Besondere „religiöse" Erlebnisse

Während 11% unserer Patienten in der Gruppe D von besonderen Todeserfahrungen sprachen, die durch Drogen ausgelöst waren, ließen sich bei 5% sog. „Gottestrips" und auffallende „religiöse" Erlebnisse mit sehr unterschiedlichen Inhalten eruieren.

(IV/139) Ein 22jähriger Student mit einer vierjährigen polyvalenten Drogenanamnese entwickelte nach LSD-Einnahme einen sog. „Gottestrip". „Plötzlich ist eine Erleuchtung über mich gekommen, und ich habe gemeint, Gott zu sein. Einerseits habe ich mich gefreut, andererseits habe ich mich jedoch alleine und einsam gefühlt. Es ist wohl eine „komplette Schizophrenie" gewesen. Der „Gottestrip" hat eine Woche angehalten. Schon wenige Tage nach dem Einwerfen des Trips habe ich mich von dem Gedanken distanzieren können, Gott zu sein." Auf anderen Trips habe er vor allem telepathische Erlebnisse gehabt. Seit einigen Wochen spritze er Heroin, rauche regelmäßig Haschisch weiter und nehme abends Schlaftabletten. Er habe „starke Wahnsinnsträume", vor allem fühle er sich oft verfolgt.

Mehrfach konnten wir beobachten, wie die frühere Beschäftigung mit „religiösen" Fragen durch die Drogenerlebnisse eine massive Aktualisierung erfuhr und „religiöse" Wahnideen bestanden, von denen erst nach längerer Zeit eine Distanzierung möglich wurde.

(IV/44) Eine 19jährige Buchhändlerin meint, daß sie durch LSD-Trips besondere Erkenntnisse gewonnen und ihr Weltbild dadurch verändert habe. Der Mensch sei ein Teil des Ganzen, des Existierenden und Nichtexistierenden. Sie sei überzeugt, schon mehrere Male gelebt zu haben. Einmal sei sie auf einem Trip in ihr Zimmer gekommen und habe eine Szene aus ihrem früheren Leben gesehen. Sie müsse einmal ein Chinese mit einem Schwert gewesen sein und habe einen Japaner mit dem Schwert getötet. Vor eineinhalb Jahren habe sie gemeint, Martin Luther gewesen zu sein. Beim Shitrauchen habe sie Martin Luther vor sich gesehen. Früher habe sie eine gute Beziehung zu seinen Liedern gehabt und sich mit ihm identifiziert. Es sei ihr klar geworden, daß sie er selber gewesen sei. Zur Religion habe sie immer eine starke innere Beziehung gehabt. Als Kind habe sie die biblischen Geschichten für sehr interessant gehalten. Durch die Trips habe sie jetzt eine intensivere Beziehung zum Kosmos entwickelt; sie habe sich in ihn einbezogen gefühlt. Einmal sei es ganz schön gewesen; sie habe sich in einen Heuhaufen gelegt, es sei eine wunderschöne Sommernacht gewesen, und sie habe gesehen, wie die Erde entstanden sei. Alle Lebewesen hätten einen besonderen Anteil von ihr gehabt. Sie habe bemerkt, wie weit sich das Ich ausdehnen könne.

Mehrere Patienten (3%) berichteten über Drogenerlebnisse und Flash-back-Phänomene mit makabren Szenen, die einen erschreckenden Charakter hatten. Sie waren im Zusammenhang spezieller epochaltypischer Faktoren zu sehen (vgl. Abschnitt G.VII. 12. Epochaltypische Faktoren). Das besondere Interesse für fernöstliche Religionen, sehr unterschiedliche religiöse Praktiken, obskure religiöse Themen, vor allem der Magie und Dämonologie, spiegelte sich in den drogeninduzierten Erlebnissen wider (vgl. Bron 1975b).

XII. Spezielle Zusammenhänge zwischen Drogenabusus und endogener bzw. eigengesetzlich ablaufender Psychose

1. Einleitung

Matussek (1958a) weist darauf hin, daß nach den meisten statistischen Untersuchungen das Auftreten süchtiger Entwicklungen bei endogenen Psychosen eine Rarität darstelle. Man könne deshalb annehmen, daß psychotische Erlebnisse und Veränderungen zu einem Zustand führten, der kein Verlangen nach Suchtmitteln entstehen lasse, jedoch nicht prinzipiell eine süchtige Haltung im psychologischen Sinne ausschließe. Hinter psychotischen Veränderungen könnten zwar auch süchtige Strukturen zu erkennen sein, die sich jedoch selten in einer Rausch- oder Arzneimittelsucht manifestierten.

Sattes (1975) unterstreicht die empirische Beobachtung, daß endogen psychotisch Erkrankte eher Zeichen einer Toxikomanophobie aufwiesen oder primär eine solche Aversion erkennen ließen.

Übereinstimmend wird festgestellt, daß der Alkoholabusus bei zyklothym Depressiven in der Regel auf den Zeitraum der depressiven Verstimmung begrenzt bleibt, wobei insgesamt das seltene Auftreten betont wird (Bürger-Prinz 1950; Pauleikhoff 1953; Betz 1967; Schrappe 1968).

In psychopathologischer Hinsicht fiel auf, daß es vor allem bei der agitierten Form der zyklothymen Depression zum Alkoholabusus kam und der Alkohol primär als Betäubungs- und Beruhigungsmittel, nicht als euphorisierendes Genußmittel benutzt wurde. Auch bei Manien hat der Alkoholabusus einen nur symptomatischen Charakter.

Auf der anderen Seite fanden sich unter polytoxikomanen Patienten relativ häufig beginnende schizophrene Psychosen (Staehelin 1960). Auch unter Alkoholikern (Hoff 1954) sowie Analgetica- und Schlafmittelabhängigen (Staehelin 1960) wurden schizophrene Patienten beobachtet. Schmerzmittelabhängige Frauen boten nicht selten eine Zyklothymie (Bernays). Die Frequenz von Schizophrenien ist bei Alkoholikern nicht höher als in der Durchschnittsbevölkerung (Feuerlein 1975b), während affektive Störungen bei weiblichen — im Unterschied zu männlichen — Alkoholikern relativ häufig nachgewiesen worden sind (Winokur et al.; Kardos u. Maria). Drogenabhängige zeigen dagegen eine weit über der Durchschnittsbevölkerung liegende Zahl an schizophrenen Psychosen (Abaskulijev; Boroffka 1978; Kögel).

Diese Beobachtungen lassen danach fragen, inwieweit auch bei endogenen Psychosen besondere Voraussetzungen oder Neigungen zu einem Drogenabusus bzw. einer Drogenabhängigkeit bestehen (vgl. Bochnik et al. 1959; Mason; Moore u. Ramseur; Perrin; Betz).

2. Durch Rauschdrogen wenig beeinflußte endogene Psychose

Bei insgesamt sieben Patienten wurde anfänglich die Diagnose oder Verdachtsdiagnose einer drogeninduzierten Psychose mit eigengesetzlichem Verlauf gestellt, jedoch ergaben der psychopathologische Befund und die Katamnese, daß dem Drogenabusus eine nur ausgesprochen geringe Bedeutung für das psychotische Zustandsbild zugemessen werden konnte. Die Angaben zur Drogenanamnese waren ungenau.

(VI/56) Die 15jährige Tochter eines vor 11 Jahren verstorbenen Medizinprofessors zeigte seit einigen Monaten ein auffälliges Verhalten und ein deutliches Nachlassen der schulischen Leistungen, weshalb sie in einem Internat untergebracht wurde. Von dort schrieb sie einen Brief mit „verworrenem Inhalt" und bestellte schriftlich Joints. Sie war vor allem durch haltlose Züge und erhebliche Verwahrlosungserscheinungen aufgefallen. Sie hatte mehrere Männerbekanntschaften, fuhr in die umliegenden Städte, auch ins Ausland, wo sie schließlich bei einem Diebstahl erwischt wurde. Ihre Mutter sah keine Möglichkeit mehr, noch erzieherisch auf die Tochter einzuwirken.

Das Mädchen ließ bei der stationären Aufnahme ein auffallendes Ausdrucksverhalten mit schreitendem, schon etwas hölzern wirkendem Gang erkennen. Der Gedankengang erschien sprunghaft und angedeutet zerfahren. Im affektiven Verhalten wechselte sie zwischen dysphorischer Verstimmung und gelegentlicher flacher Heiterkeit. Zeitweilig lächelte sie überlegen und schnippisch.

In den folgenden vier Jahren, in denen noch vier stationäre Aufnahmen notwendig wurden, verstärkten sich diese Symptome. Der Gedankengang war zerfahren, sie verhielt sich frech und läppisch, war unruhig und gespannt, zeitweilig aggressiv, wobei sie im Affekt inadäquat, flach, kaum mitschwingungsfähig erschien. Alle Schulbesuche und begonnenen Berufsausbildungen scheiterten. Das Mädchen hatte einen häufig wechselnden Geschlechtsverkehr, verwahrloste immer mehr und ließ schließlich auch Beziehungsideen und wahnhafte Erlebnisse erkennen.

Im Rahmen einer jugendlichen Entwicklungskrise mit Verwahrlosungserscheinungen war es bei dem Mädchen zu einem wahrscheinlich seltenen Haschischabusus gekommen, der kaum einen Einfluß auf die immer deutlicher in Erscheinung tretende hebephrene Psychose gehabt haben dürfte.

Bei den anderen Patienten waren im Vorfeld der manifesten Psychose erhebliche Verhaltensauffälligkeiten zu erkennen, und das primäre psychotische Bild war eindeutig schizophren; es fehlten spezifische Drogeneffekte, und es ließ sich keine eindeutige temporäre Koinzidenz zwischen Drogenabusus und psychotischer Symptomatik eruieren.

Es dürfte bei einigen Patienten ein im vorhinein geringes Interesse an Rauschdrogen, vielleicht aber auch eine besondere Resistenz gegenüber Drogen bestanden haben. Ob relevante Drogeneffekte einfach ausblieben oder nur sehr gering zur Ausprägung kamen oder ob aufgrund der beginnenden oder schon längere Zeit bestehenden psychotischen Erkrankung, der Störungen des Denkens, des Antriebs und des Affektes, eine wesentliche Beeinträchtigung der Selbstbeobachtung und Darstellung von Drogenerlebnissen vorgelegen hat, muß offenbleiben (Stoll; Condrau).

3. Distanzierung vom Drogenabusus wegen negativer Erfahrungen

Nur bei einem Patienten beobachteten wir eine bewußte Abwendung vom Drogenabusus, da es zu einem Widerstreit zwischen seiner eigenen psychotischen Gedankenwelt und den drogeninduzierten Erlebnissen gekommen war. Die Drogenerfahrungen beurteilte er negativ und fühlte sich durch sie gestört.

(VI/64) Ein 16jähriger Lehrling kam nach mehreren Suizidversuchen in stationäre Behandlung. Seine Eltern hatten sich früh scheiden lassen, so daß er bis zum 15. Lebensjahr in mehreren Heimen untergebracht war. Die Mutter schilderte er als hysterisch und aggressiv, den Vater als autoritär, ja sadistisch. Die Suizidversuche habe er unternommen, um die Aufmerksamkeit des Vaters, vor dem er eine außerordentliche Angst habe, auf sich zu lenken. Im letzten Jahr habe er in unterschiedlichen Abständen Haschisch geraucht, einmal sogar 15 Pfeifen hintereinander. Vor allem die ersten Erfahrungen seien „ekelhaft" gewesen. Viel wichtiger seien ihm seine „sonstigen psychologischen Analysen", an denen er durch Haschisch, das ihm nichts gebracht habe, gehindert werde.

Im Laufe der stationären Behandlung wurde deutlich, daß er schon mit 12 Jahren psychotische Phänomene und in der Folgezeit einen Leistungsnachlaß in der Schule gezeigt hatte. „Ich habe damals mit meinen Gedanken ganz von unten anfangen müssen. Ich sehe die Schwierigkeiten der anderen und fühle mich dafür verantwortlich, daß sie kaputt gehen. Wenn ich darüber nachdenke, empfinde ich mich selbst oft nicht. Ich denke unwahrscheinlich viel, und das ist für mich sehr anstrengend. Es kommt mir so vor, als ob ich mehrere Charaktere annehme und wie ein guter Schauspieler rede. Wenn ich mich in einer Gruppe aufhalte, bin ich körperlich anwesend, geistig jedoch völlig fern.

Seit einem halben Jahr höre ich Stimmen. Das ist mir schon im 12. Lebensjahr widerfahren. Ich kann mit anderen Menschen tonlos sprechen und diskutieren. Auch in die Gedanken meines Vaters kann ich einsteigen. Mein Vater und mein um 10 Jahre älterer Bruder haben ähnliche geistige Kräfte wie ich. Mein Vater hat sein Verhalten auf mich übertragen und mich dabei in negativer Weise manipuliert. Ich spüre die Gedanken meines Vaters. Wenn ich mich mit anderen geistig unterhalte, lasse ich mir nichts anmerken. Der andere schickt mir ein „emotionelles" Bild, z.B.

„Matsch". Ich sehe, wie sich mein Gegenüber geistig wehrt. Dann gehe ich zu ihm und sage ihm, daß ich ihm nichts wolle und er keine Angst zu haben brauche. . . . Ich habe telepathische Kräfte wie Uri Geller . . . Wie die Ärzte kann ich Patienten behandeln; deshalb biete ich meine Mitarbeit an. Mein Fernziel ist die Ausbildung zum Psychologen. Ich kann mich ohne Worte mit den Patienten unterhalten und ihre Gedanken beeinflussen."

Neben formalen Denkstörungen im Sinne der Sprunghaftigkeit und Zerfahrenheit, aber auch des Gedankenabreißens bestanden Icherlebensstörungen, vor allem Gedankenausbreitung, Gedankenlesen, Symptome des Gemachten, ferner akustische Halluzinationen und vielfältige Wahnerlebnisse.

Der Junge hatte sich von mehreren und teilweise intensiven Versuchen, mit Haschisch besondere Erlebnisse zu erzielen, distanziert, da er nur negative Wirkungen erfahren hatte und sich durch Haschisch in seiner eigenen psychotischen Erlebniswelt beeinträchtigt fühlte.

Es handelt sich um ein besonders interessantes und oft erst nach mehreren Explorationen eruierbares Phänomen, daß im subjektiven Erleben der Patienten eine qualitative Differenz zwischen drogeninduzierten psychotischen Symptomen und der psychotischen Erlebniswelt, die aus der eigengesetzlich ablaufenden Psychose erwächst, registriert wird. Hier lassen sich unterschiedliche Grade und Übergänge von einer ausgeprägten Diskrepanz bis zu einer progredienten Integration der Drogenerlebnisse in die psychotischen, unabhängig vom Drogenabusus bestehenden Syndrome beobachten.

4. Autotherapeutische Funktion des Drogenabusus bei endogenen bzw. eigengesetzlich ablaufenden Psychosen

Viel häufiger war jedoch eine Zunahme des Drogenabusus bei beginnenden schizophrenen Psychosen wie auch bei sich abzeichnenden Defektsyndromen. Man hatte den Eindruck, daß die Drogenerfahrungen eine willkommene Bereicherung der beginnenden schizophrenen Erlebniswelt darstellten und deshalb ein fast suchtartiges Verlangen nach stets erneuter Drogenzufuhr – vor allem von Halluzinogenen – entstehen konnte. Gerade bei Jugendlichen mit einer Disposition zu psychotischen Reaktionen fiel oft eine besondere Neigung zu Halluzinogenen auf (vgl. Ungerleider et al.; Hekimian u. Gershorn; Gaedt et al.). Grüblerische Reflexionen und philosophische Gedanken über fundamentale Lebens- und Existenzfragen, die Erfahrung entscheidender Veränderungen in der Adoleszenz wurden durch Drogenerlebnisse vertieft und ausgeweitet, bis es zur psychotischen Dekompensation kam.

Es zeigte sich bei den psychotisch erkrankten jugendlichen Patienten der Gruppe C also weniger ein diffuses Verlangen nach Rauschzuständen, sondern spezielle Drogen wurden gezielt eingenommen, um mit den intrapsychischen Veränderungen „besser fertig zu werden". Man erwartete eine Aufhellung der Stimmungslage, eine Lösung der affektiven Spannung und Bereicherung der Phantasie- und Erkenntnisfähigkeit. Störungen der Konzentrations- und Leistungsfähigkeit, das Versanden der affektiv-emotionalen Kräfte und die Verminderung des Antriebs mit allgemeiner Lust- und Interesselosigkeit sollten durch Drogen eine Aufhebung und Überwindung erfahren. Die Neigung zu Halluzinogenen, also Haschisch und LSD, wies bei einer relativ großen Zahl unserer Patienten darauf hin, daß der Ausgleich eines diskreten schizophrenen Defektes (Wanke 1971) intendiert wurde. Der Drogenabusus sollte eine Kompensation der

Störungen des Antriebs, der Affektivität und der allgemeinen Befindlichkeit bewirken. Wir konnten sowohl das Bemühen beobachten, mit Hilfe von Drogen psychotische Wandlungen des Erlebens besser zu verkraften und zu „verstehen" wie auch eine Bereicherung und Ausweitung des Erlebens durch Drogen zu erzielen.

(VI/26) Eine 21jährige Studentin, bei der schon in der Kindheit und Pubertät psychoseverdächtige Symptome aufgetreten waren, bat um ambulante Behandlung, da sie seit über zwei Jahren unter „Wahrnehmungsstörungen" leide. Sie verspüre ein Fremdheitsgefühl und eine irgendwie gestörte Beziehung zur Umwelt. Es sei eine Art Beziehungslosigkeit. Andere Menschen erlebe sie ferngerückt. Sie habe die Orientierung verloren, wisse nicht mehr, was sie tun solle. Ihr Studium bereite ihr zunehmende Schwierigkeiten. Ihr Zeiterleben sei „abgehackt". In den letzten Jahren sei sie zunächst mit Psychopharmaka und anschließend eineinhalb Jahre psychotherapeutisch behandelt worden. Regelmäßig habe sie Haschisch geraucht und sei dadurch besser mit der Psychotherapie zurechtgekommen. Im allgemeinen habe sie es alleine in ihrem Zimmer geraucht. Durch Haschisch sei eine größere Distanz entstanden, d.h. sie habe sich besser Rechenschaft über das ablegen können, was in der Analyse vor sich gegangen sei.

Während eines Aufenthaltes im Ausland vor drei Jahren war sie an einer akuten paranoid-halluzinatorischen Psychose erkrankt. Die Patientin berichtet rückschauend, daß sie sich plötzlich als Mittelpunkt der Welt gefühlt habe. Sie habe sich in einen Jungen verliebt gehabt. Einerseits sei sie sehr glücklich gewesen, andererseits habe sie sich unfrei gefühlt. Man habe sie beobachtet und verfolgt, andere hätten ihre Gedanken lesen können. Es sei ihr nicht möglich gewesen, etwas frei zu entscheiden und spontan zu tun, da sie sich den Blicken anderer Menschen ausgesetzt gefühlt habe.

Nach der Rückkehr in die Bundesrepublik wurde die Patientin stationär behandelt und gab an, daß sie während des Klinikaufenthaltes im Ausland gemeint habe, durch eine Zeitmaschine hindurchzugehen. Es sei eigentlich ganz angenehm gewesen, sie habe sich gefreut. Sie habe geglaubt, im Fernsehen aufgetreten zu sein.

In den folgenden Jahren litt die Patientin häufig unter depressiven Verstimmungen, äußerte Suizidgedanken und unternahm zwei schwere Suizidversuche mit Tabletten und Quecksilber. Es erfolgten noch zwei stationäre Behandlungen, einmal wegen eines depressiven Syndroms, das andere Mal wegen eines erneuten Schubes einer paranoid-halluzinatorischen Schizophrenie. Zuletzt bot sich ein Defektsyndrom mit einer leichten paranoiden Restsymptomatik.

Die Studentin hatte relativ häufig Haschisch geraucht und auch einige Male LSD eingenommen, um mit ihren Problemen „besser fertig zu werden". Nach dem ersten psychotischen Schub meinte sie, ohne Haschisch nicht ihre bisherigen Erlebnisse und Veränderungen verarbeiten zu können. Sie rauchte zuhause alleine Haschisch und versuchte, sich selbst zu analysieren. Bei zunehmenden Schwierigkeiten im Studium aufgrund erheblicher Konzentrationsstörungen und eines deutlichen Leistungsnachlasses sowie ausgeprägter Kontaktstörungen rauchte sie zeitweilig regelmäßig Haschisch, da sie meinte, sich dann wenigstens für gewisse Zeit etwas besser zu fühlen.

Auffallend häufig führte ein sich entwickelndes Defektsyndrom mit dem Verlust der vielfältigen psychotischen Erlebnisse, einem Nachlassen der aufwühlenden Gefühle, einer Minderung der Leistungsfähigkeit und des Antriebs zu erneutem Drogenkonsum, der die einzige Rettung, so berichteten die Patienten, aus dem nicht erträglich erscheinenden Tief eigenen Erlebens und Versandens der Lebenskräfte zu sein schien. Trugen die Psychopharmaka zum Schwinden der Gefühle und faszinierenden Erlebnisse bei, so wurden die halluzinogenen Drogen von einigen Patienten als die einzige „Medizin" angesehen, die dieser so „verhängnisvollen" Entwicklung Einhalt gebieten könnten.

(VI/12) Ein 20jähriger Maschinenschlosser hatte innerhalb von 6 Jahren mindestens 5 akute Schübe einer paranoid-halluzinatorischen Schizophrenie, die immer zeitlich mit einem exzessiven Haschisch- und zeitweiligem LSD-Abusus koinzidierten. Bei der ersten Aufnahme gab er an, daß

LSD und vor allem Haschisch eine ausgezeichnete Wirkung auf seinen Geist ausgeübt hätten. Er habe sein eigenes Röntgenbild gesehen und sei fest davon überzeugt, daß durch diese Drogen sein Gehirn besser durchblutet sei, er deshalb klarer denken und seine Leistungen steigern könne. Durch die Drogen sei es zu einer „Bewußtseinserweiterung" gekommen. Während einer EEG-Ableitung habe er aus dem Nebenzimmer Wasserstrahlgeräusche gehört. Außerdem habe er die Stimme einer nicht anwesenden Ärztin, die ihn untersucht habe, vernommen. Sofort habe er das sichere Gefühl gehabt, daß das so „gemacht" worden sei. Als er einmal habe lachen müssen, sei auch dieses Lachen gesteuert und gelenkt gewesen. Das elektronisch zu entziffernde EEG habe schließlich auch die Aufgabe, seine Gedanken aufzuschreiben. Die EEG-Helferin habe er gebeten, die Elektrode auf einem Pickel seiner Wange anzuschließen, jedoch sei sie nicht darauf eingegangen. Gerade an dieser Stelle wäre etwas aus seinem Körper herauszuholen gewesen, was sicherlich sehr wertvoll gewesen sei. Nach dem Haschischgenuß gestern sei ein „Strömen" durch seinen Körper gegangen. Es hätten sich Griesbeutel im Blut gebildet. Mit seinen Fingern könne er Strahlen aussenden, ähnlich wie Funken, die von seinem Fernsehapparat zu seinem Kamm überspringen könnten. Außerdem könne er Pfeile mit seinen Augen aussenden. Im Radio sei vieles auf ihn gemünzt. Er könne die Gedanken anderer Leute lesen und hören. Sie würden über ihn nachdenken.

Nach der ersten stationären Behandlung hatte sich der Patient von seinen psychotischen Erlebnissen distanziert und wurde auf ein Langzeitneuroleptikum eingestellt. Nach einem halben Jahr nahm er keine Medikamente mehr ein, rauchte wieder in exzessivem Maße Haschisch und kam erneut mit einem paranoid-halluzinatorischen Schub in die Klinik. Nach Abklingen der floriden psychotischen Symptome berichtete er, daß er sich nach der ersten stationären Behandlung im Grunde völlig kaputt gefühlt und deshalb die Medikamente nicht mehr eingenommen habe. Es sei für ihn unerträglich gewesen, daß gewisse Dinge, von denen er überzeugt gewesen sei, einfach wie weggeblasen gewesen seien. Regelmäßig rauche er Cannabis indica, das er wie die Inder als eine Medizin betrachte. „Das dient mir, das liegt mir zu Diensten." Es gebe ihm eine geistige Klarheit, die er sonst nicht habe. „Das ist nicht nur phantastisch, das ist wunderbar." Eine innere Stimme sage ihm, daß er Haschisch rauchen müsse. Das Zeug sei für ihn ein Heiligtum. Erst durch Haschisch sei er sich des Lebens erst richtig bewußt geworden. Dagegen sei er durch die Medikamente abgestumpft worden, und er habe nicht mehr klar denken können. Grundsätzlich rauche er nur „Tempel-Shit", denn das sei das einzige Haschisch, das wirklich göttlich sei.

Bei allen stationären Behandlungen zeigte sich ein ähnlicher psychopathologischer Befund. Die Drogeneffekte wurden in abstruser Weise gedeutet und psychotisch verarbeitet. Es fehlte eine Distanzierung von den psychotischen Drogenerlebnissen, und die geäußerten Überzeugungen und Wahnideen waren unkorrigierbar. Von Anfang an bestanden ausgeprägte Icherlebensstörungen mit dem Symptom des Gemachten, Verfolgungs- und Beeinträchtigungsideen, sich mit Wahnwahrnehmungen und wahnhaften Interpretationen verbindende telekinetische Phänomene, psychotische Umdeutungen optischer Erscheinungen sowie ausgeprägte affektive Störungen, die nie an einer schizophrenen Prozeßpsychose zweifeln ließen. Zuletzt war ein deutliches Defektsyndrom mit einer Einschränkung der affektiven Modulationsfähigkeit, einem erheblichen Antriebsdefizit, einem Nachlassen der Leistungsfähigkeit und einer auffallenden Einengung des Denkfeldes nachzuweisen. Immer fiel der Ausbruch erneuter schizophrener Schübe mit dem Absetzen der Neuroleptica und einem exzessiven Haschischabusus oder einer (seltenen) LSD-Einnahme zusammen. Der Patient schilderte sehr eindrucksvoll, wie für ihn die Erfahrung nicht erträglich sei, sich von allen psychotischen Erlebnissen, die sein Leben so sehr bereichert hätten, trennen zu müssen. Haschisch habe seine Phantasie angeregt und ihm eine Fülle angenehmer Erlebnisse vermittelt. Vor allem habe ihn die Psychopharmakotherapie abgestumpft und lahmgelegt, so daß er ein ganz anderer Mensch geworden sei. Haschisch und LSD bereicherten sein Leben, worauf er nicht verzichten wolle. Ansonsten sei das Leben leer und öde.

5. Spezielle Suchtphänomene bei endogenen Psychosen

Gegenüber den Patienten der Gruppe D waren die Vielfalt und der Variationsreichtum spezieller Suchtphänomene bei den psychotisch Erkrankten (Gruppe C) erheblich geringer. Tendenzen zur Polytoxikomanie waren nicht so häufig und vor allem nicht so stark ausgeprägt. Die Suchterscheinungen waren monotoner, beschränkten sich auf wenige Suchtmittel, insbesondere Halluzinogene, und die Suchtentwicklung blieb oft in den Anfangsstadien stecken, so daß schwere Folgeerscheinungen der Abhängigkeit nur selten in Erscheinung traten (s. Abschnitt G.VII.14. Drogenanamnese).

Ein hebephrener Patient entwickelte nach einer Neuroleptika-Überdosierung einen Akinetonabusus. Es kam schon nach kurzer Zeit zu einer ausgeprägten Abhängigkeit, so daß der Patient in vielen Krankenhäusern und bei niedergelassenen Ärzten um Akineton bat. Dadurch wurde er gezwungen, ständig umherzureisen.

(VI/56) Dieser 23jährige Patient, dessen Mutter an einer Schizophrenie erkrankt und durch Suizid verstorben war, wurde erstmals im Alter von 16 Jahren wegen erheblicher Verhaltensstörungen stationär behandelt. In der Schule hatten seine Leistungen in zunehmendem Maße nachgelassen, außerdem hatte er sich immer mehr zurückgezogen und ein rebellisches Verhalten gegenüber der Stiefmutter gezeigt. Nach den Krankenblattunterlagen früherer stationärer Behandlungen waren manirierte Züge, Konzentrationsstörungen und bizarre Gedankengänge aufgefallen. Er interessierte sich für Einsteins Relativitätstheorie und für die Auswirkungen des Vietnam-Krieges auf die amerikanische Innenpolitik. Außerdem beschäftigte er sich mit naturwissenschaftlichen Fragen, „aber mehr so in Gedankengängen".

Der Patient gab an, daß er in den folgenden Jahren nicht mehr zur Schule gegangen sei und sich in verschiedenen Städten herumgetrieben habe. Er sei eigentlich immer alleine gewesen. Einige Male habe er an APO-Demonstrationen teilgenommen. Zwei Jahre habe er in Diskotheken gearbeitet. In dieser Zeit sei er erstmals mit LSD in Berührung gekommen. Schon auf dem zweiten oder dritten Trip sei er „ausgeflippt". Er habe sich in Wohngemeinschaften aufgehalten, eigentlich „überall und nirgends".

Es erfolgten dann auch noch mehrere stationäre Behandlungen in Psychiatrischen Kliniken. Weiterhin sei er nächtelang in Lokalen gewesen, wo er als Disjockey fungiert und übermäßig viel Alkohol getrunken habe. In den letzten Jahren habe er in unregelmäßigen Abständen LSD-Trips eingeworfen. Es seien fast immer Horror-Trips mit unangenehmen Halluzinationen gewesen. Trotzdem habe er vor einigen Monaten noch einmal 5 LSD-Mikrotrips eingeworfen, weil er sich einfach unglücklich und unzufrieden gefühlt habe. Ständig leide er unter Angstzuständen. Er fühle sich in einem „seelischen Gefängnis". Andere Leute schauten ihn böse an. Nirgendwo könne er es längere Zeit aushalten. Mehrfach sei ihm ein Neurolepticum verordnet worden, das bei ihm Krämpfe ausgelöst habe, weshalb er häufig Akineton erhalte. Seit einigen Monaten könne er nicht mehr auf Akineton verzichten. Er nehme täglich mindestens 20 Tabletten ein, dann fühle er sich besser.

Bei dem Patienten bestand schon vor dem Drogenabusus eine hebephrene Psychose. Unter LSD entwickelten sich floride psychotische Symptome vor allem paranoid-halluzinatorischen Charakters, die eine Chronifizierungstendenz zeigten und mit starken Angstgefühlen verbunden waren. Ausgelöst durch ein extrapyramidales Syndrom bei Neuroleptica-Überdosierung kam es zu einer Akinetonabhängigkeit.

6. Auffallende Suchttendenzen im Vorfeld endogener bzw. eigengesetzlich ablaufender Psychosen

Bei 17% der Gruppe C ließen sich vor dem Halluzinogen-Abusus und dem Auftreten einer eigengesetzlich ablaufenden psychotischen Symptomatik süchtige Tendenzen eruieren. Es handelte sich vor allem um einen Alkohol- und Tablettenmißbrauch. Im Rahmen eines pseudoneurotischen Beginns schizophrener Psychosen war es zu Störungen der Befindlichkeit gekommen, die im Kontext sozialer Faktoren und vielfältiger äußerer Einwirkungen zum Drogenabusus mit manchmal polytoxikomanen Zügen, jedoch ohne Progredienz zu einer ausgeprägten Abhängigkeit führten.

Im psychopathologischen Bereich fielen Versagenssyndrome (Glatzel u. Huber; Glatzel 1969), schwere Entwicklungs- und Identitätskrisen mit einer ausgeprägten Labilität des Selbstwertgefühls auf.

In einigen Fällen bestanden gleichzeitig Suchttendenzen und psychoseverdächtige oder beginnende psychotische Symptome.

(VI/40) Der 15jährige, einzige Sohn eines erfolgreichen Kaufmanns, der beruflich sehr engagiert war und sich kaum um seinen Sohn gekümmert hatte, neigte schon im Alter von 12 Jahren dazu, Alkohol zu trinken, um in einen Rauschzustand zu geraten. Ein Jahr später rauchte er Haschisch und nahm in den folgenden zwei Jahren auch über 50 LSD-Trips ein. Außerdem zeigte er ein großes Interesse für Tabletten, vor allem für Tranquilizer, die der Vater einnahm. Nach Angaben der Eltern verstärkten sich die Verhaltensauffälligkeiten immer mehr. Er habe gesagt, daß die Leute ihn auslachten. Außerdem habe er wegen der Drogeneinnahme Schuldgefühle entwickelt und sich zuletzt geweigert, aus dem Hause zu gehen, wo er sich immer mehr abgekapselt habe und sehr schweigsam geworden sei. Vor einigen Tagen habe ihn die Mutter aus dem Internat abgeholt, nachdem der Internatsleiter mitgeteilt habe, daß der Junge „durchgedreht" sei. Er sei apathisch gewesen und habe den Vater auf der Heimfahrt schweigend angelächelt. Zuletzt habe er geäußert, daß er auf einem Stacheldraht sitze und man ihn dazu zwinge, Rußland aufzufressen. Außerdem höre er Stimmen, die ihm mitteilten, was er erfunden habe. Er leide an einer „geistigen Syphilis".

Von dem Jungen selbst war zu erfahren, daß er nach dem Haschischrauchen sein „seelisches Gleichgewicht und Ruhe" gefunden und danach gut geschlafen habe. Seit einem Monat nehme er keine Trips mehr ein. Da er mit seinen Problemen nicht mehr fertig geworden sei, habe er gehofft, durch Drogen eine neue Lebensaufgabe zu bekommen. In der letzten Zeit habe er daran gezweifelt, ob der Mensch ein soziales Wesen sei oder nicht. Mehrfach habe er Stimmen gehört, die ihm beispielsweise gesagt hätten, daß er einen Lokus anbeten solle. Durch die vielfältigen Stimmen sei er nervös geworden. Unter den Stimmen habe es zwei verschiedene Fronten gegeben, die einen hätten gesagt, es sei sinnig, die anderen, es sei unsinnig, z.B. daß der Mensch sein Erzeuger sei oder die Ewigkeit begreifen wolle.

Der Junge zeigte mehrere drogeninduzierte psychotische Zustandsbilder paranoid-halluzinatorischen, kataton-stuporösen, delirant-amentiellen und depressiv-suizidalen Charakters. Auch unabhängig von erneuter Drogeneinnahme kam es zu psychotischen Erlebnissen, die keinen Zweifel an einer schizophrenen Prozeßpsychose ließen. Der Drogenabusus trat schließlich ganz hinter dem eigengesetzlichen psychotischen Geschehen zurück.

Bei beginnenden hebephrenen Psychosen mit einem schweren Verlauf ohne floride paranoid-halluzinatorische Symptome fanden wir in einigen Fällen einen periodenweise auftretenden polyvalenten Drogenabusus sowie Alkoholexzesse.

Solche Phänomene eines suchtähnlichen Alkohol- und Drogenabusus können als eine unter mannigfaltigen Störungen einzelner Vitaltriebe verstanden werden, wie sie auch sonst bei schizophrenen Psychosen zu beobachten sind (Huber 1976).

(VI/169) Ein 25jähriger Student ließ nach Angaben der Eltern bis zum Wohnungswechsel der Familie, als der Junge 12 Jahre alt war, kein auffälliges Verhalten erkennen. Dann traten vor allem Schwierigkeiten in der Schule auf. Er wurde zunehmend unruhig, nervös und hatte starkes Heimweh nach dem Heimatland. Wegen aggressiven Verhaltens wurde er in der Pubertät häufig vom Vater geschlagen, während die Mutter oft weinte. Schließlich erlangte er mit großer Mühe das Abitur. Schon längere Zeit vorher hatte er Kontakte zu Jugendlichen, die Haschisch rauchten. Er selbst trank außerdem viel Alkohol. Nach dem Abitur wollte er nicht studieren, auch keiner Arbeit nachgehen. Er schlief tagsüber, ging nachts aus und „soff". Mehrere Arbeitsversuche scheiterten. Mit dem begonnenen Studium kam er nicht weiter.

Vor 5 Jahren trat eine auffallende Wesensänderung in Erscheinung. Er zeigte ein merkwürdiges motorisches Verhalten, ging etwas verschroben und bizarr, auch beim Essen und Sprechen fielen sonderbare Verhaltensweisen auf. Er äußerte einen Verfolgungswahn und ließ ein starkes Interesse für religiöse Fragen erkennen, betrieb auch selbst Transzendentale Meditation und Yoga. Schließlich verschlimmerte sich sein Zustand immer mehr, manchmal saß er stundenlang in seinem Zimmer und brütete vor sich hin, mehrfach wurde er sehr aggressiv, zerschlug Gegenstände und griff auch die Eltern tätlich an. Tagelang verweigerte er die Nahrung. Man durfte ihn nicht ansprechen, da er dann sofort aggressiv reagiert hätte. Bei der stationären Aufnahme war er völlig krankheitsuneinsichtig. Das psychopathologische Bild wurde von ausgeprägten formalen Denkstörungen im Sinne der Zerfahrenheit sowie schweren Störungen im Bereich des Antriebs und affektiven Verhaltens bestimmt.

7. Eigengesetzlich ablaufende psychotische Syndrome bei polyvalenter Drogenabhängigkeit mit den Zeichen eines organischen Psychosyndroms und einer süchtigen Depravation

Davon zu unterscheiden sind jugendliche Patienten, bei denen es im Gefolge einer schweren Suchtentwicklung zu psychotischen Syndromen mit rezidivierendem oder chronischem Charakter und eigengesetzlichem Verlauf gekommen war. Alle drei Patienten dieser Gruppe waren stimmungslabile und haltlose jugendliche Persönlichkeiten, die auffallende Milieuschäden und schon früh Hinweise auf Verwahrlosungssymptome erkennen ließen. Sie waren schnell in eine schwere Drogenabhängigkeit geraten.

(VI/76) Ein 25jähriger Maler berichtete, daß er seit 6 Jahren Drogen einnehme, vor allem Weckamine, Haschisch und Opiate. Mit diesen Drogen sei er auf seinen Reisen durch Skandinavien und Afrika in Berührung gekommen. Manchmal habe er in der letzten Zeit nicht mehr denken können, er sei der Welt entrückt gewesen und habe den Kontakt zur Umwelt verloren. Er habe sich „wie in einem Nebel" bewegt, sei gleichgültig und häufig gedrückter Stimmung gewesen.

Schließlich entwickelte er ein akutes psychotisches Bild mit inkohärentem Gedankengang. Seine Angaben erschienen völlig unverständlich und abstrus. Er habe Gedanken und Visionen, die ihm viel Freude bereiteten und ihn bis zu den Sternen führten. Seit einem Jahr laufe ein Rädchen in ihm, das sei ein Junge, ein Genitalneurotiker. „Ich bin ein Genitalneurotiker, ein Parasensus. Ich habe eine innere Stimme, ich höre meine eigenen Gedanken. Auch andere Leute hören meine Gedanken, das erkenne ich an ihrer Reaktion. Ich habe die Gesellschaft auf meine Weise analysiert. Hier herrscht totaler Sozialismus. Jetzt habe ich eine tödliche Paranoia. Ich identifiziere die Spritzen mit der Polizei. Immer wenn ich spritze, werde ich eingelocht. Vor einigen Tagen flackerten Strombilder um mich herum. Ich habe auch „geschichtliche" Bilder gesehen, die aus meinem Kopf aufgestiegen sind. Es stört mich, daß andere Leute um meine Gedanken gewußt haben, ehe ich gesprochen habe. Manchmal habe ich das Gefühl, daß mein Körper metallisch ist. Es sind ganz angenehme Zustände, ich kann dann anders reden, mehr intellektuell, kann magische Worte sprechen. Seit einiger Zeit höre ich Stimmen von innen, manche Wörter kann ich gar nicht verstehen. Es klingt metallisch und steigt vom Magen hoch durch die Lunge. Es ist immer etwas Beunruhigendes und Beängstigendes. Dabei handelt es sich vor allem um Themen aus dem sexuellen Bereich."

Diese psychotische Symptomatik war bei dem Patienten eingebettet in eine hochgradige polyvalente Drogenabhängigkeit. Über mehrere Monate bot er paranoid-halluzinatorische Symptome, Störungen des Icherlebens bei wechselhaftem Antrieb und einer deutlichen affektiven Verflachung. Bis zum Ende der Beobachtung waren ein mäßiggradiges organisches Psychosyndrom mit einer Beeinträchtigung der konzentrativen und mnestischen Funktionen sowie eine paranoide Restsymptomatik nachweisbar.

(VI/104) Ein 21jähriger arbeitsloser Patient trank schon mit 13 Jahre vermehrt Alkohol, schwänzte die Schule und wurde wegen mehrerer Delikte bestraft. Häufig trank er abends 20 Glas Bier und mehrere Schnäpse. Vor zwei Jahren habe er den Alkoholabusus eingestellt und täglich mindestens 5 Joints geraucht und regelmäßig Trips eingenommen. Auf den Trips habe er sich zuletzt verfolgt gefühlt, alles sei ihm bedrohlich erschienen. Einmal habe er sich für ein Mädchen gehalten und eine Zeitlang sogar geglaubt, eine weibliche Brust und weibliche Genitalorgane zu haben. Seine Gedanken seien von ihm auf andere Leute übertragen worden, so daß diese gewußt hätten, was er denke. Schließlich sei er in panische Angst geraten und habe geglaubt, seine Mutter umbringen zu müssen.
Bei der stationären Aufnahme erschien er ängstlich-gespannt, ausgesprochen unruhig und depressiv-suizidal. Es bestanden formale Denkstörungen im Sinne der Zerfahrenheit, Icherlebensstörungen, Entfremdungserlebnisse und vielfältige paranoide Gedanken. Im Affekt wirkte er ambivalent und inadäquat. Nach der Entlassung nahm er weiter Drogen ein, spritzte sich sogar LSD-Trips, um mit Gewalt seinen Zustand zu verbessern. Später berichtete er, daß er in dieser Zeit gemeint habe, sein Gehirn auf den Händen zu tragen. Er sei auf dem Bürgersteig immer im Viereck herumgelaufen, weil er geglaubt habe, sich in einem Hause zu befinden.
Bei der erneuten stationären Aufnahme waren optische und akustische Halluzinationen und Verfolgungsideen, Störungen des Antriebs und affektiven Verhaltens mit einem auffallend schnellen Wechsel und einer ausgeprägten Neigung zu Impulshandlungen bei starker innerer Unruhe und ängstlicher Gespanntheit zu beobachten. Das psychotische Zustandsbild hielt fast ein Jahr an.

Auch bei diesem Patienten ließen sich in der prämorbiden Persönlichkeitsentwicklung ausgesprochen haltlose Züge und beginnende Verwahrlosungserscheinungen nachweisen. Im Rahmen einer schweren polyvalenten Drogenabhängigkeit war – vor allem durch einen exzessiven Halluzinogen-Abusus – ein fast ein Jahr anhaltendes paranoid-halluzinatorisches Syndrom ausgelöst worden, das nach Abklingen der anfänglichen akuten Intoxikationserscheinungen ausgesprochen schizophren imponierte, einen eigengesetzlichen Charakter zeigte und auch unabhängig von erneutem Drogenabusus exacerbierte.
Diese Patienten nehmen wegen der ausgeprägten polyvalenten Drogenabhängigkeit und der daraus resultierenden hirnorganischen Symptomatik und süchtigen Depravation eine Sonderstellung ein. Aufgrund der kurzen Katamnesedauer muß die Frage offen bleiben, ob das bei Abschluß der Untersuchung noch erkennbare, leichte organische Psychosyndrom Zeichen eines irreversiblen toxischen Hirnschadens ist oder noch eine restitutio ad integrum erwartet werden kann. Wegen der Dauer und des Ausprägungsgrades der floriden psychotischen Symptomatik, die auch ohne erneuten Drogenabusus wieder aufflackerte, haben wir diese Patienten zur Gruppe der eigengesetzlich ablaufenden Psychosen gezählt. Hier bestehen Zusammenhänge mit den rezidivierenden bzw. chronischen psychotischen Zustandsbildern, die wir in den Gruppen II und IV aufgeführt haben. Nur längere Verlaufsbeobachtungen können eine weitere Differenzierung und Präzisierung ermöglichen.

8. Durch drogeninduzierte psychoorganische Syndrome überlagerte endogene Psychosen

Klar zuzuordnen waren demgegenüber anfänglich komplexe psychopathologsiche Syndrome, die sich als Überlagerung einer zugrundeliegenden schizophrenen bzw. eigengesetzlich ablaufenden Psychose durch drogeninduzierte psychoorganische Syndrome erwiesen. Diese drogeninduzierten Zustandsbilder mit häufig geringgradigen Bewußtseinsstörungen, einer Beeinträchtigung der konzentrativen und mnestischen Funktionen, Störungen im Bereich des Antriebs und des affektiven Verhaltens und paranoid-halluzinatorischen Phänomenen, die aus der Intoxikation erwachsen waren, gingen dann fließend oder nach einem kurzen Intervall in die endogene bzw. eigengesetzlich ablaufende Psychose — vorwiegend aus dem schizophrenen Formenkreis — über. Die Transformation einer zyklothymen in eine schizophrene Psychose konnten wir nicht beobachten (vgl. Harding u. Knight), wohl jedoch die Modifikation einer Zyklothymie durch dorgeninduzierte Symptome.

9. Perakut beginnende paranoid-halluzinatorische Psychosen

Besonders dramatisch verliefen einige ganz akut einsetzende paranoid-halluzinatorische Syndrome, bei denen kein Zweifel an der Koinzidenz des Drogenabusus und der psychotischen Symptomatik bestand.

Besonders eindrucksvoll schilderte ein 21jähriger Elektromechaniker, wie aus einer akuten Haschischintoxikation eine eigengesetzlich ablaufende paranoid-halluzinatorische Psychose herauswuchs.

(VI/135) Seit ungefähr fünf Jahren rauche er ziemlich regelmäßig Haschich, täglich ein bis zwei Pfeifen. Er sei immer gut „angeknallt" gewesen, jedoch habe er festgestellt, daß er häufig unkonzentriert und gedankenabwesend sei, weshalb er die Dosis etwas reduziert habe. Beim Haschischrauchen sei er „träumerisch", gehe seinen Phantasien nach und fühle sich dabei glücklich. Er könne sich eine Traumwelt aufbauen und über das Universum nachdenken. Manchmal habe er nach dem Haschischrauchen auch negative Wirkungen festgestellt. Er sei nervös und flattrig gewesen, habe sich innerlich leer und ausgelaugt gefühlt.

Vor 2 Jahren bei der Bundeswehr sei es im Haschischrausch in seinem Kopf drunter und drüber gegangen. Dieser Rausch habe eine totale Veränderung eingeleitet. Er sei völlig durcheinander gewesen, habe Stimmen gehört, während andere Leute seine Gedanken hätten lesen können. Das angenehme Feeling, das er sonst nach Haschisch gehabt habe, sei plötzlich verschwunden gewesen.

In den folgenden zwei Jahren hatte er mindestens 4 paranoid-halluzinatorische Zustandsbilder. Zwischen den stationären Behandlungen rauchte er weiter Haschisch. Er könne sonst keine klaren Gedanken fassen. „Ich bin dann aus dem Denken heraus".

Im Blick auf den Haschischabusus und seine psychotische Erkrankung war er völlig uneinsichtig. Bei allen stationären Aufnahmen war er sehr gespannt und unruhig, fühlte sich beeinträchtigt und verfolgt. Sein Vater könne seine Denkvorgänge begleiten und kontrollieren, in sein Gehirn hineinschauen, seine Gedanken beeinflussen und ihm auf diese Weise schweren Schaden zufügen. Ein anderes Mal hatte er unter dem Eindruck überirdischer Mächte mehrere rote Ampeln überfahren und war von der Polizei gestellt worden. Zeitweilig wurde er sehr aggressiv, schrieb Artikel an Behörden, meinte, besondere Formeln für die Raumfahrt gefunden zu haben und gab sich abstrusen und bizarren Gedankengängen hin. Schließlich entwickelte sich ein Defektsyndrom mit paranoiden Gedanken, formalen Denkstörungen im Sinne der Sprunghaftigkeit und leichten Zerfahrenheit sowie einer Einengung der Denkabläufe, einer Antriebsminderung und Verflachung des affektiven Kontaktes.

Am Anfang akuter paranoid-halluzinatorischer Psychosen mit eigengesetzlichem Verlauf konnten intensive Regressionserlebnisse stehen, die zur Rekapitulation und Aktualisierung frühkindlicher Erlebnisse führten. Relevante Ereignisse und Erfahrungen der Kindheit liefen gleichsam noch einmal wie im Zeitraffertempo ab, bis es dann zum Verlust der Kontrolle über die Gedanken und Gefühle kam und eine schwere psychotische Entgleisung einsetzte. Ausgeprägte drogeninduzierte Regressionserlebnisse leiteten also die Psychose ein, die dann unabhängig davon weiterlief und keine Beziehung mehr zu diesen Erlebnissen erkennen ließ (Bron 1976c).

(VI/78) ein 17jähriger, ehemaliger Gymnasiast war nach Angaben der Mutter immer ein schwieriges Kind. Im Alter von 14 Jahren – nach dem Tode des Vaters – hätten die schulischen Leistungen so sehr nachgelassen, daß er die Schule habe verlassen müssen. In der Folgezeit sei er keiner beruflichen Tätigkeit nachgegangen, sondern er habe Kontakt zur Drogenszene aufgenommen. Nur der erste Trip, so berichtet der Patient, sei gut verlaufen. Er habe am Rheinufer gestanden und gemeint, auf Kristallen zu laufen, die Schiffe seien vor seinen Augen versunken. Einige Male habe er sich an frühkindliche Erlebnisse erinnern können. Vor allem habe er „experimentiert", seinen toten Vater gefragt, ob er noch lebe, er habe die Stimme des Vaters gehört, die geantwortet habe: „Hilfe, Hilfe, laßt meinen Sohn in Ruhe." Außerdem habe er den Teufel in Gestalt eines Geiers gesehen. Er habe telepathische Fähigkeiten gehabt, die Gedanken anderer Menschen lesen können und Zwiegespräche mit Gott geführt. Gott habe ihm seine Gedankengänge eingetrichtert. Die anderen Menschen hätten geglaubt, daß er Christus sei. Vom letzten Trip sei er nicht mehr heruntergekommen. Sein Gesicht habe sich auf dem Trip gespalten. Er habe dämonische Symbole, adler- und krallenförmige Gebilde gesehen.

Bei der klinischen Aufnahme halluzinierte er ständig, äußerte religiöse Wahnideen, erschien depressiv-gequält und im Gedankengang zerfahren. Mehrere Wochen blieb das akute psychotische Bild bestehen. Später äußerte er vielfältige paranoide Gedanken und Icherlebensstörungen, bis sich schließlich ein Defektsyndrom mit Interesse- und Initiativelosigkeit, affektiver Verflachung und Antriebsverarmung sowie einer Einbuße der Leistungsfähigkeit entwickelte.

Mehrfach beobachteten wir, daß der schweren akuten Psychose ein relativ mäßiger und kurzzeitiger Drogenkonsum vorausgegangen war. Schon die ersten Haschisch- oder LSD-Erlebnisse lösten die dann eigengesetzlich ablaufenden psychotischen Syndrome aus. Man hatte den Eindruck, daß die Psychose gleichsam unter einer dünnen Oberfläche in der Latenz verharrte und schon die ersten drogeninduzierten Regressionserlebnisse und halluzinatorischen Phänomene die Manifestation bewirkten.

(VI/58) Ein 17jähriges Mädchen wurde in einem akuten psychotischen Erregungszustand in die Klinik eingewiesen. In den ersten Tagen war sie ausgesprochen unruhig, im Gedankengang zerfahren, verhielt sich völlig inadäquat, äußerte zusammenhanglose und unverständliche Sätze. Erst nach 10 Tagen wurde eine Exploration möglich. Sie gab an, daß sie erstmals vor 5 Wochen Drogen eingenommen habe. Sie habe nur zwei- oder dreimal Haschisch geraucht und drei halbe LSD-Trips eingeworfen. Die Wirkung habe 4 bis 6 Stunden angehalten und sei katastrophal gewesen. „Das vorletzte Mal habe ich die ganze Kindheit nachempfunden, praktisch eine Wiedergeburt meiner Kindheit. Was ich längst vergessen hatte, ist wieder lebendig geworden. Mein Gefühl hat sich verändert, ich habe Liebesträume gehabt. Auch habe ich gemeint, zu allem in der Lage zu sein und der ganzen Welt Bescheid sagen zu können." Vor 10 Tagen, im Anschluß an den letzten Trip, sei sie mit einem Bekannten, den sie nicht geliebt habe, ins Ausland gefahren. Nur weil ihr nichts anderes übrig geblieben sei, habe sie sexuelle Beziehungen zu ihm aufgenommen. Als sie einmal abends tanzen gegangen sei, habe sie gemeint, die Schauspielerin von der Love Story zu sein. Dann habe sie plötzlich gedacht, die Größte zu sein, die Revolution in die Wege leiten zu können. Die Erlebnisse hätten sich dann nur so überschlagen.

Die akute psychotische Symptomatik bestand mehrere Monate und mündete in ein Defektsyndrom mit affektiver Verflachung und Störungen der Konzentrations- und Leistungsfähigkeit ein.

10. Allmähliches Hineingleiten in eine akute Psychose mit eigengesetzlichem Verlauf bei schon vorher auffälligen psychotischen Drogenerlebnissen

Besonders interessant und bemerkenswert waren psychotische Zustandsbilder, die akut nach Drogenabusus in Erscheinung traten und dann zur stationären Aufnahme führten, in deren Vorfeld jedoch schon auffallende psychotische Drogenerlebnisse eruiert werden konnten. Die vorhergehenden Drogenerfahrungen imponierten eher schizophren als lediglich drogeninduziert, bildeten sich jedoch immer wieder zurück. Man hatte den Eindruck, daß nach einer Summation mehrerer Erfahrungen dieser Art gleichsam durch ein Drogenerlebnis „das Faß zum Überlaufen" gekommen war und dann der eigengesetzliche Verlauf der Psychose einsetzte.

(VI/25) Ein 18jähriger Schüler bot bei der klinischen Aufnahme eine ausgeprägte paranoid-halluzinatorische Symptomatik bei depressiv-suizidaler Gestimmtheit. Er gab an, seit ungefähr 5 Jahren Haschisch zu rauchen, in den letzten 2 bis 3 Jahren täglich, häufig habe er auch Haschisch-Tee getrunken. Außerdem habe er insgesamt 8 LSD-Trips eingeworfen. Während der erste Trip gut verlaufen sei, habe er bei dem zweiten Angstgefühle, eine richtige Platzangst entwickelt und gemeint, daß andere Leute ihm seinen Zustand ansehen könnten. Er sei auf den Horror gekommen und völlig durcheinander gewesen. Auch die anderen Trips seien nicht gut verlaufen. Er habe sich beobachtet und beeinflußt gefühlt. Auf dem letzten Trip in A. sei sein Erinnerungszentrum ausgefallen. Er habe sich ganz plötzlich und intensiv an Ereignisse der frühen Kindheit zurückerinnern können. Dabei habe er das Gefühl gehabt, daß das Leben zurück und dann wieder nach vorn laufe. Schließlich sei er auf dem Trip nach Hause gefahren, habe ständig Flash-backs gehabt und sei nicht mehr vom Trip heruntergekommen. Vor allem seien häufig optische Halluzinationen aufgetreten. Außerdem habe er vielfältige andere Beschwerden. Er müsse häufig zur Toilette gehen und könne kein Wasser mehr lassen. Er höre Stimmen, ferner erführen andere Leute, was er denke. Dadurch sei er sehr verzweifelt gewesen und habe Suizidabsichten gehabt. Da seine Gedanken auf andere Leute übertragen würden, verlasse er das Haus nicht. Wenn er ein Buch lese, meine er, daß er anderen Leuten den entsprechenden Text vorlese. Das Gleiche denke er bei Fernsehsendungen. Von anderen Leuten fühle er sich beobachtet, weshalb er die Fenster zuhänge.

Die in der Drogenanamnese schon auffallenden psychotischen LSD-Erlebnisse klangen bei dem Patienten immer wieder ab, bis sich nach erneuter Einnahme von LSD, Haschisch und Opium ein akuter Verwirrtheitszustand entwickelte und ein buntes, mehrere Monate anhaltendes psychotisches Syndrom mit körperlichen Beschwerden und hypochondrischen Befürchtungen, optischen und akustischen Halluzinationen, Gedankenlautwerden und Gedankenausbreitung, Suizidtendenzen und paranoiden Gedankengängen in Erscheinung trat. Der chronische Verlauf mit Einmündung in einen vorwiegend reinen Defekt ließ keinen Zweifel an der Drogeninduktion des schließlich eigengesetzlich ablaufenden psychotischen Prozesses.

XIII. Spezielle Verlaufsbeobachtungen bei jugendlichen Drogenkonsumenten mit eigengesetzlichem Verlauf der Psychose (Gruppe C)

1. Syndromale bzw. diagnostische Zuordnung

Aus der Übersicht über die syndromale bzw. diagnostische Zuordnung (Tabelle 59) ist zu ersehen, daß über die Hälfte der psychotisch erkrankten Patienten der Gruppe C

Tabelle 59. Syndromale bzw. diagnostische Zuordnung

	Gruppe V abs.	%	Gruppe VI abs.	%	Summe abs.	%
Paranoid-halluzinatorische Symptomatik	6	26	37	61	43	51
Hebephrene Symptomatik	5	22	13	21	18	21
Kataton-stuporöse Symptomatik	1	4	8	13	9	11
Symptomatik vom Schizophrenia-simplex-Typ			1	2	1	1
Coenästhetische Schizophrenie			1	2	1	1
Bisher atypisch verlaufende Psychose	8	35	1	2	9	11
Zyklothymie (unipolar)	2	9	1	2	3	4
Zyklothymie (bipolar)	1	4	1	2	2	2

im Laufe der mehrjährigen Beobachtung und Behandlung eine vorwiegend paranoid-halluzinatorische Symptomatik zeigte. Es folgte bei jedem fünften Patienten (21%) ein primär hebephrenes Syndrom, während jeder neunte Patient (11%) eine vorwiegend kataton-stuporöse Symptomatik oder das Bild einer atypischen Psychose erkennen ließ.

Bei den bisher atpyisch verlaufenden Psychosen war aufgrund der sehr wechselhaften, durch erneute Drogeneinnahme wieder modifizierten psychopathologischen Symptomatik eine Zuordnung zu einem der Prägnanztypen nicht eindeutig möglich. Drogeninduzierte psychotische Episoden verbanden sich mit hebephren anmutenden, depressiven oder maniformen Bildern, sie wurden durch reaktive und persönlichkeitsspezifische Faktoren überlagert und durch unterschiedliche Drogeneinflüsse variiert.

Beim Vergleich der Patienten der Gruppe V und VI fielen erhebliche Unterschiede in der Frequenz paranoid-halluzinatorischer Syndrome und bisher eher atypisch verlaufender Psychosen auf. Über ein Drittel der Patienten mit Verdacht auf eine eigengesetzlich ablaufende Psychose (Gruppe V) bot das Bild einer atypischen Psychose (35% gegenüber 2% in der Gruppe VI). Nur 26% zeigten in dieser Gruppe ein im Vordergrund stehendes paranoid-halluzinatorisches Syndrom (dagegen 61% der Gruppe VI). Zyklothyme Zustandsbilder waren in der Gruppe V etwas häufiger (9% und 4% gegenüber je 2% in der Gruppe VI).

Unsere Beobachtungen bestätigen, daß es sich bei den Unterformen der Schizophrenie lediglich um Typologisierungsversuche oft sehr variabler und mannigfaltiger Verläufe (Huber 1967, 1976) handelt. Sie sind als besonders „plastische Kombinationsformen an den End- und Schnittpunkten von *Übergangsreihen*" (Janzarik 1968) zu beurteilen.

2. Akute und chronische Verlaufsweisen

77% der Patienten der Gruppe C zeigten akute (Tabelle 60) und 23% chronische Verlaufsweisen (Tabelle 61). Während in der Gruppe V keine sicheren Hinweise auf einen Defekt bestanden, waren in der Gruppe VI Defektsyndrome ausgesprochen häufig. Fast die Hälfte dieser Patienten ließ mehrere akute psychotische Episoden mit Ausgang in einen leichten Defekt erkennen (44%). Bei den chronischen Verlaufsweisen war in

Tabelle 60. Akute Verlaufsweisen

	Gruppe V abs.	%	Gruppe VI abs.	%
Akuter Beginn mit Ausgang bisher in Heilung	7	30	6	10
Akuter Beginn mit Ausgang in leichten Defekt			5	8
Akuter Beginn mit Ausgang in schweren Defekt			1	2
Mehrere akute psychotische Episoden, bisher keine sicheren Hinweise auf Defekt	7	30	4	7
Mehrere akute psychotische Episoden mit Ausgang in leichten Defekt			27	44
Mehrere akute psychotische Episoden mit Ausgang in schweren Defekt			6	10
Akuter Beginn, keine weiteren Verlaufsbeobachtungen	2	9		
Summe	16	70	49	80

Tabelle 61. Chronische Verlaufsweisen

	Gruppe V abs.	%	Gruppe VI abs.	%
Schleichend chronischer Verlauf mit guter Remission	2	9		
Schleichend chronischer Verlauf mit Ausgang in leichten Defekt			8	13
Schleichend chronischer Verlauf mit Ausgang in schweren Defekt			4	7
Schleichend chronischer Verlauf, noch keine Hinweise auf Defekt				
Hebephrenieähnliches Bild	5	22		
Summe	7	30	12	20

dieser Gruppe (VI) immer ein zumindest leichtes Defektsyndrom nachweisbar. In der Gruppe V fielen bei jedem fünften Patienten (22%) chronische Verlaufsweisen mit einem hebephreniähnlichen Bild auf.

3. Häufigkeit der Rezidive

Vor allem in der Gruppe VI war es ausgesprochen häufig zu Rezidiven gekommen, die dann zu erneuten stationären Behandlungen führten (Tabelle 62). Mehr als jeder zweite Patient dieser Gruppe hatte drei oder mehr psychotische Episoden, die in unterschiedlichem Grade mit einem erneuten Drogenabusus in Verbindung standen. 20% der Gruppe VI und 30% der Gruppe V zeigten einen chronischen Verlauf. Bei über einem Drittel der Gruppe V (39%) konnten keine klaren Angaben zur Rezidivfrequenz gemacht werden.

Haschisch und LSD spielten bei unseren Patienten für die *Auslösung der Rezidive* eine entscheidende Rolle (Tabelle 63). Cocain, Weckamine, Opiate und Alkohol hatten in der Regel eine begleitende oder verstärkende Funktion. Bei einigen Patienten waren es möglicherweise auch Speed-Trips, also weckaminhaltige Trips, die für LSD-Trips gehalten wurden, bzw. Misch-Trips, die sowohl LSD als auch Weckamine enthielten. Bei zwei Patienten der Gruppe VI waren die akuten psychotischen Episoden wahrscheinlich primär durch Weckamine ausgelöst worden. Durch Einnahme anderer Drogen kam es mehrfach zur Überlagerung unterschiedlicher Drogeneffekte.

Tabelle 62. Häufigkeit der Rezidive

	Gruppe V abs.	Gruppe V %	Gruppe VI abs.	Gruppe VI %
1	2	9	2	3
2	3	13	8	13
3	1	4	12	20
4			11	18
5			6	10
6 und mehr	1	4	5	8
Unklar	9	39	5	8
Chronischer Verlauf	7	30	12	20

Tabelle 63. Psychotische Zustandsbilder auslösende oder mitauslösende Drogen

	Gruppe V abs.	Gruppe V %	Gruppe VI abs.	Gruppe VI %
Haschisch	16	94	38	90
LSD	16	94	42	100
Cocain	1	6	1	2
Weckamine			4	10
Opiate	1	6	2	7
Alkohol	3	18	2	7

4. Initiale und rezidivierende bzw. chronische psychotische Syndrome

Wir versuchten uns zunächst ein Bild von den ersten psychopathologischen Syndromen zu machen (Tabelle 64), die sich im Rahmen des Drogenabusus enwickelt hatten oder in seltenen Fällen möglicherweise auch unabhängig davon in Erscheinung getreten waren. Dabei handelte es sich nicht immer um den anfänglichen psychopathologischen Befund, den wir bei der ersten Kontaktaufnahme mit den Patienten erhoben haben, sondern auch um die beginnenden, vorwiegend drogeninduzierten psychotischen Syndrome, die sich aus vorhergehenden ambulanten und stationären Behandlungen in anderen Kliniken und ergänzenden eigen- und fremdanamnestischen Angaben ergeben hatten. Es waren also, soweit wir es eruieren konnten, die ersten psychotischen Zustandsbilder, die durch Drogen induziert waren bzw. mit Drogenabusus koinzidierten und bei den meisten Patienten schon über kurzzeitige, nach der Intoxikation wieder abklingende psychotische Syndrome hinausgingen.

Am häufigsten waren paranoide Symptome, die wir bei über der Hälfte der Patienten nachweisen konnten. Sie waren oft mit halluzinatorischen Erlebnissen verbunden (39%). Kataton-stuporöse Zustandsbilder traten bei jedem dritten Patienten der Gruppe VI (33%) und jedem fünften Patienten der Gruppe V (22%) in Erscheinung. Relativ häufig waren zumindest kurzzeitige delirant-amentielle Symptome (22% in der Gruppe V und 13% in der Gruppe VI). Eine depressive Färbung bekam das anfängliche drogeninduzierte psychotische Syndrom bei 61% der Gruppe V und 18% der Gruppe VI, dagegen waren maniforme Zustandsbilder seltener (33% in der Gruppe V

Tabelle 64. Initiale psychotische Syndrome

	Vorhergehender Drogenabusus				Vorhergehender Drogenabusus möglich				Kein vorhergehender Drogenabusus			
	V abs.	%	VI abs.	%	V abs.	%	VI abs.	%	V abs.	%	VI abs.	%
Delirant-amentiell	4	22	8	13			2	3				
Maniform	6	33	5	8	1	6	2	3	1	6	1	2
Depressiv	11	61	11	18	1	6					1	2
Paranoid	10	56	32	52			9	15				
Halluzinatorisch	7	39	24	39			5	8			1	2
Kataton-stuporös	4	22	20	33			6	10				
Coenästhetisch			5	8			2	3				
Hebephren	3	17	2	3	1	6	3	5	1	6	1	2

und 8% in der Gruppe VI). Bei fünf Patienten der Gruppe VI traten ausgeprägte coen-ästhetische Symptome auf. Drei Patienten der Gruppe V und zwei Patienten der Gruppe VI ließen keine floriden psychotischen Symptome erkennen, jedoch fiel der Drogenabusus mit auffallenden hebephrenen oder hebephreniverdächtigen Symptomen zusammen. Insgesamt zeigten sich sehr komplexe und schnell wechselnde Zustandsbilder, die wir hier nur bei vorhergehendem Drogenabusus beschrieben haben. Eindeutige Gesetzmäßigkeiten oder einen relativ regelmäßigen Ablauf verschiedener Stadien der drogeninduzierten psychotischen Zustandsbilder konnten wir nicht beobachten (vgl. Büssow 1939, 1940, 1947).

Aus einer depressiv-suizidalen Gestimmtheit konnten sich paranoide Symptome und halluzinatorische Erlebnisse entwickeln. In gleicher Weise konnte am Beginn der wechselhaften Syndrome auch ein maniformes Zustandsbild stehen. Paranoide und halluzinatorische Phänomene traten einige Male isoliert auf, konnten sich dann in unterschiedlicher Verlaufsrichtung miteinander verbinden oder waren von Anfang an gleichstark ausgeprägt. Im beginnenden Intoxikationszustand konnte sich ein „protopathischer Wandel der Erlebnisstruktur" (Conrad) abzeichnen, der sich in Gestalt starker Unruhe, maniformer Enthemmung, amentieller oder katatoner Symptome manifestierte. Waren anfänglich nur optische Phänomene zu beobachten, traten später akustische Halluzinationen, Gedankenausbreitung und paranoide Symptome mit Systematisierungstendenz hinzu. Selten war die Symptomatik statisch und persistierend, zumeist zeigte sie eine auffallende Dynamik und Wechselhaftigkeit. Gerade zurückgetretene Symptome flackerten wieder auf, bis nach Überschreiten des Kulminationspunktes eine Restitution des früheren Zustandes eintrat und eine neue Symptomatik manifest wurde. Immer wieder konnte es zur Exacerbation längst abgeklungener Erlebnisse kommen, so daß den einzelnen Syndromen nur eine begrenzte Dauer konzediert wurde. Diese manchmal faszinierenden initialen Anläufe drogeninduzierter psychotischer Zustandsbilder gingen dann oft in einen eigengesetzlichen Verlauf über.

Von diesen akuten, vorwiegend auf Haschisch und LSD, seltener auf Weckamine zurückzuführenden psychotischen Syndromen, die teilweise durch andere Drogeneffekte überlagert wurden, waren andere initiale psychotische Zustandsbilder abzugrenzen, die kaum noch oder keine Hinweise mehr auf eine akute Intoxikation boten,

Tabelle 65. Spätere psychotische Syndrome

	Vorhergehender Drogenabusus				Vorhergehender Drogenabusus möglich				Kein vorhergehender Drogenabusus			
	V abs.	%	VI abs.	%	V abs.	%	VI abs.	%	V abs.	%	VI abs.	%
Delirant-amentiell	6	33	10	16			3	5			2	3
Maniform	5	28	2	3	3	17	1	2	1	6	3	5
Depressiv	5	28	4	7	6	33	10	16	6	33	12	20
Paranoid	7	39	17	28	1	6	14	23	2	3	19	31
Halluzinatorisch	4	22	17	28	1	6	13	21	2	3	16	26
Kataton-stuporös	2	11	4	7			8	13			5	8
Coenästhetisch							1	2			2	3
Hebephren	2	11	1	2	1	6	2	3			3	5

sondern von vornherein ein schizophrenes Bild mit oft charakteristischen Symptomkonstellationen erkennen ließen (vgl. Abschnitt G.VIII. Analyse des psychopathologischen Befundes). Die Drogen hatten nur den Anstoß zur Manifestation der Psychose gegeben, ohne daß psychopathologisch noch eindeutige Drogeneffekte nachzuweisen waren. Zwar konnten spezielle Drogenerfahrungen in der inhaltlichen Ausprägung der psychotischen Erlebniswelt wieder auftauchen, die einzelnen Phänomene zeigten jedoch keine Beziehung mehr zu unmittelbar vorausgehenden Drogeneinflüssen.

Der Vergleich der anfänglichen psychotischen Syndrome mit späteren psychotischen Episoden ließ erkennen, daß ein direkter Zusammenhang mit einem vorhergehenden Drogenabusus zwar noch relativ häufig nachzuweisen war, jedoch sichere Zusammenhänge in vielen Fällen fraglich waren oder ausgeschlossen werden konnten (Tabelle 65). Damit wird die Eigengesetzlichkeit des psychotischen Geschehens unterstrichen. Bei einigen Patienten handelte es sich partiell um ausgeweitete Flash-back-Phänomene. Paranoide und halluzinatorische Symptome waren ungefähr gleich häufig vertreten. Sie hatten bei 10 Patienten der Gruppe VI (16%) einen ausgesprochen chronischen Charakter angenommen. Schwere depressive Syndrome waren unabhängig vom Drogenabusus deutlich angestiegen. Auch maniforme und delirant-amentielle Syndrome konnten mehrfach beobachtet werden. Einige Male veranlaßten schwere kataton-stuporöse Syndrome, die nicht mehr drogeninduziert waren, erneute stationäre Aufnahmen. Die oft schon im anfänglichen psychopathologischen Befund nachweisbaren psychotischen Phänomene und charakteristischen schizophrenen Symptome wie Denkzerfahrenheit, vielfältige Wahnerlebnisse, Störungen des Icherlebens, der Psychomotorik und Affektivität traten fast regelmäßig wieder und oft in verstärktem Maße auf.

Häufig waren die ersten psychotischen Zustandsbilder, die schon ein auffallend schizophrenes Gepräge zeigten, durch Drogen ausgelöst worden, während weitere psychotische Episoden auch drogenunabhängig beobachtet werden konnten und eine Ausweitung und Vertiefung der psychotischen Erlebnisse erkennen ließen.

(VI/10) Eine 20jährige Patientin, Tochter eines Taxifahrers, in deren Familie keine psychotischen Erkrankungen bekannt sind, sei nach Angaben der Mutter als Kind immer lebhaft und fröhlich gewesen. Auf dem Gymnasium habe sie darunter gelitten, ein Arbeiterkind zu sein. Im Alter von 14 Jahren sei es zu einem Nachlassen der schulischen Leistungen gekommen. Als die Eltern dann sehr darauf gedrängt hätten, daß sie das Einjährige absolviere, habe sie im Alter von 15 Jahren einen Suizidversuch mit Schlaftabletten unternommen. Sie habe häufig ein exaltiertes Verhalten gezeigt und ein starkes „Mittelpunktsbedürfnis" gehabt. Kurz nach dem Suizidversuch habe sie ihren jetzigen Freund kennengelernt, der sie in Drogenkreise eingeführt habe. Nach einer Auseinandersetzung mit ihm sei es zum zweiten Suizidversuch gekommen. Danach habe sie eine Lehre abgeschlossen und seitdem regelmäßig gearbeitet. Seit einem Jahr leide sie unter heftigen Angstzuständen und zeige ein ausgeprägtes Anklammerungsbedürfnis.

Seit 4 Jahren rauche sie Haschisch, sie habe mehrere LSD-Trips eingeworfen, im Laufe des letzten Jahres 10 bis 12, und einige Male Opium gespritzt. Seit einem halben Jahr wohne sie mit ihrem Freund in einer Kommune.

Jetzt verhalte sie sich, so berichten die Eltern, seit drei Monaten auffällig. Sie habe uneinfühlbare Dinge geäußert und den Vater gebeten, sie von B. abzuholen. Im Flugzeug habe sie andere Leute in obszöner Weise angesprochen und verwechselt. Sie sei sehr unruhig gewesen, habe nur essen und rauchen wollen, schließlich die Mutter als Tochter angeredet und mit dem Vater schlafen wollen. Sie habe sich läppisch verhalten und Gegenstände verkannt.

In B. habe sie nach einem heftigen Streit mit dem Freund eine starke Dosis LSD eingenommen. Zuhause zeige sie keine Aktivitäten mehr, sitze herum und starre die Wand an. Zum Essen oder Trinken habe man sie auffordern müssen. Sie habe ständig geäußert, keine Identität mehr zu haben, sie sei Sonne oder Mond. In spielerisch-heiterer Weise habe sie mehrfach gesagt,sterben zu wollen.

Bei der ersten stationären Behandlung war die Bewußtseinslage benommen, traumhaft bei depressiver Grundstimmung. Es fielen bei insgesamt eingeschränkter affektiver Modulationsfähigkeit immer wieder Einbrüche unmotivierter Heiterkeit auf. Der Gedankengang war sprunghaft und zerfahren, wobei inhaltlich Personenverkennungen und Entfremdungserlebnisse auffielen. Es bestand eine Krankheitsuneinsichtigkeit. Mehrere Wochen war ein geordnetes Gespräch nicht möglich. Die Patientin sprach in unverständlichen Symbolen, äußerte Wahnideen und zeigte Identitäts- und Icherlebensstörungen bei immer wieder wechselnder Affektivität im Sinne einer ängstlichen Starre und inadäquaten Heiterkeit. Häufig wirkte sie ausgesprochen passiv, teilnahmslos und desinteressiert. Gelegentlich wurde die Stimmungslage dysphorisch-gereizt, und es kam zu aggressiven Entladungen.

Wenige Monate nach der in deutlich gebessertem Zustand erfolgten Entlassung wurde eine weitere stationäre Aufnahme notwendig. Die Patientin gab an, nicht mehr zu wissen, wer sie sei. Sie verstehe ihren eigenen Namen nicht und wisse nicht, wann sie bei sich sei. „Ich identifiziere mich mit Dingen, z.B. mit dem Wort ‚aus', ‚Sau' oder ‚Fußabtreter' oder ‚Schreibmaschine'. Ich sehe die Dinge nicht richtig. Da steht sicherlich meine Familie dahinter." Alle Dinge führten ihr Eigenleben, in das sie mit einbezogen sei. Wenn sie sich mit verschiedenen Dingen identifiziere, zeige sie an, wieviel sie zur Zeit wert sei. Sie meine auch, daß die Dinge es spürten. Als sie fest auf den Boden aufgetreten sei, habe sie gespürt, daß die Dinge lebten. Sie wolle nicht mehr essen, weil sie damit aufhören wolle, immer weiter Abfall zu produzieren. Sie habe gemeint, daß das Essen lebendig sei. Das sei so ein „feeling". Manchmal habe sie den Eindruck gehabt, daß sie ein Hemd sei und nicht mehr. Nicht sie rede, sondern die Dinge, die sie anziehe, sagten mehr aus als alle Worte es könnten. Einige Male habe sie den Gedanken gehabt, sich im Körper eines anderen Menschen, im Gehirn zu befinden. Das sei für sie sehr beängstigend gewesen. Zuhause habe sie gemeint, sterben zu müssen. Sie habe es sich selbst auferlegt, nicht mehr zu essen und zu sprechen. Es sei wie im Fegefeuer gewesen. Ferner habe sie geglaubt, der Vater ihrer Mutter zu sein.

Nach der Entlassung aus der 5wöchigen zweiten stationären Behandlung nahm die Patientin sehr bald die verordneten Medikamente nicht mehr ein und geriet erneut in Drogenkreise, wo sie verschiedene Drogen durcheinander einnahm. Nach einigen Monaten hörte sie Stimmen, verhielt sich läppisch und albern, war andererseits depressiv und ängstlich. Schließlich jammerte sie nur noch, warum sie nicht sterben könne. Sie saß reg- und teilnahmslos im Kreise der anderen Patientinnen. Kurze Zeit später wechselte sie ihr Verhalten sprunghaft und redete zerfahren: „Welche Farbe ist das? Sind Sie normal? Ich brauche einen Joint. Glauben Sie an Telepathie? Ich bin ein Delphin. Ich habe eine Möhre gegessen etc." In den folgenden Tagen meinte sie, daß sich ihr Geschlecht verändere. Sie habe den Eindruck, daß sie ein männliches Gehirn in einem weiblichen Körper habe. In der letzten Zeit hätten verschiedene Männerstimmen zu ihr gesprochen.

Auf anfänglich depressiv-suizidale Verhaltensweisen folgten bei der Patientin ein schwerer Verwirrtheitszustand mit alsbald deutlich in Erscheinung tretenden Identitäts- und Icherlebensstörungen, einer Auflösung der Ich-Umwelt-Grenzen und einer Desintegration der Persönlichkeit, einem schnellen Wechsel des affektiv-emotionalen Verhaltens zwischen dem spielerisch-heiteren und depressiv-suizidalen Pol, bis das ganze Bild mehrfach in einen kataton-stuporösen Zustand einmündete und schließlich längere Zeit von einer paranoid-halluzinatorischen Symptomatik bestimmt war. Zwischenzeitlich fielen Tage und Wochen völlig unauffälligen Verhaltens auf. Während die ersten psychotischen Episoden im Kontext phasenspezifischer Konflikte mit Identitätsstörungen und Partnerschaftsproblemen sowie besonderen situativen Belastungen standen und immer durch Drogen induziert waren, kam es nach zwei Jahren auch drogenunabhängig zu erneuten psychotischen Erlebnissen.

Tabelle 66. Dauer der initialen psychotischen Syndrome

	Gruppe V abs.	%	Gruppe VI abs.	%
Mehrere Stunden	2	11		
1 Tag	1	6		
Mehrere Tage	3	17	1	2
1 Woche				
2 bis 3 Wochen	9	50	4	7
1 Monat	1	6	4	7
2 bis 3 Monate	1	6	25	41
4 bis 6 Monate			7	11
7 bis 11 Monate			6	10
1 Jahr			3	5

Tabelle 67. Dauer der späteren psychotischen Syndrome

	Gruppe V abs.	%	Gruppe VI abs.	%
Mehrere Stunden	2	11		
1 Tag			2	3
Mehrere Tage	3	17		
1 Woche	1	6	3	5
2 bis 3 Wochen	5	28	8	13
1 Monat	1	6	8	13
2 bis 3 Monate	1	6	25	41
4 bis 6 Monate			5	8
7 bis 11 Monate				
1 Jahr			1	2
Chronischer Verlauf	5	28	20	33
Keine späteren psychotischen Episoden	3	17	2	3
Unklar	3	17	9	15

5. Dauer der initialen und späteren psychotischen Episoden

Die initialen, mit großer Wahrscheinlichkeit drogeninduzierten psychotischen Syndrome dauerten in der Gruppe V in der Regel 2 bis 3 Wochen, in der Gruppe VI 4 Monate (Tabelle 66). Die späteren psychotischen Episoden waren in der Gruppe V um wenige Tage und in der Gruppe VI um ungefähr einen Monat kürzer, was auf eine frühzeitigere ambulante oder stationäre Behandlung zurückzuführen sein dürfte (Tabelle 67).

Die Intervalle zwischen den einzelnen akuten psychotischen Episoden lagen in der Gruppe V durchschnittlich bei 4 Monaten und in der Gruppe VI bei 10 Monaten (Tabelle 68).

Tabelle 68. Intervalle zwischen den einzelnen akuten psychotischen Episoden

	Gruppe V abs.	Gruppe V %	Gruppe VI abs.	Gruppe VI %
Wenige Wochen	3	17	4	7
1 Monat			3	5
2 bis 3 Monate	2	11	9	15
4 bis 6 Monate	1	6	12	20
7 bis 11 Monate	3	17	9	15
1 Jahr			4	7
1 1/2 Jahre			5	8
2 Jahre			4	7
3 Jahre			2	3
4 Jahre			1	2
Unklar	6	33	6	10
Chronischer Verlauf	5	28	20	33

6. Auftreten eines Defektes und ausgeprägter Persönlichkeitsveränderungen

Während in der Gruppe V nur bei einer Patientin Persönlichkeitsveränderungen und Zeichen einer süchtigen Depravation zu erkennen waren, die Entstehung eines Defektsyndroms bei den meisten Patienten noch nicht sicher zu entscheiden war, konnten in

Tabelle 69. Auftreten eines Defektes und deutlicher Persönlichkeitsveränderungen

	Gruppe V abs.	Gruppe V %	Gruppe VI abs.	Gruppe VI %
Typisch schizophrene Defektpsychose			1	2
Reiner Defekt			24	39
Gemischter Defekt			13	21
Chronisch reine Psychose			6	10
Keine Hinweise auf Defekt			10	16
Nicht sicher zu entscheiden	10	56	1	2
Deutliche Persönlichkeitsveränderungen und Zeichen einer süchtigen Depravation	1	6	2	3

der Gruppe VI ausgesprochen häufig zumindest leichte Defektsyndrome angetroffen werden (Tabelle 69). Über ein Drittel (39%) hatte bei Abschluß der Untersuchung reine Defekte. Es folgten gemischte Defekte (21%), chronisch reine Psychosen (10%), bei einem Patienten trat eine typisch schizophrene Defektpsychose auf, während zwei Patienten deutliche Persönlichkeitsveränderungen und Zeichen einer süchtigen Depravation erkennen ließen, die auf einen exzessiven polyvalenten Suchtmittelabusus zurückzuführen waren.

7. Grundsätzliche Bemerkungen zu Defektsyndromen bei psychotisch erkrankten jugendlichen Drogenkonsumenten

Während beim „gemischten Defekt" (Huber 1967a) noch schizophrene Erlebnis- und Ausdruckssymptome in Erscheinung treten, die oft beim „typisch schizophrenen Defekt" ganz im Vordergrund stehen, stellt der „reine Defekt" ein ausgesprochen unspezifisches Syndrom dar, das einer differenzierten Beurteilung und bei jugendlichen Drogenabhängigen der Berücksichtigung spezieller Faktoren bedarf.

Der schizophrene Defekt zeichnet sich durch Veränderungen der Persönlichkeit vor allem im Bereich des Antriebs und der Emotionalität aus, während die Intelligenz primär nicht betroffen ist. Bei jugendlichen Drogenabhängigen ist die Beurteilung eines Defektsyndroms mit erheblichen Schwierigkeiten und Unsicherheiten verbunden, weil die Patienten aus sehr unterschiedlichen Gründen in der entscheidenden Entwicklungsphase der Pubertät und Adoleszenz einen Bruch erfahren haben und alle Bereiche der Persönlichkeitsentwicklung davon betroffen sein können. Aus der jugendlichen Entwicklungszeit resultierende Veränderungen, drogenspezifische Effekte und akute oder chronische psychotische Erlebnisse können ineinanderfließen und ein uncharakteristisches Residualsyndrom hinterlassen, das in manchen Fällen kaum noch eine präzsie Differenzierung der einzelnen kausalgenetischen Faktoren ermöglicht.

Ein hoher Prozentsatz aller schizophrenen Verläufe führt zu uncharakteristischen und unspezifischen Residualsyndromen, deren Querschnittsbild die schizophrene Genese nicht mehr erkennen läßt (Huber 1976). Der „reine Defekt" (Huber 1967a) taucht in Selbstschilderungen als Beeinträchtigung des Allgemeinbefindens, als ein Schwächegefühl und eine Neigung zu Müdigkeit und leichter Erschöpfbarkeit bei Nachlassen der Konzentrations- und Leistungsfähigkeit auf. Gedankenleere und Gedankendrängen sowie „als Verlust der Leitbarkeit der Denkvorgänge deutbare Störungen" treten auf, wobei insgesamt ein Antriebsdefizit mit einem Gefühl der Hemmung und übermäßigen Anstrengung bei der Arbeit besteht. Es kommt zu einem Verlust der naiven Unbekümmertheit und spontanen Freude. Es fehlt an Energie, Spannkraft und Vitalität. Dabei kann ein Zwang zur Reflexion mit einer Entschlußunfähigkeit eintreten. Der Verlauf ist oft wellenförmig mit dysthymen, subdepressiven und coenästhetischen Verstimmungen.

Sind schon bei Erwachsenen nach längeren Zeiträumen auffallende Besserungen von Defektsyndromen beobachtet worden (Eicke; Hackstein 1965, 1966; v. Baeyer 1967; Battegay u. Gehring 1968; Häfner 1968; Huber 1968b, c, 1969, 1976; Huber et al. 1979), so gilt gerade bei Kindern und Jugendlichen, daß die statische Betrachtung des Querschnittssyndroms und die phänomenologische Deskription durch die dynamische Verlaufsbeobachtung der weiteren Krankheitsentwicklung und Persönlichkeitsveränderung zu komplettieren sind (Eggers 1973). Wir haben häufig deutliche Besserungen und positive Wandlungen von defektuös imponierenden Syndromen beobachtet, die zunächst kaum noch veränderbar erschienen.

Die Komplexität der bei jugendlichen Drogenkonsumenten zu Residualsyndromen oder ähnlichen psychopathologischen Erscheinungsbildern führenden ätiopathogenetischen Faktoren zwingt zu einer differenzierten Beurteilung, die trotz der häufig auffallenden Uniformität des Syndroms Unterschiede einzelner psychopathologischer Phänomene und der vielfältigen kausalgenetischen Zusammenhänge beachtet:

a) Längere Zeit bestehende Kontakte zu subkulturellen Gruppen mit ihren spezifischen Lebens- und Verhaltensweisen können psychische Veränderungen bewirken, die mit Energie- und Antriebsverlust, einer Reduktion des energetischen Potentials und einem Versanden der psychischen Kräfte einhergehen. Es entwickeln sich oft neuartige Verhaltensweisen und Denkgewohnheiten, die primär auf sinnliche Erfahrungen ausgerichtet sind und einen inadäquaten oder zumindest gelockerten Bezug zur Realität erkennen lassen. Das Verhältnis zur Umwelt erscheint sprunghaft, ohne logische Kontinuität mit auffallend retardierten Zügen, nur von subjektiven Vorstellungen und Wünschen geleitet, so daß die Umwelt nicht mehr funktionsgerecht erfaßt und in ihren konkreten Zusammenhängen erkannt und analysiert wird.

Schizophrene und postneurotische Endzustände können erscheinungsbildlich eine auffallende Ähnlichkeit aufweisen (Zutt 1948; J.E. Meyer 1961; D. Weber 1968; Eggers 1968; Huber 1968b). Bei Jugendlichen können wir heute gravierende Einflüsse besonderer epochaltypischer Faktoren beobachten. Veränderungen des Lebensstils können zu einer „Rückbezogenheit der Dynamik auch im nichtpsychotischen Bereich" führen, die „durch langfristige Zugehörigkeit zu parasozialen Subkulturen ... ihre Wertgerichtetheit und Zukunftsbezogenheit so gründlich eingebüßt hat, daß ihre emotionale Verflachung, ihre Antriebsarmut und Indolenz wie ein blander schizophrener Residualzustand aussehen" (Janzarik 1973).

b) Ferner ist daran zu denken, daß schon vorher bestehende persönlichkeitsspezifische Auffälligkeiten die Entwicklung besonders labiler und gefährdeter Strukturen, die zu psychotischen Entgleisungen disponieren können, erleichtern und fördern.

c) In seltenen Fällen hatten wir den Eindruck, daß sich nach der ersten psychotischen Episode auf der Basis einer konstitutionellen Prädisposition (Huber 1968) eine Strukturverformung der Persönlichkeit (Janzarik 1968), also eine Persönlichkeitswandlung durch die Psychose entwickelt hatte, die irreversibel und fixiert erschien, ohne daß sich eindeutige Zeichen eines Defektes nachweisen ließen.

d) Bei anderen Patienten — vor allem der Gruppe V — imponierten die sich nach Abklingen akuter psychotischer Episoden abzeichnenden Persönlichkeitsveränderungen defektuös im Sinne der „Reduktion des energetischen Potentials" (Conrad), waren jedoch relativ schnell rückläufig und vollständig reversibel. Im Vordergrund standen Störungen der Konzentrations- und Leistungsfähigkeit, eine Minderung des Antriebs sowie Kontakteinbuße auf der einen und eine gesteigerte Affektlabilität mit innerer Gereiztheit und Unruhe auf der anderen Seite. Es handelte sich am ehesten um Erschöpfungszustände nach psychotischen Episoden, wie sie Heinrich (1967) als „postremissives Erschöpfungssyndrom" beschrieben und vom schizophrenen Defekt im eigentlichen Sinne abgegrenzt hat.

e) Eine besondere Rolle spielten bei unseren Patienten der Gruppe VI pharmakogen bedingte psychopathologische Veränderungen, die häufig depressiv gefärbt waren und mit Gehemmtheit, Antriebsverarmung und eingeschränkter emotionaler Mitschwingungsfähigkeit einhergingen (Hippius u. Selbach 1961). Da oft eine hochdosierte neuroleptische Therapie notwendig war und über einen längeren Zeitraum durchgeführt werden mußte, dürfte der pharmakogene Faktor nicht zu unterschätzen sein. Jedoch hatten wir auch bei kritischer Berücksichtigung dieser Einflüsse kaum einen Zweifel, daß sich bleibende Persönlichkeitsveränderungen entwickelt hatten, die phänomenologisch vorwiegend dem „reinen Defekt" zuzuordnen waren.

f) Die häufige oder gar exzessive Drogeneinnahme führt zu akuten oder chronischen organischen Psychosyndromen (Huber 1976). Es ist davon auszugehen, daß die im Rahmen schizophrener Verläufe auftretenden unspezifischen Persönlichkeitsveränderungen sich oft nicht von Potentialeinbußen unterscheiden, die aus organischen Erkrankungen resultieren, also keine prinzipielle qualitative Differenz zwischen schizophrenen und organischen Residualsyndromen anzunehmen ist (Huber 1961), weshalb eindeutige Zuordnungen manchmal nicht möglich sind. Für den „reinen Defekt" gilt in gleicher Weise wie für die reinen „Abbau-Syndrome" (Wieck 1956), daß sie besserungsfähig und passager kompensierbar sind (Huber 1968). Auch feinere Analysen haben es bisher nicht ermöglicht, eindeutig zwischen schizophrenen, hirnorganischen und neurotischen Residualsyndromen zu unterscheiden (Klages u. Behrends 1962; Huber 1966, 1968c).

Besonders bemerkenswert waren bei unseren Patienten Persönlichkeitsveränderungen, die vor allem bei Haschischkonsumenten als „amotivational syndrome" in die Literatur eingegangen sind. Es handelt sich um ein komplexes Syndrom, das in einem allgemeinen Antriebsdefizit mit Interesse- und Initiativeverlust, dem Nachlassen und schließlich dem völligen Fehlen jeglicher Arbeitsmotivation, progredienter sozialer Isolation, dem häufigen und oft schnellen Wechsel zwischen auffallender Reizbarkeit auf der einen und einer ausgeprägten affektiven Abstumpfung auf der anderen Seite, dem Verlust der Kritik- und Urteilsfähigkeit und der Beeinträchtigung anderer intellektueller Funktionen besteht. Neben speziellen Folgeerscheinungen nach chronischem Halluzinogen-Abusus (Wurmser et al. 1969) läßt sich bei vielen chronischen Drogenkonsumenten eine unterschiedlich ausgeprägte, wechselhaft gestaltete psychische Wesensänderung beobachten, die mit Störungen im Bereich des Antriebs und des Affektes, einem Nachlassen der Konzentrations- und Leistungsfähigkeit und schließlich einer Aushöhlung der Persönlichkeit einhergehen kann.

Schwierigkeiten tauchten bei unseren Patienten einige Male bei der Abgrenzung schizophrener Residualzustände und drogenbedingter organischer Psychosyndrome auf. Über die Reversibilität der toxisch bedingten Veränderungen kann oft erst nach mehrjähriger Verlaufsbeobachtung bei völliger Drogenabstinenz entschieden werden. Aber auch wenn sie nicht reversibel sind, ist eine zugrundeliegende, von dem Drogenabusus letztlich unabhängige schizophrene Erkrankung manchmal nicht auszuschließen. Hier ist dann eine differentialdiagnostische Unterscheidung zwischen schizophrenen und drogenbedingten Residualsyndromen kaum noch möglich.

Drogenbedingte organische Psychosyndrome, die bei Drogenabstinenz mehrere Monate oder sogar ungefähr ein Jahr persistierten, haben wir nur bei drei Patienten der Gruppe C nachweisen können. Bei den meisten Patienten handelte es sich um akute

Zustandsbilder, die teilweise im Initialstadium sehr ausgeprägt waren, jedoch in der Regel nach einigen Tagen oder Wochen abklangen.

Andererseits konnten wir in der Gruppe der chronischen Halluzinogen-Konsumenten und vor allem der polyvalent Süchtigen (Gruppe D) persistierende organische Psychosyndrome beobachten, die nur eine geringe Rückbildungstendenz zeigten und oft durch erneuten Drogenkonsum wieder verstärkt wurden. Es dürfte zu bleibenden hirnorganischen Veränderungen mit einer Schädigung in verschiedenen Bereichen des psychischen Apparates gekommen sein, die eine restitutio ad integrum kaum noch möglich erscheinen läßt.

g) Zweifelsohne kann der Begriff des Defektes nicht die Vielgestaltigkeit und Unterschiedlichkeit schizophrener Persönlichkeitsabwandlungen und drogeninduzierter Persönlichkeitsveränderungen wiedergeben und ausreichend zum Ausdruck bringen. „Reduktion des energetischen Potentials" (Conrad) oder „dynamische Entleerung" (Janzarik) umschreiben den Aspekt der Störung im vitalen Antriebsbereich. Durch die psychotische Desintegration und drogenspezifische Effekte sind die Persönlichkeitsbereiche jedoch in sehr unterschiedlicher Weise betroffen, so daß sich ein mannigfaltiges Erscheinungsbild von Residualsyndromen bietet, das von ausgesprochen geringen Wesensauffälligkeiten, leichten Störungen im Bereich des Antriebs und der Affektivität, der konzentrativen und mnestischen Funktionen, mäßigen Verhaltensauffälligkeiten mit sonderbaren Zügen bis zu schweren Versandungsprozessen und ausgeprägten schizophrenen Persönlichkeitsveränderungen reicht.

Die bei Abschluß der Untersuchungen bestehende defektuös imponierende Symptomatik unserer Patienten ist mit besonderer Zurückhaltung und unter Berücksichtigung unterschiedlicher Aspekte zu beurteilen.

Die Inkonstanz und Reversibilität von Defektsyndromen bei der Schizophrenie (Huber 1968b) ist bei chronischen psychotischen Zustandsbildern jugendlicher Drogenkonsumenten in besonderer Weise zu beachten. Es ist zu unterscheiden zwischen der komplexen und oft schwer differenzierbaren Pathogenese dieser Residualsyndrome und dem weiteren Verlauf der variablen und reversiblen oder persistierenden und irreversiblen Symptome.

Es wurden bei schizophrenen Patienten über Monate, ja sogar über Jahre bestehende protrahierte postpsychotische asthenische Stadien mit vollständiger Restitution des Status quo ante beobachtet (Schüttler et al. 1977). Trotz relativ schneller und guter Remissionen bei einem Teil unserer Patienten hatten wir zum Zeitpunkt der letzten Untersuchung bei einer großen Zahl der Gruppe VI den Eindruck, daß sich ein nicht oder kaum zu beeinflussendes, also therapieresistentes Residualsyndrom entwickelt hatte, das häufig nach akuten, oft schweren psychotischen Zustandsbildern aufgetreten war und im Zusammmhang spezifischer Drogeneffekte und verschiedener anderer Faktoren, die durch den ganzen Lebensstil und phasenspezifische Konflikte bedingt waren, gesehen werden mußte. Eine genaue Differenzierung der einzelnen Elemente, inwieweit sie auf die endogene bzw. eigengesetzlich ablaufende Psychose, drogenspezifische Effekte oder im Rahmen der Pubertät auftretende Veränderungen, die von vielfältigen reaktiven und epochaltypischen Faktoren beeinflußt wurden, zurückzuführen waren, dürfte nur durch subtile, sich über viele Jahre erstreckende psychopathologische Verlaufsuntersuchungen unter Einschluß psychologischer Tests möglich sein.

Die Konstatierung eines zwar noch variablen, jedoch in seiner Substanz persistierenden Residualsyndroms bei einem hohen Prozentsatz der psychotisch erkrankten Patienten (Gruppe VI) muß zwar mit gewissen Vorbehalten gesehen werden, da wir zumindest bei einigen Patienten eine weitgehende oder vollständige Ausheilung und Restitution nicht sicher ausschließen können. Jedoch unterstreichen die Häufigkeit und der Schweregrad des Befundes, daß sich bei vielen Patienten dieser Gruppe ausgeprägte drogeninduzierte psychotische Zustandsbilder entwickelt hatten, die nicht folgenlos abgeklungen waren, sondern ein über mehrere Jahre bestehendes, bisher wenig beeinflußbares Residualsyndrom hinterließen, das rehabilitative Bemühungen oft sehr erschwerte oder bisher zum Scheitern verurteilte.

XIV. Zur Frage der Multikonditionalität und komplexen Syndromgenese drogeninduzierter Psychosen im Jugendalter

1. Einleitung und Differenzierung des Problems

In die Syndromgenese drogeninduzierter Psychosen im Jugendalter fließen neben erb-genetischen und konstitutionellen Faktoren sowie biologischen Veränderungen der jugendlichen Entwicklungszeit vielfältige phasenspezifische Krisensituationen, situativ-reaktive Belastungen, epochaltypische Einflüsse und psychotrope Drogeneffekte hinein.

Bei vier Patienten der Gruppe VI (7%) bestand eine hereditäre Belastung mit endogenen Psychosen, und es waren vor der Drogenanamnese sichere oder ausgesprochen verdächtige Symptome einer endogenen Psychose aufgetreten. Bei weiteren 4 Patienten dieser Gruppe (7%) waren ähnliche Symptome nachzuweisen, ohne daß eine hereditäre Belastung vorlag. Der Drogenabusus führte zur Verstärkung, Ausweitung und vollen Manifestation der psychotischen Symptomatik.

Auch bei wahrscheinlichem Vorliegen einer zyklothymen Psychose in der Familie zeigten die drogeninduzierten und eigengesetzlich ablaufenden psychotischen Zustandsbilder unserer Patienten häufiger eine vorwiegend schizophrene Symptomatik. Auf der einen Seite konnte nicht immer die Diagnose einer Zyklothymie in der Familie überprüft werden, so daß wir sie übernehmen mußten und nicht abklären konnten, ob es sich nicht letztlich doch um eine schizophrene Psychose gehandelt hatte, auf der anderen Seite mußte bei unseren Patienten offen bleiben, ob sich möglicherweise bei völliger und langjähriger Drogenabstinenz in der Folgezeit ein primär zyklothymer Verlauf einstellte und die Drogen lediglich eine protrahierte Modifikation der zugrundeliegenden Zyklothymie bewirkt hatten. Wir gehen an dieser Stelle summarisch von einer hereditären Belastung mit endogenen, also schizophrenen und zyklothymen Psychosen aus.

In der Gruppe V lag bei drei Patienten (13%) eine sichere und bei zwei weiteren (9%) eine fragliche hereditäre Belastung vor. Wegen eines ausgesprochen wechselhaften psychopathologischen Befundes und häufig überlagernder Drogeneffekte mußte die endgültige diagnostische Zuordnung bei diesen Patienten nach der bisherigen Verlaufsbeobachtung noch offen gelassen werden.

In der Gruppe VI konnte weiterhin bei 19 Patienten (31%) eine sichere oder wahrscheinliche hereditäre Belastung nachgewiesen werden, ohne daß vor dem Drogenabusus eindeutige psychotische Symptome zu eruieren waren. Zwei Patienten ließen keine sicheren Drogeneinflüsse erkennen. Bei den anderen 17 Patienten (28%) dürfte es durch den Drogenabusus zur Manifestation einer latenten, vor allem schizophrenen Psychose gekommen sein, die eigengesetzlich weiterlief und oft durch erneute Drogeneffekte modifiziert wurde.

Bei den anderen Patienten dieser Gruppe fanden sich weder eine hereditäre Belastung noch eine psychotische oder ausgesprochen psychoseverdächtige Symptomatik vor dem Drogenabusus. Der Schweregrad, die inhaltliche Ausprägung und der Verlauf der Psychose zeigten keine relevanten Unterschiede gegenüber den Befunden der anderen Patienten.

Die Überprüfung des Zusammenhangs zwischen Drogenabusus und psychotischer Symptomatik ergab, daß Drogeneffekte bei fünf Patienten fraglich waren. Zwei Jugendliche hatten nur geringe Halluzinogen-Dosen eingenommen, ohne daß sich spezielle Drogeneinflüsse und eine temporäre Koinzidenz zwischen Drogenabusus und Psychose eindeutig nachweisen ließen, und ein weiterer Patient hatte sich wegen negativer Erfahrungen vollständig vom Drogenkonsum distanziert. Bei den beiden anderen Patienten waren die Angaben zur Drogenanamnese ungenau.

Die restlichen 29 Patienten der Gruppe VI (48%) und 18 Patienten der Gruppe V (78%) geben zu besonderen syndromgenetischen Überlegungen Anlaß.

2. Jugendliche Entwicklungskrise und drogeninduzierte, eigengesetzlich ablaufende Psychose

In Ergänzung zu den psychopathologischen Auffälligkeiten der Kindheit und Pubertät sowie der Analyse der prämorbiden Persönlichkeitsentwicklung untersuchten wir alle relevanten psychopathologischen Phänomene und Konfliktsituationen im Vorfeld der Psychose, also in den letzten Monaten und Jahren vor Ausbruch der Psychose. Schon eingetretene Drogeneinflüsse konnten bei einigen Patienten nicht sicher ausgeschlossen werden. Es ließen sich außer den beschriebenen prämorbiden Persönlichkeitsmerkmalen und den bei einigen Patienten schon manifesten psychotischen Symptomen keine spezifischen psychopathologischen Auffälligkeiten und reaktiven Faktoren nachweisen, die für die Gruppe der später an einer eigengesetzlich ablaufenden Psychose erkrankten Patienten (Gruppe C) charakteristisch waren und sich in ihrer qualitativen Ausgestaltung, Intensität und Frequenz eindeutig gegenüber den Befunden bei den anderen Patienten (Gruppe D) unterschieden. Auch innerhalb der Gruppe der psychotisch Erkrankten (Gruppe C) waren keine wesentlichen Differenzen zwischen den Patienten mit nachgewiesener bzw. wahrscheinlicher oder fehlender hereditärer Belastung mit endogenen Psychosen zu erkennen.

Es ergab sich, daß bei über einem Viertel (26% der Gruppe V und 31% der Gruppe VI) allgemeine Verhaltensstörungen nachzuweisen waren, die jedoch nicht über phasenspezifische Krisensituationen oder eine deutliche Identitätskrise hinausgingen (Tabelle 70). Auch Isolierungstendenzen und eigenbrödlerische Züge (4% und 18%), beginnende Verwahrlosungserscheinungen (17% und 26%) oder eine Neigung zu depressiven Verstimmungen (39% und 11%) mit Suizidgedanken (4% und 5%) oder Suizidversuchen (13% und 7%) und aggressive Verhaltensweisen (22% und 11%) sowie hypochondrische Beschwerden und Reflexionen (9% und 7%) überschritten nicht die Grenze schwerer jugendlicher Entwicklungskrisen. Eine ausgesprochene Neigung zu pseudophilosophischen und -religiösen Gedankengängen fand sich bei jedem neunten Patienten der Gruppe VI. Kriminelle Verhaltensweisen waren relativ selten (9% und 2%). Jeder vierte Patient zeigte ein oder mehrere Jahre vor Ausbruch der Psychose einen deutlichen Leistungsnachlaß, während 13% bzw. 7% über eine allgemeine Interesse- und Lustlosigkeit klagten.

Retrospektiv dürften einige hypochondrische, asthenische und depressive Syndrome als Prodrome (Huber 1968; Glatzel u. Huber; Glatzel 1969) einer späteren drogeninduzierten schizophrenen Psychose oder selten als erste Phase einer Zyklothymie zu beurteilen sein. Antriebsstörungen, Zeichen einer Interesse- und Initiativelosigkeit, ein deutlicher Leistungsnachlaß und besondere Verhaltensauffälligkeiten könnten schon Hinweise auf eine beginnende schizophrene Psychose sein, die dann erst durch den Drogenabusus manifest wurde. Negative Milieueinflüsse und familiäre Belastungssituationen führten bei einigen Patienten schon in der Kindheit zu Kontakt- und Beziehungsstörungen, wobei sich fast immer eine deutliche Ichschwäche mit einer ausgeprägten emotionalen Störbarkeit erkennen ließ. Die Relevanz dieser chronischen Belastungssituationen für die Entstehung einer eigengesetzlich ablaufenden Psychose war angesichts der oft gravierenden Drogeneffekte schwer zu beurteilen.

Insgesamt zeigten unsere Untersuchungen, daß sich weder die inhaltliche Ausprägung noch die quantitative Ausweitung der Symptomatik auf der einen sowie die Qualität und Relevanz reaktiver Konfliktsituationen auf der anderen Seite eindeutig gegenüber den entsprechenden Befunden bei den anderen Patienten (Gruppe D) unterscheiden ließen.

Die jugendliche Entwicklungszeit stellt sich bei Drogenkonsumenten als eine außerordentlich relevante präpsychotische Situation dar, die in besonderer Weise die Gefahr einer psychotischen Entgleisung in sich birgt. Ausgesprochen häufig konnten wir bei unseren Patienten beobachten, daß die psychotische Symptomatik gleichsam aus jugendlichen Entwicklungskrisen mit zunehmenden Konfliktsituationen herauswuchs, wobei dem Drogenabusus eine auslösende oder verstärkende Funktion zuzumessen war. Es wurde über Spannungen mit den Eltern, Konflikte in der Schule oder auf der Arbeitsstelle, Partnerschaftsprobleme mit vielfältigen phasenspezifischen Schwierig-

Tabelle 70. Psychopathologische Auffälligkeiten im Vorfeld der Psychose

	Gruppe V abs.	%	Gruppe VI abs.	%
Auffallende Verhaltensstörungen	6	26	19	31
Depressionen	9	36	7	11
Hypochondrie	2	9	4	17
Aggressionen	5	22	7	11
Verwahrlosungserscheinungen	4	17	16	26
Eigenbrödlerisches Verhalten	1	4	11	18
Suizidgedanken	1	4	3	5
Suizidversuche	3	13	4	7
Kriminalität	2	9	1	2
Interesse- und Initiativelosigkeit	3	13	4	7
Pseudophilosphische und pseudoreligiöse Gedanken			7	11
Nymphomanes Verhalten	1		1	
Leistungsnachlaß	6	26	15	25

keiten und krisenhaften Situationen berichtet, wie wir sie immer wieder bei Adoleszenten sehen, ohne daß eindeutige Zeichen einer psychotischen Entgleisung zu erkennen sind.

Mit dem Drogenabusus setzt dann oft ein circulus vitiosus ein, der die intrapsychischen Spannungen verstärkt, neue Konflikte heraufbeschwört und zu psychotischen Erlebnissen führt, die nicht mehr in die Persönlichkeitsentwicklung integriert werden können. Damit ist nicht nur die Möglichkeit der Klärung und Überwindung der aus phasenspezifischen Konflikten resultierenden Symptomatik unmöglich geworden, sondern die Chronifizierung und Progredienz der primären Störungen summieren sich mit speziellen Drogenerlebnissen, die zu rezidivierenden oder persistierenden psychotischen Syndromen mit oft schwerem Verlauf führen.

Bei einigen Patienten war der Drogenabusus Element einer verzweifelten Suche nach Identität in einer Welt, die ihnen keine Geborgenheit und Sicherheit verlieh. Es wurden besonders eindrucksvolle und erschütternde Kämpfe beschrieben, zu sich selbst zu finden, eine Stabilisierung des Selbstgefühls und personale Identität zu erlangen, die schließlich in psychotische Zustandsbilder mit eigengesetzlichem Verlauf einmündeten.

(VI/137) Ein 18jähriger Student kam wegen „Depressionen" freiwillig zur ambulanten und stationären Behandlung. Er gab an, daß er seit drei Jahren relativ regelmäßig Haschisch rauche, außerdem habe er 8 LSD- und einen Meskalin-Trip eingeworfen. Die Drogen habe er eingenommen, weil sie ihm mehr Klarheit über seine Situation gegeben hätten.

Immer wieder habe er sich gefragt, warum er dieses oder jenes tue. Schließlich habe er sich in zunehmendem Maße zurückgezogen, da er unter anderen Menschen immer häufiger Angstgefühle entwickelt habe, so daß er nur noch alleine Haschisch geraucht habe. Fast alle LSD-Trips seien Horror-Trips gewesen und hätten zu einem Zerfall seiner Beziehungen zur Umwelt geführt. Er könne es schwer beschreiben, er sei einfach „durcheinander" gewesen.

Unruhe und Angst sowie verstärkte Konzentrationsstörungen hätten es ihm unmöglich gemacht, seinen studentischen Verpflichtungen nachzukommen. Der Tag sei morgens schon gelaufen, abends sei er verzweifelt und laufe unruhig umher. Er fühle sich vereinsamt und von anderen Leuten ausgeschlossen. Nachts könne er nicht schlafen, wälze sich unruhig im Bett, als ob er auf einem Hasch-Trip sei. Tagsüber versuche er, abzuschalten und mit Lesen über die Runden zu kommen. Zur Zeit lese er Hesse, Freud, Sartre und Beaudelaire. Diese Literatur liebe er und hasse er abwechselnd. In der letzten Zeit traue er sich nicht mehr auf die Straße, da er Angst vor anderen Leuten habe. Einige Male habe er versucht, sich mit Spazierengehen und Sport in den Griff zu bekommen, was jedoch nicht gelungen sei. Deshalb habe er Beruhigungstabletten geschluckt, um wenigstens abschalten zu können.

Zu seinen Eltern habe er nur lockere Kontakte. Eigentlich habe er kein Zuhause. Die Eltern seien geschieden. Der Vater habe in den letzten Jahren häufig zum Alkoholabusus geneigt. Zu der in der Erziehung sehr dominierenden Mutter bestehe ein äußerst gespanntes Verhältnis.

Der Patient berichtete weiter, daß er oft eine Rolle spiele, sich so verhalte, als ob er vor einem Spiegel stünde, er habe 1000 Seelen und vermisse bei sich irgendeine Kontinuität. Manchmal überfalle ihn schlagartig eine panische Angst, er frage sich dann: „Wer bist du? Wo gehörst du hin?" Es sei eine Wand zwischen ihm und anderen Leuten.

Insgesamt imponierte das psychopathologische Bild noch als eine durch den Drogenabusus verstärkte Identitätskrise mit gestörter Rollenfindung, bei der die geschilderten Verhaltensweisen und Explosivreaktionen noch reaktiv erklärbar erschienen. Jedoch fielen im Gedankengang schon lockere Assoziationen und eine sprunghafte Erzählweise auf.

Nach einem halben Jahr hatten die Störungen zugenommen. Er berichtete erneut über einige gescheiterte Versuche, mit „bewußtseinserweiternden Drogen" seine Probleme zu lösen. Seine Seele sei „kaputt". Er habe panische Angstzustände, vor allem Klaustrophobien. Körperlich sei er mißgestaltet, lebensuntüchtig, arbeitsunfähig und impotent. Außerdem leide er unter einer Fülle körperlicher Beschwerden. Zwei Jahre später erschien er erneut, um sich beraten zu lassen, da er meinte, schizophren zu sein. In der Zwischenzeit habe er über 10 Wohnungen bzw. Zimmer gehabt und immer nur gedacht: „Ich halte es nicht mehr aus . . ." Manchmal habe er vor lauter Unruhe und Angst seine Sachen einfach stehen gelassen und sei „abgehauen". Er sei vor sich selbst weggerannt und habe keinen Lebensstil und -sinn finden können. Das Studienfach habe er mehrfach gewechselt, er sei jedoch nicht in der Lage, Vorlesungen zu besuchen.

Seinen jetzigen Zustand könne er kaum beschreiben. Er habe immer gemeint, vor einer Wand zu stehen. Es sei eine „richtige Paranoia" aufgetreten. Immer habe er das Gefühl gehabt, daß etwas passieren könne und etwas in der Luft liege. Es bestehe kein Zweifel daran, daß er sich in seinen Gedanken verloren habe und zu einem „Verlust der Mitte" gekommen sei. Manchmal habe er geglaubt, gar nicht da zu sein. Fast zwanghaft müsse er über alle möglichen Dinge reflektieren, wobei er alles aktuell Wichtige völlig vergesse.

In seinem psychomotorischen Verhalten wirkte er sehr wechselhaft, oft ausgesprochen unruhig und umtriebig. Während er über Angstzustände sprach, lächelte er inadäquat. Seine Gedankengänge waren fragmentarisch, zerfahren, wobei sie oft nicht zu Ende geführt wurden, sondern plötzlich abbrachen. Es bot sich das Bild einer schizophrenen Psychose.

Das anfänglich als Identitätskrise mit gestörter Rollenfindung und ausgeprägten phobischen Zügen und Explosivreaktionen imponierende Zustandsbild hatte zunehmend psychotischen Charakter angenommen und ließ mehrere Behandlungen notwendig werden, die der Patient jedoch abbrach, so daß wir ihn aus den Augen verloren.

(VI/48) Eine 19jährige Patientin wurde mit der Diagnose einer akuten paranoid-halluzinatorischen Psychose stationär eingewiesen. Zur Vorgeschichte war im Laufe der stationären Behandlung zu erfahren, daß sie als Tochter eines Volksschulrektors und mittlere von drei Geschwistern in sehr harmonischen Familienverhältnissen aufgewachsen war. Sie sei mit viel Liebe und Zärtlichkeit erzogen worden und könne sich noch gut daran erinnern, daß sie mit ihrer Mutter viel geschmust habe. Als sie im Alter von 15 Jahren den ersten Freund gehabt habe, sei es zu häufigen Differenzen mit dem Vater gekommen, der ein strenges Verhalten an den Tag gelegt habe, da er ein „sauberes" Mädchen habe wollte. Mit 17 Jahren habe sie einen Freund kennengelernt, durch den sie mit einer neuen Gesellschaftsform, nämlich Wohngemeinschaften, in Berührung gekommen sei. Aufgrund der sich zuspitzenden Auseinandersetzungen mit den Eltern habe sie keinen Ausweg mehr gewußt und einen Suizidversuch mit Tabletten unternommen. In der Schule seien ihre Leistungen schlechter geworden, die Mitschüler hätten über ihre neuen Ideen gelacht, so daß sie verzweifelt gewesen sei. Da sie es weder zuhause noch in der Schule weiter ausgehalten habe, sei sie in eine Wohngemeinschaft einer anderen Stadt gezogen. Dort habe sie sich wohlgefühlt, obwohl es mit ihrem Freund nicht so gelaufen sei, wie sie es sich vorgestellt habe. Er sei wohl primär sexuell an ihr interessiert gewesen, während sie Zärtlichkeit gesucht habe. Sie hätten sich dann getrennt, und sie sei in eine andere Wohngemeinschaft gezogen. Es sei dann zu mehreren Männerbekanntschaften gekommen, ohne daß sie eine wirkliche Befriedigung gefunden habe. Zeitweilig habe sie sich für politische Fragen und Emanzipationsprobleme der Frau interessiert. Ein Versuch, das Abitur nachzuholen, sei gescheitert. Nach der Trennung von ihrem Freund habe sie ihr Selbstbewußtsein verloren. Deshalb habe sie angefangen, Alkohol zu trinken und viel zu grübeln. Sie habe das Gefühl gehabt, blöde zu sein, weil sie in Diskussionen Unsinn erzählt habe.

Schließlich habe sie seltsame Zustände bekommen. Sie habe magnetische Kräfte verspürt, und es sei ihr möglich gewesen, mit den Augen zu anderen Menschen zu sprechen bzw. über die Augen zu ihnen Kontakt aufzunehmen. In diesen Augenblicken habe sich in ihrem Innern ein Kindheitserlebnis abgespielt, manchmal sogar eines von ihrem Gegenüber. Sie habe andere hypnotisieren können. An einem Tage sei sie plötzlich davon überzeugt gewesen, Maria zu sein und von Gott und dem Samen ihres früheren Freundes Zwillinge zu bekommen. Kurze Zeit später habe sie gemeint, Jesus zu sein, und ihre Freunde seien die Jünger. Bei der Klinikaufnahme habe sie einmal das Gefühl gehabt, daß Nägel durch ihre Füße geschlagen würden, was regelrechte Schmerzen verursacht habe.

Seit drei Jahren habe sie Haschisch geraucht und bisher ungefähr 10 LSD-Trips eingenommen. Unter Drogen habe sie ähnliche Erlebnisse gehabt. Durch LSD seien angenehme Gefühle ausgelöst worden, sie habe gelacht und getanzt. Später habe sie ihr Bewußtsein erweitern wollen und sich genau beobachtet und analysiert. Es sei ihr möglich gewesen, eine Verbindung zu ihrer Kindheit herzustellen. Schließlich sei nach Trips und Haschisch eine zunehmende Unruhe aufgetreten.

Nach dem ersten klinischen Aufenthalt nahm die Patientin sehr bald keine Medikamente mehr ein, da sie sich gesund gefühlt, lediglich noch unter Konzentrationsstörungen und einem fehlenden „Problembewußtsein" gelitten habe.

Eineinhalb Jahre später wurde eine erneute stationäre Behandlung notwendig. Zwischenzeitlich hatte die Patientin einen Suizidversuch mit Tabletten unternommen. Sie gab an, wieder Haschisch geraucht und sich danach ruhig und ausgeglichen gefühlt zu haben. Außerdem habe sie wieder ca. 8 LSD-Trips eingenommen und danach ähnliche Erlebnisse wie früher gehabt. Zuletzt habe sie zusammen mit einem Fixer Haschisch geraucht und sei in dieser Nacht in einen neuen „Schub" geraten. Während des Haschischrauchens habe die Kerze geflimmert, woraufhin sie gemeint habe, daß Gott in der Kerze sei. „Der will mir etwas sagen." Als sie ein Gespräch mit der Kerze geführt habe, sei sie der Überzeugung gewesen, mit Gott zu sprechen. Durch das flackernde Kerzenlicht habe sich Gott ihr gezeigt. Häufig knacke es in ihrem Kopf; sie wisse dann, ob Gott mit ihren Handlungen einverstanden sei oder nicht. Wenn sie jetzt Blickkontakte mit anderen Menschen aufnehme, überfalle sie ein eigenartiges Gefühl, so eine Starre. Die Mutter presse ihre Blase und Vagina zusammen, so daß sie am Wasserlassen und Geschlechtsverkehr gehindert werde. Ein bestimmter verheirateter Mann sei nur ihr zugedacht. Es sei sicher, daß sie von ihm Zwillinge bekommen werde.

Die Patientin bot bei der Aufnahme eine ausgeprägte Wahnstimmung mit vielfältigen Wahnwahrnehmungen, halluzinatorischen Erlebnissen und Icherlebensstörungen. Der Gedankengang war leicht zerfahren, während sie in ihrem affektiven Verhalten flach-euphorisch, läppisch und inadäquat wirkte. Es entwickelte sich schließlich ein leichtes Defektsyndrom mit zeitweilig schweren depressiv-suizidalen Verstimmungen.

Es bestand bei der Patientin keine hereditäre Belastung mit endogenen Psychosen. Sie war eine warmherzige, ausgesprochen kontaktfreudige Pyknikerin. Spannungen mit den Eltern, sexuelle Konflikte, Kontaktprobleme mit anderen Jugendlichen in einer Wohngemeinschaft, Liebeskummer und das Scheitern der schulischen Entwicklung summierten sich zu einer ausgeprägten Krisensituation, die durch die Einnahme von Rauschdrogen verstärkt wurde, bis es zur manifesten schizophrenen Erkrankung kam.

3. Zusammenfassende Bemerkungen

Zweifelsohne wird dem Drogeneffekt eine wesentliche und oft sogar ausschlaggebende Bedeutung für die Manifestation der Psychose zugeschrieben werden müssen. Andererseits stellt sich die Frage, warum einige Patienten bei ähnlichen Voraussetzungen zwar psychotische Zustandsbilder entwickeln, jedoch in verstärktem Maße polyvalent drogenabhängig werden, durch einen zunehmenden Drogenabusus die Überwindung ihrer psychotischen Erlebnisse, vor allem von Horror-Trip- und Flash-back-Phänomenen zu erreichen versuchen, während eine andere Gruppe sich bei Ausbruch der Psychose und der Progredienz psychotischer Erlebnisse von einem Drogenabusus vor allem polyvalenter Art distanziert, eine eigengesetzlich ablaufende Psychose vorwiegend schizophrener Prägung erkennen läßt und häufig zur Einnahme von Halluzinogenen, also Haschisch und LSD, neigt. Nicht nur ein bestimmter Grad des Drogenabusus, also eine bestimmte Frequenz und Dosis von Rauschdrogen, entscheidet darüber, ob es zu einer eigengesetzlich ablaufenden Psychose kommt. Man wird nicht sagen können, daß unabhängig von anderen Faktoren lediglich die Quantität oder Intensität des Drogenabusus, also ein plötzlicher akuter Effekt mit hoher Dosis oder eine langsamere Einflußnahme mit geringerer Dosis den Ausschlag über das in Erscheinung tretende psychotische Zustandsbild und den weiteren Verlauf gibt (vgl. Specht 1913).

Wir für organische Psychosyndrome gilt, daß die „ätiologischen Zwischenglieder" (Bonhoeffer), das Zusammenspiel und die Kausalketten zwischen Noxe und organischer Psychose nicht bekannt sind und deshalb eine mehrdimensionale und kausalanalytische Betrachtungsweise notwendig ist, so gilt in gleicher Weise für drogeninduzierte, eigengesetzlich ablaufende Psychosen bei Jugendlichen, daß noxenspezifische, endogene und psychogene Faktoren in der Ätiopathogenese zusammenfließen (Huber 1972). Die individuelle Anlage und Konstitution, persönlichkeitsspezifische und psychodynamische, situativ-reaktive und durch die jugendliche Entwicklungszeit bedingte Faktoren sind neben den Drogen in gleicher Weise zu berücksichtigen. Innerhalb des multifaktoriellen Bedingungsgefüges ist den einzelnen Faktoren eine individuell differente Relevanz zuzumessen, und es wird davon auszugehen sein, daß die Kombinationen insgesamt wechselhaft und unterschiedlich gestaltet sind.

Während wir bei einem Teil unserer Patienten prädispositionelle, insbesondere erbgenetische Faktoren, d.h. eine hohe hereditäre Belastung mit endogenen Psychosen und in einigen Fällen auch besondere prämorbide Persönlichkeitsmerkmale nachweisen konnten, ließen sich bei einer anderen Gruppe keine spezifischen Faktoren eruieren, die auf eine spätere psychotische Erkrankung hinwiesen. Wir meinen daraus schließen zu dürfen, daß die Phase der Pubertät und Adoleszenz eine besonders relevante präpsychotische Situation darstellt, wenn sie durch Drogeneffekte gravierende Störungen erfährt. Der komplexe biologische und psycho-soziale Entwicklungsprozeß im Jugendalter impliziert eine Vielfalt krisenhafter Situationen mit der Gefahr einer psychotischen Entgleisung, die durch Rauschdrogen den letzten Anstoß zur Manifestation und Initiierung einer eigengesetzlich ablaufenden Psychose erhalten kann.

Die biologischen Veränderungen und psychischen Strukturwandlungen in der pubertären und spätpubertären Entwicklungsphase führen zu einer Auflockerung der Persönlichkeit und schaffen „einen günstigen Boden für den Ausbruch einer Psychose" (Bock). Die Anlage dürfte den entscheidenden und richtungsweisenden Faktor darstellen, der auch für die prädispositionelle Situation der jugendlichen Entwicklungszeit gilt und für die Entstehung einer Drogenabhängigkeit oder den Ausbruch einer Psychose mit eigengesetzlichem Verlauf bestimmend ist.

Die Bedeutung hereditärer Faktoren hat nicht nur Gültigkeit für endogene Psychosen, sondern auch für die Genese von Suchterkrankungen und ist in den letzten Jahren vor allem durch Zwillingsuntersuchungen sowie Halbgeschwister- und Adoptionsstudien herausgestellt worden. Es gibt bei der Drogenabhängigkeit nicht nur Hinweise auf eine allgemeine und relativ unspezifische Gendisposition, sondern auch auf pathologische Genaktivitäten (Lange; vgl. Zerbin-Rüdin 1978).

Warum ein Teil der Patienten bei ähnlichen Voraussetzungen vermehrt drogenabhängig wird und ein anderer eine eigengesetzlich ablaufende Psychose entwickelt, muß nach dem heutigen Stand der Forschung noch weitgehend offen bleiben. Man wird für beide Entwicklungen dispositionelle Faktoren unterschiedlicher Art voraussetzen müssen, jedoch sowohl bei der Drogenabhängigkeit wie bei drogeninduzierten Psychosen von einer multifaktoriellen Genese auszugehen haben. Die komplexen ätiopathogenetischen Faktoren können gleichsam eine spezifische Kontellation aufweisen, die in die Richtung einer Psychose oder einer Drogenabhängigkeit führt. Die qualitative Ausgestaltung und quantitative Ausprägung der einzelnen erbgenetischen, konstitutionellen, persönlichkeitsspezifischen, psychodynamischen, situativ-reaktiven und vor allem drogenspezifischen Faktoren werden unterschiedlich verteilt sein. Sie werden sich zu psychosespezifischen Konstellationen verdichten können, die bei der drogeninduzierten Psychose mit eigengesetzlichem Verlauf die strenge Alternative zwischen symptomatischer und endogener Psychose relativieren.

Es lassen sich also drogeninduzierte Psychosen nachweisen, deren psychopathologisches Erscheinungsbild und Verlauf sich nicht von genuinen schizophrenen Psychosen unterscheiden lassen. Bei strenger Definition wäre der Nachweis der Disposition das Kriterium für die Differenzierung einer genuinen und symptomatischen Psychose (Huber u. Gross 1974). Die Frage der Endogenität und Exogenität dürfte jedoch kein strenges Entweder—Oder darstellen, sondern eigengesetzlich ablaufende Psychosen bei jugendlichen Drogenkonsumenten weisen darauf hin, daß hier unterschiedliche Grade und Abstufungen anzutreffen sind und das eine Mal mehr endogene und das andere Mal vorwiegend exogene Faktoren ausschlaggebend sein dürften (Täschner 1980).

Mit der Prämisse der Disposition oder Vulnerabilität für eine schizophrene Psychose (Häfner 1971) verbindet sich die Aussage, daß auslösende Faktoren zur Manifestation der Schizophrenie führen. Der endogene und exogene Charakter der Psychose werden hier in einem engen Zusammenhang gesehen, insofern die Differenz vor allem in dem auslösenden Faktor besteht, dessen Qualität, Frequenz und Intensität über die Manifestation der schizophrenen Psychose entscheidet. Das würde im Blick auf jugendliche Drogenkonsumenten bedeuten, daß sie ohne Rauschdrogen überhaupt nicht oder erst zu einem späteren Zeitpunkt psychotisch erkranken (Gaedt et al. 1976). Die Endogenese der Psychose und ihre Abhängigkeit von auslösenden Situationen und Faktoren stellen keine strenge Alternative dar (Janzarik 1965). In der jugendlichen Entwicklungszeit kommt es häufig zur Ausbildung besonders gefährdeter Strukturen, deren Koinzidenz mit dem Drogeneffekt die Voraussetzung für die Manifestation der schizophrenen Erkrankung darstellt.

Während kaum ein Zweifel daran besteht, daß es eine Vielfalt unterschiedlicher auslösender Faktoren gibt, die zumindest mitverantwortlich sind für das Auftreten einer Schizophrenie, ist es bisher nicht gelungen, spezifische Einzelfaktoren herauszustellen, denen eine hervorstechende Relevanz zuzumessen ist (Fischer 1972; Huber 1976). Verschiedenartige auslösende Faktoren werden besondere Streßmechanismen schaffen und zu physiologischen und biochemischen Veränderungen führen, die über die Manifestation und den Verlauf der Psychose entscheiden. Innerhalb der komplexen ätiopathogenetischen Zusammenhänge dürften bei unseren Patienten Rauschdrogen eine besonders gravierende und spezifische Rolle gespielt haben.

Ohne den genauen Stellenwert der Droge bestimmen oder gar vom Exogenen und Biochemischen her das Geheimnis schizophrener Erkrankungen lüften zu können, erscheinen uns unter psychopathologischem Aspekt folgende Zusammenhänge empirisch gesichert oder zumindest sehr wahrscheinlich. Sie bedürfen durch zukünftige Untersuchungen einer weiteren Differenzierung und Klärung ihrer hypothetischen Implikate:

1. Einige endogene Psychosen werden in ihrem aktuellen psychopathologischen Erscheinungsbild und weiteren Verlauf nur gering durch Drogeneffekte beeinflußt.

2. Eine schon vor dem Drogenabusus bestehende endogene Psychose kann durch Drogeneffekte unterschiedliche Modifikationen erfahren:

a) Es werden bei schizophrenen Psychosen akute, vorwiegend paranoid-halluzinatorische Episoden ausgelöst, und es kommt zur Überlagerung endogener und symptomatischer Komponenten im akuten und chronischen psychotischen Zustandsbild.

b) Depressive und manische Phasen im Rahmen einer Zyklothymie werden durch drogeninduzierte, vorwiegend paranoid-halluzinatorische Syndrome überlagert und führen dann zu Schwierigkeiten im Blick auf die Abgrenzung gegenüber schizophrenen Psychosen.

3. Bisher latente endogene Psychosen werden durch den Drogenabusus manifest. Es handelt sich um Patienten, bei denen eine sichere oder wahrscheinliche hereditäre Belastung mit endogenen Psychosen besteht.

4. Durch die Drogenintoxikation können psychotische Zustandsbilder mit eigengesetzlichem Verlauf eingeleitet werden, die sich nicht von schizophrenen Psychosen unterscheiden lassen. Die pubertäre und postpubertäre Entwicklungszeit stellt bei jugendlichen Drogenkonsumenten eine außerordentlich relevante präpsychotische Situation dar, bei der auf dem Hintergrund vielfältiger Konflikt- und Krisensituationen Drogeneffekte zur Manifestation einer Psychose mit eigengesetzlichem Verlauf führen können.

5. Von diesen eigengesetzlich ablaufenden, vorwiegend schizophrenen Psychosen — mit und ohne eindeutig nachweisbare Disposition — sind andere drogenbedingte psychopathologische Phänomene zu unterscheiden, z.B. Horror-Trips, Flash-back-Episoden, „posthallucinogene neurotische Syndrome" und paranoide Entwicklungen. Ferner kommt es durch häufigen oder regelmäßigen Drogenabusus zu unterschiedlich ausgeprägten organischen Psychosyndromen und Persönlichkeitsveränderungen mit Störungen in verschiedenen Bereichen des psychischen Apparates, die teilweise mit floriden psychotischen Symptomen einhergehen oder sekundär zu psychotischen Entgleisungen disponieren.

6. Häufige oder kontinuierliche Kontakte zu subkulturellen Gruppen, regelmäßiger, manchmal auch schon relativ seltener Drogenabusus, akute und chronische, drogeninduzierte psychotische Zustandsbilder sowie unabhängig vom Drogenabusus bestehende psychotische Verläufe führen zu defektähnlichen oder eindeutig defektuösen Syndromen, die einer differenzierten Beurteilung ihrer kausalgenetischen Zusammenhänge, ihrer nosologischen Zuordnung und ihrer prognostischen Relevanz bedürfen.

H. Ergebnisse

1. Die Analyse drogeninduzierter psychotischer Zustandsbilder im Jugendalter setzt die *grundsätzliche Abklärung aktueller Fragen der Drogenabhängigkeit sowie der Diagnose einer endogenen Psychose im Jugendalter* voraus. Ausgehend von der Definition der Drogenabhängigkeit, Stadien der Suchtentwicklung, psychoanalytischen Aspekten der Drogenabhängigkeit und phasenspezifischen Faktoren der jugendlichen Entwicklungszeit werden der Schizophreniebegriff definiert und auf Schwierigkeiten der Diagnose einer endogenen — sowohl schizophrenen wie zyklothymen — Psychose im Jugendalter hingewiesen. Drogeninduzierte Psychosen sind im Kontext neuerer Aspekte und Forschungsergebnisse auf dem Gebiet der symptomatischen Psychosen zu diskutieren.

2. *Haschisch, LSD etc., Weckamine* und *Cocain* führen zu charakteristischen akuten und chronischen Intoxikationssyndromen, komplexen psychotischen Phänomenen und unterschiedlich ausgeprägten Persönlichkeitsveränderungen. *Verlängerte* oder *protrahierte Rauschzustände, Horror-Trips* und *Flash-back-Phänomene, „posthalluzinogene neurotische Syndrome"* und *paranoide Entwicklungen, „akut verworrene Psychosen"* und *organische Psychosyndrome* bzw. *Durchgangssyndrome mit floriden psychotischen Erlebnissen* können in Erscheinung treten. Drogeninduzierte Psychosen lassen nach dem psychopathologischen Querschnittsbild und Verlauf oft auffallende Analogien zu endogenen, vor allem schizophrenen Psychosen erkennen. Ferner werden bei der *Opiatabhängigkeit* und *Polytoxikomanie* oft ein *süchtiges Depravationssyndrom* und *organische Persönlichkeitsveränderungen* beobachtet. Besonders bemerkenswert sind *Drogeneffekte bei schon bestehenden endogenen Psychosen.* Auf dem Hintergrund der komplexen syndromgenetischen und ätiopathogenetischen Faktoren stellen sich spezielle Fragen der psychiatrischen Grundlagenforschung nach Zusammenhängen zwischen Drogenintoxikation und endogener bzw. eigengesetzlich ablaufender Psychose. Der Untersuchung wurde der Schizophreniebegriff K. Schneiders zugrundegelegt.

3. Wir haben *233 jugendliche Patienten* untersucht, bei denen es im Rahmen eines Drogenabusus unterschiedlichen Grades zu psychotischen Zustandsbildern gekommen war. Es ließen sich *akute und kurzzeitige psychotische Episoden* (Gruppe E: I und III) sowie *rezidivierende oder chronische psychotische Syndrome* (Gruppe F: II und IV) bei *Halluzinogen-Konsumenten* (Gruppe A: I und II) auf der einen und *polyvalent Abhängigen* (Gruppe B: III und IV) auf der anderen Seite unterscheiden. Die primär drogengefährdeten oder -abhängigen Patienten (Gruppe A und B) haben wir als Gruppe D zusammengefaßt. Hinzu kamen *Patienten mit einem eigengesetzlichen Verlauf psychotischer Syndrome* (Gruppe VI) bzw. *dem dringenden Verdacht eines solchen Geschehens* (Gruppe V; Gruppe C: V und VI).

Die Gruppe A umfaßt 46 (I: 18; II: 28), die Gruppe B 103 (III: 64; IV: 39) und die Gruppe C 84 (V: 23; VI:61) Patienten. Die in den einzelnen Gruppen erhobenen Befunde wurden auf statistische Signifikanz überprüft.

4. 73% waren *männliche* und 27% *weibliche* Patienten. Das *Durchschnittsalter* lag bei Beginn der Behandlung zwischen 19,3 und 20 Jahren. Die *Dauer der Drogenana-mnese* betrug zwischen 2 und 3,9 Jahren. Sie war am längsten bei den polyvalent Ab-hängigen (Gruppe B), am kürzesten bei den Halluzinogen-Konsumenten (Gruppe A), während die psychotisch Erkrankten der Gruppe C eine Zwischenposition einnahmen. Die Unterschiede waren statistisch signifikant. Der größte Teil vor allem der psycho-tisch erkrankten Patienten (Gruppe C) wurde stationär behandelt. Die durchschnitt-liche *Beobachtungsdauer* betrug in der Gruppe VI fast 3 Jahre (35 Monate), in der Gruppe V 14 Monate und in den übrigen Gruppen zwischen 4,5 Monaten (Gruppe I) und 17 Monaten (Gruppe IV).

5. Die meisten Patienten waren *ledig* (94%). Über die Hälfte *wohnte* noch bei den Eltern, wobei die Kontakte jedoch oft locker und die Beziehungen gespannt waren. Jeder Vierte in der Gruppe D und jeder Fünfte in der Gruppe C hatten eine *eigene Wohnung* oder ein eigenes Zimmer. Ungefähr jeder Zehnte befand sich zuletzt in einer *Wohngemeinschaft bzw. Kommune.*

6. Die Jugendlichen kamen zum größten Teil aus mittleren und gehobenen sozia-len Schichten. Es zeigte sich im Blick auf die *berufliche und soziale Situation der Eltern* in allen Gruppen ein relativ homogenes Bild. Mehr als ein Fünftel der Eltern unserer Patienten hatte eine akademische Ausbildung.

7. Die *hereditäre Belastung* mit *endogenen Psychosen* lag bei den Patienten mit eigengesetzlich ablaufenden psychotischen Zustandsbildern (Gruppe C) am höchsten. Sie betrug 2% in der Gruppe D, 13% in der Gruppe V und 20% in der Gruppe VI, bei Hinziehung der Verdachtsdiagnosen 7% in der Gruppe D, 22% in der Gruppe V und 38% in der Gruppe VI. Die Differenzen zwischen den Patienten der Gruppe D und den psychotisch Erkrankten der Gruppe C waren statistisch hoch signifikant ($p < 0,001$). Bei *Suchtmittelabhängigkeiten* zeigte sich ein anderes Bild. Mit 13% gegenüber 22% bis 29% in den anderen Gruppen war eine hereditäre Belastung in der Gruppe VI am geringsten. Die Unterschiede zwischen den Gruppen D und C waren bei sicher nachge-wiesener Suchtmittelabhängigkeit in der Familie signifikant ($p < 0,02$).

8. 54% aller Patienten kamen aus *broken-home-Situationen* ohne wesentliche Unterschiede zwischen den Gruppen C und D.

9. Auffallende *familienneurotische Konstellationen* fanden sich bei 60% in der Gruppe D und der Hälfte der Gruppe C. Es überwogen angstneurotische Züge gegen-über paranoiden und hysterischen Verhaltensweisen, die in den Gruppen D und C un-gefähr gleich häufig zu erkennen waren. *Abnorme Persönlichkeitszüge und ausgeprägte neurotische Symptome* ließen sich bei 28% der Väter und 36% der Mütter in der Grup-pe D und 19% der Väter sowie 21% der Mütter in der Gruppe C nachweisen. Bei den *Vätern* überwogen explosible und psychasthenische Persönlichkeiten sowie neurotische Entwicklungen mit vorwiegend depressiver, anankastischer und psychosomatischer Symptomatik, während bei den *Müttern* stimmungslabile und hysterische Züge, de-pressive und phobische Störungen sowie psychosomatische Beschwerden im Vorder-grund standen.

10. Das *Erziehungsverhalten* der Mütter trug auffallend verwöhnende und gewäh-rende Züge, während bei den Vätern das autoritäre Merkmal etwas überwog. Häufig zeigten sich ausgesprochen divergierende und diskrepante Züge im Erziehungsverhalten der Eltern. Sowohl eine auffallend inkonsequente und wechselhafte Erziehung wie auch durchgehend restriktive Erziehungspraktiken und eine dauernde und zu starke

emotionale Zuwendung konnten die Entwicklung einer Drogenabhängigkeit im Kindes- und Jugendalter fördern. *Spezifische familiäre Störungen*, die sich bei den psychotisch Erkrankten (Gruppe C) eindeutig gegenüber den Patienten der Gruppe D unterschieden, konnten wir nicht eruieren.

11. Bei einigen Patienten ergaben sich Hinweise auf einen *frühkindlichen Hirnschaden* (4 Patienten in der Gruppe D, 2 Patienten in der Gruppe C). Drei polyvalent abhängige Jugendliche litten an einer *Epilepsie*. 30% der Gruppe III und 15% der Gruppe IV hatten sich einmal oder mehrfach eine *Serumhepatitis* zugezogen.

12. Unter den *Konstitutionstypen* überwogen Astheniker (48% in der Gruppe D und 42% in der Gruppe C) gegenüber Athleten (19% in der Gruppe D und 24% in der Gruppe C) und Pyknikern (19% in der Gruppe D und 17% in der Gruppe C), während 18% in der Gruppe D und 15% in der Gruppe C nicht eindeutig zuzuordnende Konstitutionstypen bzw. Mischformen zeigten.

13. 14% waren *Einzelkinder*, 37% *das älteste*, 28% *das jüngste Kind* und 21% *mittlere Kinder*. Im Blick auf den Drogenabusus mit einer späteren süchtigen Entwicklung oder psychotischen Erkrankung erschienen älteste und jüngste Kinder sowie Einzelkinder besonders gefährdet.

14. *Psychische Auffälligkeiten in der Kindheit* wurden von den Patienten der Gruppe D häufiger angegeben als von den psychotisch Erkrankten (Gruppe C). Es handelte sich vor allem um unsichere, ängstliche und sensible Züge ($p < 0,001$), eine allgemeine Labilität und Neigung zu psychosomatischen Beschwerden und depressiven Verstimmungen. Diese Auffälligkeiten waren bei den Halluzinogen-Konsumenten (Gruppe A) etwas häufiger nachzuweisen als bei den polyvalent Abhängigen (Gruppe B). Dagegen traten rebellisch-aggressive Züge und eine Neigung zur Pseudologia phantastica bei den polyvalent Abhängigen vermehrt in Erscheinung. Die psychotisch Erkrankten (Gruppe C) waren in der Kindheit häufiger kontaktgestört. Vor allem traten bei ihnen Zeichen einer Antriebsarmut und Passivität signifikant häufiger auf ($p < 0,05$). Bei 5 Patienten der Gruppe VI mit eigengesetzlich ablaufenden psychotischen Syndromen ließen sich in der Kindheit schon schizophrene bzw. schizophrenieverdächtige Symptome nachweisen. In der *Pubertät* kam es bei der Hälfte aller Patienten zu einem Nachlassen des Interesses an Schule und Beruf. Jeder fünfte Patient war zumindest einmal von zuhause fortgelaufen. Aggressives Verhalten, eine Neigung zu depressiven Verstimmungen ($p < 0,02$) und Angstgefühlen ($p < 0,02$), vor allem Minderwertigkeitsgefühle ($p < 0,001$) und geltungssüchtige Züge ($p < 0,001$) waren in der Gruppe D häufiger zu beobachten als bei den psychotisch Erkrankten der Gruppe C. Lediglich waren grüblerische, oft pseudophilosophische Reflexionen bei den Patienten der Gruppe C vermehrt nachzuweisen. Während die polyvalent Abhängigen (Gruppe B) oft von zuhause fortgelaufen waren und vermehrt geltungssüchtige Züge ($p < 0,02$) zeigten, ließen sich bei den Halluzinogen-Konsumenten (Gruppe A) häufiger Suizidversuche, Hemmungen und Kontaktstörungen ($p < 0,01$), Angst- ($p < 0,05$) und Minderwertigkeitsgefühle erkennen. Von den Patienten mit chronischen bzw. rezidivierenden psychotischen Syndromen (Gruppe F) wurden Hemmungen und Kontaktstörungen signifikant häufiger ($p < 0,05$) angegeben als von den Patienten der Gruppe E mit akuten und kurzzeitigen psychotischen Episoden. Insgesamt bestanden bei 8 Patienten in der Pubertät vor dem ersten Drogenabusus psychotische oder psychoseverdächtige Symptome. Hinweise auf eine *sexuelle* Verwahrlosung überwogen in der

Gruppe D (p < 0,05), während die psychotisch Erkrankten (Gruppe C) vermehrt Zeichen einer Retardierung und Hemmung im sexuellen Bereich sowie homosexuelle Tendenzen (p < 0,02) erkennen ließen. Die polyvalent Abhängigen (Gruppe B) neigten besonders stark zu sexuellen Verwahrlosungserscheinungen, dagegen waren die Halluzinogen-Konsumenten (Gruppe A) eher kontaktgestört und gehemmt. Insgesamt ergab sich, daß Störungen in der Geschlechtsrollenfindung eine besondere Disposition zum Drogenabusus darstellen konnten. Die Gesamtübersicht über *prämorbide Persönlichkeitsmerkmale* ließ deutlich werden, daß Störungen im Kontaktbereich bzw. schizoide Persönlichkeitszüge und eine Neigung zu Grübeln bzw. pseudophilosophischen Reflexionen bei den Patienten der Gruppe C häufiger zu beobachten waren, während die Drogenabhängigen der Gruppe D eher zu Angstgefühlen und Phobien, Unsicherheits- und Minderwertigkeitsgefühlen, depressiven Verstimmungen, auflehnendem und aggressivem Verhalten sowie psychosomatischen Beschwerden neigten, wobei sich Unterschiede zwischen den Halluzinogen-Konsumenten (Gruppe A) und den polyvalent Abhängigen (Gruppe B) nachweisen ließen. Schizoide und depressive Persönlichkeitszüge waren in beiden Gruppen gleich häufig ausgeprägt, dagegen verhielten sich die polyvalent Abhängigen (Gruppe B) eher aggressiv (p < 0,05) und demonstrativ, während die Halluzinogen-Konsumenten häufiger unter neurotischen Konflikten mit den genannten Beschwerden, vor allem Angstgefühlen und Phobien (p < 0,02) litten, insbesondere auch die Patienten mit chronischen bzw. rezidivierenden psychotischen Syndromen (Gruppe F) gegenüber den Patienten der Gruppe E (p < 0,05).

15. Die Drogenabhängigkeit und die drogeninduzierten psychotischen Syndrome mit eigengesetzlichem Verlauf hatten in einem hohen Prozentsatz zu schweren *sozialen Folgeerscheinungen* geführt. 69% der psychotisch Erkrankten (Gruppe C) und 52% der Patienten der Gruppe D hatten ihre Ausbildung als Schüler, Student, Lehrling etc. abgebrochen. Mit der Zunahme des Drogenabusus korrelierte der soziale Abstieg bei den meisten Drogenkonsumenten, vor allem den polyvalent Abhängigen (Gruppe B). Bei einer Chronifizierung bzw. häufigen Rezidiven drogeninduzierter psychotischer Phänomene (Gruppe F), z.B. häufigen Flash-back-Syndromen, konnten wir keinen negativen Einfluß auf die soziale Entwicklung feststellen, wenn eine schnelle und gezielte Therapie eingesetzt hatte. Dagegen waren die Patienten mit schweren eigengesetzlich ablaufenden Psychosen (Gruppe C) besonders stark von der Krise der schulischen und beruflichen Entwicklung betroffen.

16. Im Rahmen des komplexen *Motivationsgefüges* spielten vor allem in der Anfangsphase der Drogenentwicklung bei den meisten Patienten *Neugierde* und ein *abenteuerliches Suchen nach neuen Erlebnissen*, aber auch das *Verlangen nach Kontakten mit Gleichaltrigen* eine wesentliche Rolle. Auch der *Wunsch nach Selbstverwandlung* und „*Bewußtseinserweiterung*" ließ sich häufig nachweisen. Eine *oppositionelle Einstellung gegenüber gesellschaftlichen Entwicklungstendenzen und Zwängen*, oft verbunden mit einer ausgesprochenen Protesthaltung gegenüber dem Lebensstil und Verhalten der Eltern, wurden von den Drogenabhängigen der Gruppe D häufiger angegeben als von den psychotisch Erkrankten (Gruppe C; p < 0,02). Innerhalb der vielgestaltigen Motivationen nahmen *autotherapeutische Intentionen* einen bedeutsamen Stellenwert ein und traten bei einigen Patienten schon in der Anfangsphase, häufiger erst in einem späteren Stadium der Drogenentwicklung besonders deutlich in Erscheinung. Sie waren in der Gruppe D statistisch signifikant häufiger zu beobach-

ten als in der Gruppe C. Es wurde vor allem die Überwindung von Unsicherheits- und Angstgefühlen (p < 0,001), depressiven Verstimmungen (p < 0,05) und dem Gefühl der Leere und Einsamkeit (p < 0,05) angestrebt. Zwar litten die Patienten der Gruppe D stärker unter ihren intrapsychischen Konflikten und drogeninduzierten Angstgefühlen und depressiven Verstimmungen, jedoch dürfte die authotherapeutische Funktion des Drogenabusus auch bei den Patienten mit einem eigengesetzlichen Verlauf der Psychose (Gruppe C) eine wesentliche Bedeutung gehabt haben, wenn sie auch weniger häufig verbalisiert wurde.

17. Unter den *epochaltypischen Faktoren*, die oft die Drogenentwicklung entscheidend beeinflußten und bestimmten, standen *Kontakte zu gleichaltrigen Drogenkonsumenten* an der Spitze. Die Relevanz der Suggestibilität und des verlockenden „Gemeinschafts-Feelings" in subkulturellen Gruppen kann kaum überschätzt werden. Relativ häufig ließ sich vor allem bei den psychotisch erkrankten Patienten (Gruppe C: 44%) und den Halluzinogen-Konsumenten mit rezidivierenden bzw. chronischen psychotischen Syndromen (Gruppe II: 46%) eine auffallend pointierte *Haschisch- und LSD-Ideologie* nachweisen. *Aufenthalte in Kommunen, „Gammeln", Reisen* in andere Länder etc. waren bei einer großen Zahl unserer Patienten zu integrierten Elementen ihres Lebensstils geworden, während *politisch-ideologische Aktivitäten* nur selten beobachtet werden konnten. *Meditationspraktiken* und ein manchmal fanatisches Interesse für asiatische Religionen fanden sich vor allem bei den psychotisch erkrankten Patienten (Gruppe C). Einige Jugendliche setzten sich in auffallend differenzierter Weise mit besorgniserregenden gesellschaftlichen Entwicklungstendenzen und zeitkritischen Problemen auseinander.

18. *Straftaten* waren in der Gruppe D doppelt so häufig wie in der Gruppe C (p < 0,001). Die polyvalent Abhängigen (Gruppe B) hatten mit 53% den Hauptanteil, wobei die sog. Begleit- oder Sekundärkriminalität die größte Bedeutung hatte. Die Progredienz des Drogenabusus ging in der Regel zwangsläufig mit einem Anstieg der Kriminalität einher. Dagegen konnten wir bei den Patienten mit eigengesetzlich ablaufenden Psychosen (Gruppe C) beobachten, daß die Kriminalität geringer wurde.

19. a) Während die Halluzinogen-Konsumenten (Gruppe A) nur *Haschisch und LSD etc.* eingenommen hatten, spielten in den anderen Gruppen, vor allem bei den polyvalent Abhängigen (Gruppe B), *Alkohol, Weckamine, Cocain, Opiate, Sedativa und Hypnotica* eine oft entscheidende Rolle. Diese Patienten hatten alle Drogen signifikant häufiger eingenommen als die psychotisch Erkrankten (Gruppe C; p < 0,001).

b) Es fiel, vor allem in der Gruppe B, weniger ein chronischer als vielmehr ein gelegentlicher oder relativ häufiger *Alkoholabusus* mit einfachen und pathologischen Rauschzuständen auf, die als Variante verschiedener Rauschphänomene imponierten und schnell auswechselbar waren. Andere durch Alkohol bedingte Psychosen, insbesondere Alkoholhalluzinosen, sahen wir bei unseren Patienten nicht. Alkohol hatte nur eine begleitende oder verstärkende Funktion, während die akuten psychotischen Syndrome in der Regel durch Haschisch, LSD und Weckamine ausgelöst worden waren.

c) Die meisten Patienten hatten Erfahrungen mit *Haschisch* (94%). Häufiges und tägliches Haschischrauchen war auch bei den Patienten der Gruppe C in einem relativ hohen Prozentsatz nachzuweisen (21% und 39%), dagegen kam es seltener zu einem exzessiven Haschischabusus.

d) *LSD etc.* wurde in der Gruppe D häufiger eingenommen als in der Gruppe C. Signifikante Unterschiede bestanden vor allem bei hohen Dosen, z.B. zwischen 51 und 100 (p < 0,02). Die halluzinogeninduzierten, oft quälenden psychotischen Erlebnisse übten auf die Suchtentwicklung der polyvalent Abhängigen (Gruppe B) oft einen entscheidenden Einfluß aus. Über 100 LSD-Trips fanden wir in dieser Gruppe signifikant häufiger als bei den Halluzinogen-Konsumenten (Gruppe A; p < 0,05). Durch erneute Einnahme von Halluzinogenen wurde die Überwindung der akuten drogeninduzierten, oft unerträglichen Ängste und psychotischen Erlebnisse intendiert, bis man schließlich zu einem polyvalenten Abusus, insbesondere zur Einnahme von Opiaten, überging. Bei einigen Patienten mit ausgeprägten intrapsychischen Konflikten und Ängsten hatten schon geringe LSD-Dosen chronische bzw. rezidivierende psychotische Syndrome (Gruppe F) ausgelöst. Ähnliche Zusammenhänge fanden wir auch bei den Patienten mit eigengesetzlichem Verlauf der Psychose (Gruppe C).

e) Ein *Cocainabusus* spielte in der Gruppe C kaum, lediglich bei einigen polyvalent Abhängigen (Gruppe B) eine etwas größere Rolle (p < 0,02), hatte jedoch im Blick auf das gesamte Patientengut eine nur geringe Bedeutung.

Dagegen nahm der (f) *Weckamin-* und (g) *Opiatabusus* in der Drogenentwicklung der polyvalent Abhängigen (Gruppe B) einen relevanten und oft entscheidenden Stellenwert ein. Die Unterschiede zu den psychotisch Erkrankten (Gruppe C) waren immer statistisch hoch signifikant. 16,5% der Gruppe B betrieben einen exzessiven Weckaminabusus, 26% injizierten sich regelmäßig, 10% mehrfach täglich Opiate. Lediglich 3 Patienten der Gruppe C hatten regelmäßig Weckamine eingenommen und 4 Patienten häufig oder regelmäßig Opiate injiziert. Bei 3 Patienten bestand eine über mehrere Monate und einmal nahezu ein Jahr anhaltende paranoid-halluzinatorische Psychose, die einen eigengesetzlichen Verlauf zeigte. Gleichzeitig ließen sich bei Abschluß der Untersuchung noch ein leichtes organisches Psychosyndrom und Zeichen einer süchtigen Depravation nachweisen.

h) Im Blick auf *Sedativa, Hypnotica und andere Drogen* fanden sich ähnliche Relationen und Differenzen zwischen den Gruppen B und C. Ein hebephrener Patient hatte eine Akinetonabhängigkeit entwickelt.

20. Während die Halluzinogen-Konsumenten (Gruppe A) die *Stadien* 1 und 2 *der Drogenentwicklung* nicht überschritten hatten, befanden sich die polyvalent Abhängigen (Gruppe B) zum größten Teil (69%) in den Stadien 3 und 4. Häufig ließen sich bei ihnen schon ausgeprägte Zeichen einer psychischen und körperlichen Abhängigkeit nachweisen. Von den psychotisch erkrankten Patienten der Gruppe C war jeder sechste Probierer (Stadium 1), über die Hälfte betrieb einen relativ häufigen oder regelmäßigen Halluzinogen-Abusus, und nur eine im Vergleich zur Gruppe B geringe Zahl war ins Stadium 3 oder gar 4 übergegangen. Die Unterschiede waren statistisch signifikant.

21. Die *Therapie* umfaßte Beratungen, Gesprächs- und Gruppentherapien, bei den Opiatabhängigen und polyvalent Süchtigen auch stationäre Entziehungsbehandlungen, vor allem bei den Patienten mit eigengesetzlich ablaufenden Psychosen (Gruppe C) eine oft hochdosierte Psychopharmakotherapie mit Neuroleptica, selten eine E-Schock-Behandlung. Der *Therapieerfolg* wurde nach guter, befriedigender, mäßiger und schlechter Sozialremission bemessen und war abhängig von der Drogenabstinenz, der Distanzierung von den drogeninduzierten psychotischen Erlebnissen, den Folgeerscheinungen des Drogenabusus und den eingetretenen Residualsyndromen. Insgesamt waren

die Erfolge bei den psychotisch Erkrankten (Gruppe C) besser als bei den Drogenabhängigen der Gruppe D, die sich oft einer konsequenten Therapie entzogen.

22. Den *psychopathologischen Befund* haben wir am Leitfaden des AMP-Systems (Springer) dargestellt.

a) *Bewußtseinsstörungen* unterschiedlichen Grades waren während der anfänglichen Untersuchung bei jedem vierten Patienten zu verzeichnen. Neben Zeichen einer *Bewußtseinstrübung* im Sinne einer mäßiggradigen Einschränkung der Bewußtseinshelligkeit und Wachheit und *Umdämmerungen* konnten wir einige Male *delirante Syndrome* mit erhöhter psychomotorischer Unruhe, Denkinkohärenz, Zeichen partieller oder totaler Desorientiertheit sowie illusionären Verkennungen der Umgebung und halluzinatorischen Phänomenen beobachten. Selten traten ausgesprochen *oneiroide Bilder* mit einem traumhaften Zustand, verworrenem Gedankengang und Desorientiertheit in Erscheinung. Besonders eindrucksvoll waren *akut verworrene Zustandsbilder*, die eine delirant anmutende Symptomatik mit psychomotorischer Unruhe, Erregungszuständen, Angstgefühlen, halluzinatorischen Erlebnissen, aber auch stuporös-katatonem Verhalten zeigten. Es ließen sich deutliche Beziehungen zu den von Stringaris und anderen Autoren beschriebenen episodischen Verwirrtheitszuständen nach Haschischabusus sowie zu den Initialstadien protrahierter Haschischpsychosen erkennen. Unterschiedliche Faktoren dürften eine mitauslösende oder bahnende Funktion für dieses Syndrom gehabt haben. Bei einigen Patienten begann die eigengesetzlich ablaufende Psychose mit einem solchen Zustandsbild.

b) Die *Orientierung* war bei unseren Patienten oft nur partiell und kurzzeitig aufgehoben, erschien inkonstant und wechselhaft. Besonders auffallend waren *zeitliche*, manchmal auch *örtliche* Orientierungsstörungen, die mit Veränderungen des Zeit- und Raumerlebens und einer Beeinträchtigung der mnestischen Funktionen einhergehen konnten. *Situative* und *personelle* Desorientierungen waren seltener.

c) Besonders häufig waren *Störungen der Aufmerksamkeit und des Gedächtnisses* sowie eine *Beeinträchtigung der Konzentrations- und Merkfähigkeit* aufgetreten.

23. *Formale Denkstörungen* waren in der Gruppe der psychotisch Erkrankten (Gruppe C) erheblich häufiger nachzuweisen als bei den Drogenabhängigen der Gruppe D. Die Unterschiede waren immer statistisch signifikant. Davon waren sowohl die *Hemmung, Sperrung, Verlangsamung, Einengung* und *Umständlichkeit des Gedankengangs* sowie die *Beschleunigung bzw. Ideenflucht*, das *Vorbeireden*, vor allem die *Denkzerfahrenheit bzw. -inkohärenz* betroffen. Auch das *Symptom des Gedankenabreißens* war in der Gruppe C vermehrt zu erkennen. Die genaue Beachtung formaler Denkstörungen ließ oft schon im anfänglichen psychopathologischen Erscheinungsbild differentialdiagnostische und prognostische Rückschlüsse zu. Die Persistenz dieser Störungen über die Intoxikation hinaus, vor allem der Denkzerfahrenheit, wies in der Regel auf eine tieferliegende Störung des gesamten Erlebens mit einem sich anbahnenden eigengesetzlichen Verlauf der Psychose hin (Gruppe C).

24. a) Drogeninduzierte *hypochondrische Beschwerdebilder* waren vor allem in der Gruppe D relativ häufig ausgeprägt. Es handelte sich um körperliche Beschwerden mit oft quälenden hypochondrischen Befürchtungen, die durch Halluzinogene ausgelöst waren, manchmal bizarre Ausgestaltungen und Verbindungen zu vielfältigen speziellen Drogenerlebnissen erkennen ließen. Es konnten Übergänge zu Sinnestäuschungen im Sinne von Körperhalluzinationen und -gefühlsstörungen bestehen, die nicht nur passager

während akuter Intoxikationssyndrome, sondern auch im Rahmen von Flash-back-Phänomenen zu beobachten waren. Die körperlichen Beschwerden und hypochondrischen Befürchtungen waren oft auf den Kopf bezogen. Bei einigen Patienten waren herzphobische Syndrome, die sich mit komplexen anderen Störungen verbanden, ausgelöst worden.

b) *Zwangsphänomene* waren bei einigen Patienten aus psychotischen Drogenerlebnissen erwachsen, die zur Freisetzung sexuell- und aggressiv-triebhafter Impulse geführt hatten. Es war zu einer tiefgreifenden Verunsicherung mit oft quälenden grüblerischen Reflexionen gekommen. Insgesamt waren jedoch sowohl Zwangsgedanken wie auch Zwangshandlungen und -impulse nicht sehr häufig aufgetreten.

c) Über ein Drittel unserer Patienten zeigte *phobische Störungen*. Viele Drogenerlebnisse waren angstgefärbt oder mit panikartigen Zuständen verbunden. Besonders häufig wurde die Befürchtung geäußert, geisteskrank zu sein und ein erneutes Aufflackern früherer Horror-Trip-Erlebnisse im Rahmen von Flash-back-Phänomenen erleben zu müssen.

d) *Hypochondrische Beschwerden, Zwangsphänomene* und *Phobien* waren bei den Halluzinogen-Konsumenten (Gruppe A) signifikant häufiger nachzuweisen als bei den polyvalent Abhängigen (Gruppe B). In gleicher Weise bestanden deutliche Unterschiede zwischen den Gruppen E und F. Wir konnten bei den Patienten der Gruppe F mit chronischen bzw. rezidivierenden psychotischen Syndromen häufiger als in der Gruppe E neurotische Konflikte beobachten. Daraus läßt sich die Feststellung ableiten, daß neurotisch gestörte Jugendliche, die oft schon vor dem Drogenabusus vermehrt Angstgefühle und phobische Störungen sowie andere neurotische Symptome zeigten, in verstärktem Maße zu einer Chronifizierung bzw. zu häufigen Rezidiven drogeninduzierter psychotischer Syndrome (Gruppe F) neigten. Diese Gruppe ist jedoch grundlegend zu unterscheiden von den Patienten der Gruppe C, die einen eigengesetzlichen Verlauf der Psychose erkennen ließen.

25. *Wahnsymptome* fanden sich bei den meisten Patienten mit eigengesetzlich ablaufenden Psychosen (Gruppe C) und nahmen oft einen breiten Raum im akuten und chronischen psychopathologischen Erscheinungsbild ein. Sie lagen in dieser Gruppe statistisch signifikant höher als bei den Patienten der Gruppe D ($p < 0{,}001$). Davon waren sowohl eine *Wahnstimmung* wie auch insbesondere *Wahnwahrnehmungen, Wahneinfälle*, eine *Wahndynamik* und *Systematisierung des Wahns*, ein *Beziehungs-, Beeinträchtigungs-* bzw. *Verfolgungswahn* betroffen. Es ließ sich eine breite Skala von wahnähnlichen Phänomenen bis hin zu ausgeprägten Wahnerlebnissen mit absoluter Gewißheit und Unkorrigierbarkeit des Wahns beobachten. Hier waren genaue Differenzierungen zwischen akuten drogeninduzierten Wahnphänomenen, z.B. im Rahmen von Horror-Trips, nach der Intoxikation auf der Basis tiefgreifender Ängste sich chronifizierenden „abnormen paranoiden Erlebnisreaktionen" (Huber u. Gross 1977) und im Rahmen eigengesetzlich ablaufender Psychosen, also unabhängig vom Drogenabusus nachweisbaren Wahnsymptomen notwendig.

26. Auch *Sinnestäuschungen* ließen zwischen den Gruppen D und C charakteristische und signifikante Unterschiede erkennen. *Optische Halluzinationen* waren in der Gruppe D etwas häufiger nachzuweisen. Dagegen waren in der Gruppe C *Stimmenhören* und *andere akustische Halluzinationen, Körperhalluzinationen und -gefühlsstörungen, Geruchs- und Geschmackshalluzinationen* signifikant häufiger aufgetreten.

Bei den Patienten der Gruppe D war in der Regel nach der Intoxikation eine vollständige Distanzierung von den halluzinatorischen Erlebnissen möglich. Wenn sie längere Zeit persistierten oder im Rahmen von Flash-back-Phänomenen wieder aufflackerten (Gruppe F), hatten sie einen eher lockeren und wechselhaften Charakter, ohne daß ein tiefgreifendes Wahnerleben und eine psychotische Desintegration der Persönlichkeit in Erscheinung traten.

27. Die auch unabhängig vom Drogenabusus bei Jugendlichen relativ häufigen *Identitätsstörungen und Entfremdungserlebnisse* erfuhren bei unseren Patienten eine starke Ausweitung. Die psychotischen Drogenerlebnisse führten oft zu einer starken Verunsicherung der Beziehung zu sich und der Umwelt. Psychasthenische, sensible und kontaktgestörte, zu ängstlicher Selbstbeobachtung und grüblerischen Reflexionen neigende Jugendliche zeigten häufiger Entfremdungserlebnisse (Gruppe F). Insgesamt waren *Identitätsstörungen, Derealisations- und Depersonalisationsphänomene* jedoch bei den Patienten der Gruppe C signifikant häufiger aufgetreten ($p <$ 0.001). Deutlich *autistisches Verhalten* und *Gedankenentzug* konnten wir nur bei den Patienten mit eindeutig eigengesetzlichem Verlauf der Psychose nachweisen (Gruppe VI). Eine ähnliche Situation fanden wir bei den Symptomen der *Gedankenausbreitung, Gedankeneingebung* und *besonderen Fremdbeeinflussungserlebnissen.*

28. *Verstimmungen und Gefühlsstörungen* spielten bei unseren Patienten eine grogroße Rolle. Auffallend war oft eine erschreckende Gleichgültigkeit gegenüber freudigen oder schmerzlichen Ereignissen. Das Verhalten erschien unvorhersehbar und unberechenbar, neben einer hyperästhetischen Empfindlichkeit bestand eine allgemeine Gefühlsstumpfheit. Während bei den Halluzinogen-Konsumenten (Gruppe A) häufiger eine *depressive Stimmungslage, ratlose, hoffnungslose und verzweifelte Züge, Angstgefühle, mürrisch-gereiztes, mißtrauisches und feindseliges Verhalten,* eine *innere Unruhe* und *Gespanntheit* sowie *Insuffizienzgefühle* nachzuweisen waren, erschienen die polyvalent Abhängigen (Gruppe B) vermehrt *gefühlsverarmt,* einige Male auch *gehoben euphorisch* und ließen ein *gesteigertes Selbstwertgefühl* erkennen. Der Befund unterstreicht, daß die Halluzinogen-Konsumenten stärker unter ihren Beschwerden litten und in besonderen Krisensituationen in die Klinik gekommen waren. Die Patienten mit chronischen bzw. rezidivierenden psychotischen Syndromen (Gruppe F) zeigten gegenüber den Patienten der Gruppe E fast durchgehend eine vermehrte Frequenz und Intensität von Verstimmungen und Gefühlsstörungen. Bei den psychotisch Erkrankten mit eigengesetzlichem Verlauf (Gruppe C) traten weniger depressive und ängstliche Züge, dagegen eher eine *euphorische Stimmung* mit teilweise *ekstatischen Zügen,* eine *Affektarmut, läppische* und *affektiv inadäquate Verhaltensweisen* sowie eine *Affektstarrheit* auf, die in der Regel signifikant häufiger beobachtet werden konnten ($p < 0{,}001$) und auf tiefgreifende psychotische Veränderungen hinwiesen.

29. Die *psychomotorischen Störungen* waren wechselhaft und abhängig von dem Grad der Intoxikation. Anfängliche *Stimulierung und Euphorisierung durch Halluzinogene* konnten in ein *Erstarren aller Bewegungsabläufe* und *völlige Apathie* einmünden. Diese als „Bannungserlebnis" und „Automatose-Syndrom" bei schizophrenen Psychosen beschriebenen Zustandsbilder (Huber) konnten wir einige Male beobachten. Ausgesprochen *stuporöse* und *mutistische Syndrome* fanden wir nur bei den psychotisch Erkrankten der Gruppe C. Ebenfalls waren *Parakinesen, Stereotypien, negativistisches* und *maniriertes Verhalten* sowie *Zeichen eines Sprachzerfalls oder Neologismen* nur in

dieser Gruppe nachweisbar und ließen schon im anfänglichen psychopathologischen Bild kaum einen Zweifel an dem eigengesetzlichen Charakter der Psychose. Das sog. *Amotivationssyndrom* konnten wir in unterschiedlichen Graden und Ausprägungen bei verschiedenen Abhängigkeitstypen beobachten.

30. a) *Kontaktstörungen* bestanden bei fast Zweidrittel der psychotisch Erkrankten (Gruppe C), bei nahezu der Hälfte der Halluzinogen-Konsumenten (Gruppe A) sowie mehr als jedem Vierten der polyvalent Abhängigen (Gruppe B), während eine Vermehrung von Kontakten nur in seltenen Fällen zu verzeichnen war.

b) 76% der Halluzinogen-Konsumenten (Gruppe A), jeder zweite polyvalent Abhängige (Gruppe B) und nur jeder vierte der Gruppe C zeigten ein ausgeprägtes *Krankheitsgefühl*, das bei den Patienten mit chronischen bzw. rezidivierenden psychotischen Syndromen (Gruppe F) oft besonders quälend war. Die Patienten mit eigengesetzlich ablaufenden psychotischen Zustandsbildern (Gruppe C) ließen dagegen oft einen Mangel an *Krankheitsgefühl* und *-einsicht* erkennen und lehnten die Behandlung ab. Die Unterschiede zwischen den Gruppen C und D waren statistisch signifikant ($p < 0{,}001$).

c) Jeder dritte Patient zeigte *Suizidtendenzen*, jeder vierte bis fünfte *Suizidhandlungen*. Die höchste Frequenz lag bei den polyvalent Abhängigen (Gruppe B). Todesphantasien, Suizidgedanken und -impulse traten im Rahmen von Horror-Trips auf. Es konnte durch den Drogenabusus eine latente Suizidbereitschaft manifest werden, jedoch auch eine Suizidalitätsdisposition ohne bisher nachweisbare Suizidtendenzen geschaffen werden. Durch den Drogenabusus initiierte oder verstärkte depressive Verstimmungen, andere psychische Störungen und Persönlichkeitsveränderungen, qälende Selbstwertzweifel und vielfältige Konflikte konnten zu ausweglosen Situationen führen. Entzugserscheinungen, akute drogeninduzierte psychotische Syndrome konnten unkontrollierte Reaktionen mit lebensbedrohlichem Charakter auslösen, wobei spezielle situative Faktoren oft eine entscheidende Rolle spielten. 5 Patienten der Gruppe B waren durch Suizid bzw. an den Folgen von Begleitkrankheiten verstorben. Ebenfalls hatten sich 3 Patienten der Gruppe VI suizidiert. Es war nach mehrjährigem Verlauf und längerer Drogenabstinenz im Rahmen schwerer depressiver Zustandsbilder zu den Suiziden gekommen.

d) *Aggressionstendenzen* und *aggressive Handlungen* waren in der Gruppe C etwas häufiger nachzuweisen als in der Gruppe D. Während bei den psychotisch Erkrankten (Gruppe C) aggressive Tendenzen vermehrt während akuter, oft drogeninduzierter psychotischer Episoden in Erscheinung getreten waren, ließen die polyvalent Abhängigen (Gruppe B) häufiger Zeichen einer Verwahrlosung und Aggressionsdelinquenz erkennen. Im Rahmen drogenbedingter chronischer Persönlichkeitsveränderungen zeichnete sich eine erhöhte Aggressionsneigung mit unkontrolliertem Verhalten und einer ausgeprägten Beschaffungskriminalität ab.

e) Über eine *Verminderung der Libido* durch den Drogenabusus berichtete jeder vierte Patient, während eine *Steigerung der Sexualität* erheblich seltener angegeben wurde. Halluzinogene und Amphetamine hatten bei einigen Patienten zu ekstatisch-orgiastischen Gefühlen geführt. Insgesamt zeigte sich, daß die Drogen die natürliche Einstellung zur Sexualität nur wenig beeinflußten, dagegen eine sexuelle Gehemmtheit, latente homosexuelle Tendenzen oder Neigungen zu Perversionen verstärkt oder manifest wurden. Polyvalent abhängige Patienten (Gruppe B) ließen häufig sexuelle Verwahrlosungserscheinungen erkennen.

31. Im Rahmen der speziellen Drogenerlebnisse hatten *Horror-Trips,* die sich psychopathologisch vor allem durch die Trias „Angst, paranoide Gedanken und optische Halluzinationen" auszeichnen, eine besondere Bedeutung. Fast Zweidrittel der Patienten der Gruppe D berichtete über Horror-Trips, die ein auffallend wechselhaftes Erscheinungsbild zeigten. Die genaue Abgrenzung drogeninduzierter Horror-Trip-Erlebnisse bei den psychotisch Erkrankten (Gruppe C) war oft schwierig oder unmöglich, da sich die drogenbedingten Symptome mit der eigengesetzlichen Psychose verbanden und lediglich eine zeitliche Koinzidenz zwischen der Drogeneinnahme und dem psychotischen Syndrom konstatiert werden konnte. Die anfänglich drogeninduzierte Psychose lief unabhängig von den Drogenerlebnissen weiter, ohne noch Beziehungen zur initialen toxischen Symptomatik erkennen zu lassen. Im Rahmen von Horror-Trips war es auch zu körperlichen Beschwerden und Leibgefühlsstörungen, depressiven Verstimmungen, Entfremdungserlebnissen, Verwirrtheitszuständen und einige Male auch zu Suizidversuchen gekommen. Die quälenden Erlebnisse motivierten zu erneutem Drogenkonsum und führten nicht selten zu einer polyvalenten Abhängigkeit.

32. In gleicher Weise hatten *Flash-back- oder Echo-Phänomene* einen besonders relevanten Stellenwert. Es handelt sich um primär drogeninduzierte psychotische Erlebnisse, die nach drogenfreiem Intervall wieder auftreten, oft durch intrapsychische oder äußere Faktoren wieder ausgelöst werden und sich inhaltlich ausweiten, jedoch folgenlos abklingen. Sie hatten in der Gruppe E nur einen flüchtigen Charakter und traten selten in Erscheinung, während sie in der Gruppe F erheblich häufiger und mit einer oft ausgeprägten Chronifizierungstendenz nachzuweisen waren. Es wurde vor allem über Angstzustände, körperliche Beschwerden und Leibgefühlsstörungen, Entfremdungserlebnisse und depressive Verstimmungen, optische Halluzinationen, kurzzeitige Orientierungsstörungen und selten über flüchtige akustische Phänomene berichtet. Wie Horror-Trip-Erlebnisse waren Flash-back-Phänomene bei den psychotisch Erkrankten (Gruppe C) in die eigengesetzlich ablaufende psychotische Symptomatik verflochten, so daß eine klare Trennung oft nicht möglich war.

33. Jeder vierte Patient der Gruppe D ließ *verlängerte Rauschzustände* erkennen, jeder fünfte berichtete über auffallende *Glückszustände,* die oft durch spezielle Drogenkombinationen erzielt wurden. 11% sprachen über besondere *Todeserfahrungen,* die im Rahmen von Drogenerlebnissen aufgetreten waren, 5% über sog. „*Gottes-Trips"* bzw. über seltsame und teilweise beängstigende „*religiöse" Erfahrungen.*

34. Die Analyse des psychopathologischen Befundes hat gezeigt, daß *die Patienten mit eigengesetzlich ablaufenden Psychosen (Gruppe C)* eine eigenständige und von den anderen Patienten abzugrenzende Gruppe darstellt. Die häufige hereditäre Belastung mit endogenen Psychosen und auffallende prämorbide Persönlichkeitsmerkmale einiger Patienten wiesen schon auf wichtige Differenzen hin, die durch den psychopathologischen Befund unterstrichen und bestätigt wurden. Die Frequenz und inhaltliche Ausprägung formaler Denkstörungen, vielfältiger Wahnphänomene und halluzinatorischer Erlebnisse, tiefgreifender Icherlebensstörungen, Veränderungen des Affektes und der Psychomotorik ließen diese Gruppe relativ einheitlich und in sich geschlossen erscheinen. Davon zu unterscheiden waren *die Patienten der Gruppe F mit häufigen Rezidiven bzw. einer Chronifizierungstendenz drogeninduzierter psychotischer Syndrome.* Es handelte sich um stark neurotisch gestörte Jugendliche, die in besonders auffallender Weise zu drogenbedingten psychotischen Reaktionen neigten. Sie ließen

durch den Drogenabusus eine Zunahme hypochondrischer, phobischer und zwanghafter Syndrome erkennen, zeigten vermehrt formale Denkstörungen und Wahnphänomene, jedoch ohne Wahndynamik und Systematisierungstendenz, auch vereinzelt
akustische Halluzinationen. Ferner waren Entfremdungserlebnisse bei ihnen häufiger
und stärker ausgeprägt. Die Frequenz und der Schweregrad von Verstimmungen und
Gefühlsstörungen hatten gegenüber der Gruppe E durchgehend zugenommen. Zeichen
einer Antriebsminderung und Kontaktarmut, andererseits auch aggressive Impulse,
ein Nachlassen der Libido und ein deutlich ausgeprägtes Krankheitsgefühl ließen sich
bei ihnen häufig beobachten. Diese Patienten neigten vermehrt zu einem polyvalenten
Drogenabusus, um ihre quälenden psychotischen Drogenerlebnisse zu überwinden.
Sie zeigten aufgrund ihrer neurotischen Störungen eine besondere Disposition zu
drogeninduzierten psychotischen Syndromen, ohne daß es jedoch zu einem eigengesetzlichen Verlauf der Psychose wie in der Gruppe C gekommen war.

35. Die *Patienten der Gruppe C* ließen *unterschiedliche Grade des Drogenabusus*
erkennen. Es fiel eine besondere Affinität zu Halluzinogenen (Haschisch und LSD) auf.
Bei einigen Patienten war das psychotische Geschehen kaum oder gar nicht durch
Drogen beeinflußt. Selten war es zu ausgesprochen negativen Erfahrungen gekommen,
so daß eine bewußte Distanzierung vom weiteren Drogenabusus erfolgt war. Autotherapeutische Intentionen spielten eine wesentliche und oft entscheidende Rolle. Es
wurden eine Veränderung des Erlebens und die Überwindung unangenehmer psychotischer Symptome, insbesondere eines sich abzeichnenden Defektsyndroms durch Drogen
erstrebt. Im Vorfeld endogener bzw. eigengesetzlich ablaufender Psychosen konnten
ausgeprägte Suchttendenzen nachgewiesen werden, die später hinter der psychotischen
Symptomatik zurücktraten. Schizophrene Psychosen waren oft durch akute organische
Psychosyndrome überlagert, die sich nach der Intoxikation wieder zurückbildeteten.
Ferner konnten wir einige Male chronische, drogeninduzierte psychotische Zustandsbilder bei polyvalent abhängigen Patienten mit den Zeichen einer drogenbedingten
Wesensänderung und süchtigen Depravation beobachten. Schon nach mäßigem Halluzinogen-Abusus konnten perakut beginnende Psychosen auftreten, oder es wurden
nach längerer Drogenanamnese plötzlich akute und eigengesetzlich ablaufende Psychosen manifest, wobei häufig schon vorher besonders auffällige psychotische Drogenerlebnisse zu eruieren waren, die jedoch bis zum endgültigen Ausbruch der Psychose
immer wieder in den Hintergrund traten.

36. Nach mehrjähriger Verlaufsbeobachtung ergab *die syndromdiagnostische
Zuordnung,* daß bei den meisten Patienten der *Gruppe C* eine *paranoid-halluzinatorische Symptomatik* im Vordergrund des psychopathologischen Bildes stand. Es folgten
hebephrene, kataton-stuporöse und *bisher atypisch verlaufende Psychosen,* die ein sehr
wechselhaftes Bild zeigten. *Uni- oder bipolar verlaufende Zyklothymien* sahen wir
selten. 77% ließen *akute* und 23% *chronische Verlaufsweisen* erkennen. Häufige *Rezidive,* die in unterschiedlichem Grade mit einem erneuten Drogenabusus in Verbindung
standen, gaben zu mehreren stationären Behandlungen Anlaß. *Haschisch und LSD*
waren am häufigsten für die *Auslösung von Rezidiven* verantwortlich, seltener *Weckamine,* während andere Drogen nur eine begleitende oder verstärkende Funktion hatten. Die *Intervalle* zwischen den einzelnen psychotischen Episoden, die wenige Wochen
oder mehrere Monate dauerten, lagen zwischen 4 und 10 Monaten. *Die initialen und
späteren psychotischen Episoden* zeigten vor allem eine paranoid-halluzinatorische,

kataton-stuporöse und depressive Symptomatik, während maniforme und delirant-amentielle Syndrome seltener beobachtet werden konnten. Die späteren psychotischen Episoden traten vor allem in der Gruppe VI immer häufiger unabhängig von erneutem Drogenabusus auf und waren fast immer mit charakteristischen schizophrenen Symptomen wie Denkzerfahrenheit, Wahnerlebnissen, Störungen des Icherlebens, der Affektivität und Psychomotorik verbunden. Ausgesprochen häufig ließ sich bei den Patienten der Gruppe VI ein zumindest leichtes *Defektsyndrom* nachweisen, wobei reine gegenüber gemischten Defekten (Huber) überwogen. Sehr unterschiedliche ätiopathogenetische Faktoren führen bei jugendlichen Drogenkonsumenten zu Residualsyndromen oder ähnlichen psychopathologischen Erscheinungsbildern, die einer differenzierten Beurteilung bedürfen. Neben psychischen Veränderungen, die schon durch regelmäßige Kontakte zu subkulturellen Gruppen mit ihren spezifischen Lebens- und Verhaltensweisen bewirkt werden, sind toxische Einflüsse, drogeninduzierte Störungen in verschiedenen Bereichen des psychischen Apparates, vor allem akute und chronische psychotische Zustandsbilder und unabhängig vom Drogenabusus bestehende psychotische Verläufe zu berücksichtigen.

37. *Drogeninduzierte Psychosen im Jugendalter sind unter multikonditionalen Aspekten zu beurteilen.* Erbgenetische und konstitutionelle Faktoren, biologische Veränderungen der jugendlichen Entwicklungszeit, vielfältige phasenspezifische Krisensituationen, situativ-reaktive Belastungen, epochaltypische Einflüsse und psychotrope Drogeneffekte fließen in die Syndromgenese hinein. Bei einem großen Teil der psychotisch erkrankten Patienten (Gruppe C) konnten wir eine hereditäre Belastung mit endogenen Psychosen nachweisen. Es dürfte durch den Drogenabusus zur Manifestation einer latenten Psychose gekommen sein. Einige Patienten ließen schon vor dem ersten Kontakt mit Rauschdrogen psychotische oder psychoseverdächtige Symptome erkennen, die durch den Drogenabusus eine Modifikation, Verstärkung und Ausweitung erfahren hatten. Die jugendliche Entwicklungszeit stellte sich als eine außerordentlich relevante präpsychotische Situation heraus, wenn sie durch Drogeneffekte nachhaltig gestört wurde. Für die Entwicklung einer Drogenabhängigkeit oder einer eigengesetzlich ablaufenden Psychose waren unterschiedliche dispositionelle Faktoren vorauszusetzen. Unter psychopathologischem Aspekt ließen sich verschiedene Zusammenhänge zwischen Drogenabusus und endogener bzw. eigengesetzlich ablaufender Psychose nachweisen: (a) Endogene Psychosen wurden in einigen Fällen nicht oder nur gering durch Drogeneffekte beeinflußt. (b) Das akute oder chronische psychopathologische Erscheinungsbild endogener Psychosen wurde durch Drogeneffekte unterschiedlich modifiziert. (c) Bisher latente endogene Psychosen wurden durch den Drogenabusus manifest. (d) Durch den Drogenabusus wurden psychotische Zustandsbilder mit eigengesetzlichem Verlauf eingeleitet, die sich nicht von endogenen, vorwiegend schizophrenen Psychosen unterscheiden ließen. (e) Davon abzugrenzen waren andere drogenbedingte psychopathologische Phänomene wie Horror-Trips und Flash-back-Episoden, „posthalluzinogene neurotische Syndrome" und paranoide Entwicklungen sowie organische Psychosyndrome und Persönlichkeitsveränderungen mit Störungen in verschiedenen Bereichen des psychischen Apparates, die teilweise mit floriden psychotischen Symptomen einhergingen oder sekundär zu psychotischen Entgleisungen disponierten. (f) Relativ häufig waren Residualsyndrome nachzuweisen, die auf unterschiedliche Faktoren zurückzuführen waren.

J. Zusammenfassung

Ausgehend von aktuellen Fragen der Drogenabhängigkeit und differentialdiagnostischen Aspekten endogener Psychosen im Jugendalter sowie einer Differenzierung drogeninduzierter psychotischer Syndrome wurden 233 jugendliche Patienten untersucht, bei denen sich im Rahmen eines Drogenabusus unterschiedlichen Grades psychotische Zustandsbilder entwickelt hatten. Es wurden akute und kurzzeitige psychotische Episoden von rezidivierenden oder chronischen psychotischen Syndromen bei Halluzinogen-Konsumenten und polyvalent abhängigen Patienten unterschieden. Hinzu kamen eigengesetzliche Verläufe psychotischer Zustandsbilder, denen ein besonderes Interesse der Untersuchung galt. Die Befunde in den einzelnen Patientengruppen wurden unter statistischen Gesichtspunkten miteinander verglichen. Der Untersuchung wurde der Schizophreniebegriff K. Schneiders zugrundegelegt.

Das Durchschnittsalter der Patienten lag zwischen 19,3 und 20 Jahren, während die Drogenanamnese zwischen 2 und 3,9 Jahren betrug. Die durchschnittliche Beobachtungsdauer reichte von 4,5 bis 35 Monaten.

Die Patienten kamen zu einem großen Teil aus mittleren und gehobenen sozialen Schichten. Broken-home-Situationen bestanden bei 54%. Die hereditäre Belastung mit endogenen Psychosen war bei den Patienten mit eigengesetzlichem Verlauf der Psychose signifikant höher als bei den primär drogengefährdeten oder -abhängigen Jugendlichen, während sich im Blick auf Suchtmittelabhängigkeiten in der Familie eher umgekehrte Verhältnisse zeigten.

Relativ häufig konnten auffallende Persönlichkeitszüge und neurotische Störungen der Eltern sowie besondere familienneurotische Konstellationen nachgewiesen werden. Unterschiedliche Erziehungspraktiken, sowohl durchgängig verwöhnendes wie auch inkonsequentes und stark restriktives Erziehungsverhalten konnten die Entwicklung einer Drogenabhängigkeit im Kindes- und Jugendalter fördern. Besonders gefährdet erschienen älteste und jüngste Kinder sowie Einzelkinder.

Vor allem die opiatabhängigen und polytoxikomanen Jugendlichen hatten sich oft eine Serumhepatitis zugezogen.

Unter den Konstitutionstypen überwogen Astheniker. In der prämorbiden Persönlichkeitsentwicklung fielen bei den primär drogengefährdeten oder -abhängigen Patienten signifikant häufiger neurotische Störungen im Sinne einer Neigung zu Angstgefühlen und Phobien, Unsicherheits- und Minderwertigkeitsgefühlen, depressiven und aggressiven Verhaltensweisen sowie psychosomatischen Beschwerden auf, während sich bei den psychotisch Erkrankten eher Störungen im Kontaktbereich bzw. schizoide Persönlichkeitszüge sowie eine Neigung zu Grübeln bzw. pseudophilosophischen Reflexionen beobachten ließen. Vor allem die polyvalent abhängigen jugendlichen Patienten zeigten vermehrt sexuelle Verwahrlosungserscheinungen, während die an einer eigengesetzlich ablaufenden Psychose Erkrankten häufiger Hinweise auf eine Retardierung und Hemmung im sexuellen Bereich sowie homosexuelle Tendenzen erkennen ließen.

Bei fünf Patienten bestanden schon in der Kindheit, bei acht in der Pubertät psychotische oder psychoseverdächtige Symptome. Die sozialen Folgeerscheinungen durch den Drogenabusus und den Ausbruch der psychotischen Erkrankung waren ausgesprochen schwerwiegend. Der größte Teil der Patienten hatte die schulische und berufliche Ausbildung abgebrochen.

Die Motivationen zum Drogenabusus waren sehr unterschiedlicher Art. Neben der häufigen und alterstypischen Neugierde, dem abenteuerlichen Suchen nach neuen Erlebnissen, dem Verlangen nach Kontakten mit Gleichaltrigen, dem Wunsch nach Selbstverwandlung und „Bewußtseinserweiterung" sowie einer oppositionellen Einstellung gegenüber gesellschaftlichen Entwicklungstendenzen und Zwängen spielten autotherapeutische Intentionen eine wesentliche Rolle. Sie wurden ergänzt durch epochaltypische Faktoren, insbesondere den Einfluß subkultureller Gruppen, „Gammeln", eine manchmal fanatisch vertretene Haschisch- und LSD-Ideologie, Reisen in andere Länder etc. Meditationspraktiken und besondere religiöse Einflüsse hatten vor allem bei einigen psychotisch Erkrankten eine relativ große Bedeutung.

Straftaten, vor allem die sog. Begleit- oder Sekundärkriminalität, wurden zum größten Teil von den polyvalent abhängigen Patienten begangen.

Während die Halluzinogen-Konsumenten fast ausschließlich Haschisch und LSD eingenommen hatten, standen bei den Polytoxikomanen andere Drogen, vor allem Weckamine und Opiate, teilweise auch Alkohol, Cocain, Sedativa und Hypnotica im Vordergrund. Eine Zwischenposition nahmen die Patienten mit eigengesetzlichem Verlauf der Psychose ein, die relativ häufig Haschisch geraucht und LSD etc. eingenommen hatten, jedoch seltener zu anderen Drogen übergegangen waren und eine schwere Opiatabhängigkeit oder Polytoxikomanie entwickelt hatten.

Der psychopathologische Befund wurde nach dem AMP-System dargestellt. Unter den drogeninduzierten psychotischen Zustandsbildern mit ausgeprägten Bewußtseinsstörungen fielen delirante, oneiroide und akute verworrene Syndrome auf. Formale Denkstörungen waren bei den psychotisch Erkrankten mit eigengesetzlichem Verlauf signifikant häufiger zu beobachten, insbesondere hatte die Persistenz dieser Störungen eine wesentliche Bedeutung für den weiteren Verlauf. Hypochondrische Beschwerden, Zwangsphänomene und Phobien waren vor allem bei den Halluzinogen-Konsumenten und polyvalent Abhängigen mit chronischen bzw. rezidivierenden psychotischen Symptomen besonders häufig und stark ausgeprägt. Wahnsymptome nahmen einen breiten Raum ein und reichten von wahnähnlichen Phänomenen bis zu tiefgreifenden Wahnerlebnissen mit absoluter Gewißheit und Unkorrigierbarkeit des Wahns. Sie waren statistisch signifikant häufiger bei den Patienten mit eigengesetzlichem Verlauf der Psychose nachzuweisen. Ähnlich stellte sich die Situation bei Symptomen der Sinnestäuschung dar, lediglich wurde von den Halluzinogen-Konsumenten und polyvalent Abhängigen etwas häufiger über optische Halluzinationen berichtet. Die in der jugendlichen Entwicklungszeit oft charakteristischen Identitätsstörungen und Entfremdungserlebnisse erfuhren bei unseren Patienten eine Intensivierung und umfassende Ausgestaltung. Sie waren bei den psychotisch Erkrankten mit eigengesetzlichem Verlauf der Psychose signifikant häufiger aufgetreten. Auch im Blick auf Verstimmungen und

Gefühlsstörungen zeigte sich eine breite Skala unterschiedlich akzentuierter und auffallend variabler Veränderungen mit häufig signifikanten Differenzen. Zeichen einer deutlichen Affektarmut, läppische und inadäquate Verhaltensweisen sowie eine Affekt-starrheit wiesen oft auf eine tiefgreifende psychotische Entgleisung hin. Psychomoto-rische Störungen erschienen vom Grad der Intoxikation abhängig. Besonders charakter-istisch war das sog. Amotivationssyndrom. Einige Veränderungen im psychomotorischen Bereich ließen schon im afnänglichen psychopathologischen Erscheinungsbild kaum einen Zweifel an dem eigengesetzlichen Charakter der Psychose. Kontaktstörungen, Krankheitsgefühl und -einsicht, Suizidtendenzen und -handlungen, aggressive Verhal-tensweisen und Auffälligkeiten im sexuellen Bereich ließen charakteristische, durch den Drogenabusus oder den Ausbruch der Psychose bedingte Veränderungen erkennen.

Horror-Trips zeichneten sich durch die Trias „Angst, paranoide Gedanken, opti-sche Halluzinationen" aus, waren jedoch auch oft mit körperlichen Beschwerden und Leibgefühlsstörungen, depressiven Verstimmungen, suizidalen Impulsen, Entfremdungs-erlebnissen und Verwirrtheitszuständen verbunden. Sie ließen sich — wie Flash-back-Phänomene — oft schwer abgrenzen, wenn ein eigengesetzlicher Verlauf der Psychose in Gang gekommen war.

Verlängerte Rauschzustände, besondere Glücksgefühle, Todeserfahrungen sowie „Gottes-Trips" und „religiöse" Erlebnisse hatten bei einigen Patienten eine nachhaltige Bedeutung.

Die hereditäre Belastung mit endogenen Psychosen, die prämorbide Persönlich-keitsentwicklung und vor allem die erhobenen psychopathologischen Befunde ermög-lichten eine Abgrenzung der Patienten mit eigengesetzlich ablaufenden Psychosen von anderen jugendlichen Drogenkonsumenten, die zu besonderen psychotischen Reaktio-nen mit häufigen Rezidiven und einer Chronifizierungstendenz der psychotischen Syn-drome neigten.

Die jugendlichen Patienten mit eigengesetzlichem Verlauf der Psychose zeigten eine auffallende Affinität zum Halluzinogen-Abusus, manchmal jedoch auch kurzzeitig aus-geprägte polytoxikomane Züge. Durch akute organische Psychosyndrome überlagerte endogene Psychosen waren von organischen Persönlichkeitsveränderungen und einer süchtigen Depravation mit sekundären psychotischen Zustandsbildern bei polyvalent Abhängigen zu unterscheiden. Einige Male war es schon nach geringem Halluzinogen-Abusus zu perakut beginnenden paranoid-halluzinatorischen Psychosen mit eigen-gesetzlichem Verlauf gekommen, während in anderen Fällen eine längere Drogen-anamnese mit einer allmählichen Progredienz psychotischer Erlebnisse zu verzeichnen war.

Im Vordergrund standen akute Verlaufsweisen mit vor allem paranoid-halluzinato-rischer Symptomatik. Es folgten vorwiegend hebephrene und kataton-stuporöse Zu-standsbilder, bisher atypisch verlaufende Psychosen sowie uni- und bipolare Zyklo-thymien. Die psychotischen Syndrome waren primär durch Haschisch und LSD, seltener durch Weckamine ausgelöst.

Besonders auffallend war die hohe Frequenz zumindest leichter Residual- oder Defektsyndrome, deren Ätiopathogenese und psychopathologischen Erscheinungs-bilder einer differenzierten Betrachtung bedurften.

Zusammenfassend wurde festgestellt, daß drogeninduzierte Psychosen im Jugend-alter unter multikonditionalen Aspekten zu beurteilen sind. Erbgenetische und konstitutionelle Faktoren, biologische Veränderungen und phasenspezifische Krisensituationen der jugendlichen Entwicklungszeit, situative Belastungen und reaktive Konflikte, epochaltypische Einflüsse und psychotrope Drogeneffekte sind bei der Syndromgenese zu berücksichtigen. Die Patienten mit eigengesetzlichem Verlauf der psychotischen Erkrankung zeigten eine hohe hereditäre Belastung mit endogenen Psychosen. Andererseits dürfte die jugendliche Entwicklungszeit eine außerordentlich relevante präpsychotische Situation darstellen, wenn sie unter den nachhaltigen Einfluß von Drogeneffekten gerät.

Die Zusammenhänge zwischen Drogenabusus und endogenen bzw. eigengesetzlich ablaufenden Psychosen sind unterschiedlicher Art:

a) Endogene Psychosen werden in einigen Fällen durch Rauschdrogen offensichtlich nicht oder nur gering beeinflußt.

b) Sie erfahren häufig eine Modifikation ihres akuten oder chronischen psychopathologischen Erscheinungsbildes.

c) Der Drogenabusus führt zur Manifestation einer bisher latenten endogenen Psychose.

d) Durch den Drogenabusus kommt es zu psychotischen Zustandsbildern mit eigengesetzlichem Verlauf, die sich nicht von endogenen, vorwiegend schizophrenen Psychosen unterscheiden lassen.

e) Davon sind drogenbedingte psychopathologische Phänomene wie Horror-Trips und Flash-back-Episoden, „posthalluzinogene neurotische Syndrome" und paranoide Entwicklungen sowie organische Psychosyndrome und Persönlichkeitsveränderungen mit teilweise begleitenden floriden psychotischen Symptomen bzw. einer sekundären Disposition zu psychotischen Entgleisungen abzugrenzen.

f) Die relativ häufig nachzuweisenden Residualsyndrome psychotisch erkrankter jugendlicher Drogenkonsumenten bedürfen einer differenzierten Beurteilung ihrer kausalgenetischen Zusammenhänge, nosologischen Zuordnung und prognostischen Relevanz.

Literaturverzeichnis[1]

Abaskulijev AA (1961) Arbeiten der 1. wissenschaftl.-prakt. Konferenz der Psychoneurologen der Sowjetrepublik Azerbeidzan über Fragen der Alkoholbekämpfung 16.–17.5.1960 in Baku. Red.-Kollegium Baku

Abel EL (1971) Marihuana and memory: acquisition or retrieval? Science 173:1038–1040

Abély P Bobin P, Geier S (1960) Toxicomanie mixte aux amphétamines et aux dérivés de l'oxazine chez de jeunes sujets. Ann Med Psych (Paris) 118:167–172

Abraham K (1908) Die psychologischen Beziehungen zwischen Sexualität und Alkoholismus. Z Sexualwiss 8:449–459

Abraham K (1912) Ansätze zur psychoanalytischen Erforschung und Behandlung des manisch-depressiven Irreseins. Zentralbl Psychoanal 2:302–311

Abraham K (1969) Versuch einer Entwicklungsgeschichte der Libido auf Grund der Psychoanalyse seelischer Störungen. In: Abraham K (Hrsg) Psychoanalytische Studien, Bd 1. Fischer, Frankfurt/Main

Abruzzi W (1975) Drug-induced psychoses . . . or schizophrenia? Am J Psychoanal 35:329–342

Achté KA (1961) Der Verlauf der Schizophrenien und der schizophrenieformen Psychosen. Munksgaard, Kopenhagen

Aggernaes A (1972) The difference between the experienced reality of hallucinations in young drug abusers and schizophrenic patients. Acta Psychiatr Scand 48:287–299

Alanen YO (1958) The mothers of schizophrenic patients. Munksgaard, Copenhagen

Alanen YO (1960) Über die Familiensituation der Schizophrenie-Patienten. Acta Psychother (Basel) 8:89–104

Albert E (1965) Über Erinnerungs- und Bewußtseinsstörungen bei erregten endogenen Psychosen. Psychiatr Neurol Med Psychol (Leipz) 17:81–90

Allentuck S, Bowman KM (1942) The psychiatric aspects of marihuana intoxication. Am J Psychiatry 99:248–251

Amendt G (1974) Haschisch und Sexualität. Eine empirische Untersuchung über die Sexualität Jugendlicher in der Drogensubkultur. Enke, Stuttgart

Ames F (1958) A clinical and metabolic study of acute intoxication with Cannabis sativa and its role in the model psychoses J Ment Sci 104:972–999

Angrist BM, Gershon S (1970) Preliminary investigations of pathogenic mechanisms in amphetamine psychosis CIMP, Proc 7th Int Congr Prag, August

Angt J (1970) Halluzinogen-Abusus. Schweiz Med Wochenschr 100:710–715

Angst J, Dittrich A, Woggon B (1971) Psychopharmakologische Aspekte des Cannabiskonsums. In: Drogen – Meinungen – Fakten. NZZ Schriften zur Zeit 23:37–48

Angst J, Dittrich A, Woggon B (1972) Psychologische und klinische Aspekte des Cannabis-Mißbrauchs. ZFA 48:94–99

Anslinger HJ (1943) The psychiatric aspects of marihuana intoxication. JAMA 121:212–213

Antons K (1978) Persönlichkeitsmerkmale des Süchtigen. Ursachen oder Folgen? In: Keup W (Hrsg) Sucht als Symptom. Thieme, Stuttgart

Argelander H (1971) Ein Versuch zur Neuformulierung des primären Narzißmus. Psyche 25: 359–373

Argenta G (1910) Über einen Fall von Preludinpsychose. Acta Neurol (Napoli) 15:355–361

Asperger H (1960) Süchtigkeit und Luxusverwahrlosung im Kindesalter. Suchtgefahren 6:7–12

Baettig K (1970) Drogenkonsum und Drogenwünsche bei Zürcher Studenten. Z Präv-Med 15: 387–388

---

1 Wenn Zitierung ohne Jahreszahl erfolgt, findet sich von dem genannten Verfasser nur eine Literaturangabe im Literaturverzeichnis.

Baeyer W v (1932) Zur Klinik des Haschischrausches. II. Psychomotorische Erscheinungen. Nervenarzt 5:342–346

Baeyer W v (1967) Zur Einführung in die Psychopathologie des schizophrenen „Defekts". In: Panse F (Hrsg) Problematik, Therapie und Rehabilitation der chronischen endogenen Psychosen. Enke, Stuttgart

Balint M (1960) Primärer Narzißmus und primäre Liebe. Jb Psychoanal 1:3–34

Bash KW (1957) Zur Psychopathologie akuter symptomatischer Psychosen. Nervenarzt 28:193–199

Battegay R (1970) Angst und Sein. Enke, Stuttgart

Battegay R, Bäumler J, Gnirrs F, Ladewig D (1969) Zur Drogenabhängigkeit vom Typ Cannabis (Haschisch, Marihuana). Schweiz Med Wochenschr 99:965–971

Beck S, Lempp R (1965) Die Bedeutung der Stellung in der Geschwisterreihe für Entstehung und Art psychoreaktiver Störungen. Psychother Med Psychol (Stuttg) 4:145–154

Becker AM (1949) Zur Psychopathologie der Lysergsäurediäthylamidwirkung. Wien Z Nervenheilkd 2:402–440

Belart W (1942) Pathogenetisches und Therapeutisches aus Pervitinversuchen bei Schizophrenie. Schweiz Med Wochenschr 1942:41–43

Bell DS (1965) Comparison of amphetamine psychosis and schizophrenia. Brit J Psychiatry 11:701–707

Benabud A (1957) Psycho-pathological aspects of the Cannabis situation in Marocco: Statistical data for 1956. Bull Narc 9:1–6

Benedek Th (1936) Die überwertige Idee und ihre Beziehung zur Suchtkrankheit. Int Z Psychoanal 22:59–71

Benedetti G (1952) Die Alkoholhalluzinosen. Thieme, Stuttgart

Benedetti G (1973) Schizophrenie. In: Müller Ch (Hrsg) Lexikon der Psychiatrie. Springer, Berlin Heidelberg New York

Benedetti G (1975) Wahn und Verständlichkeit. Med Klin 70:474–481

Beringer K (1924) Beitrag zur Analyse schizophrener Denkstörungen. Z Ges Neurol Psychiatr 93:55–61

Beringer K (1926) Denkstörungen und Sprache bei Schizophrenen. Z Ges Neurol Psychiatr 103:185–197

Beringer K (1927) Der Mescalinrausch. Springer, Berlin

Beringer K (1932) Zur Klinik des Haschischrausches. I. Denkstörungen. Nervenarzt 5:337–343

Bernays L (1957) Zum Problem der Schmerzmittelsucht. Schweiz Med Wochenschr 87:985–990, 1022–1026

Bernhardson G, Gunne LM (1972) Forty-six cases of psychosis in Cannabis abusers. Int J Addict 7:9–16

Berze J, Gruhle HW (1929) Psychologie der Schizophrenie. Springer, Berlin

Bett WR, Lowells LH, MacDonald AD (1956) Amphetamin in der klinischen Medizin. Eigenschaften und praktische Verwendung. Springer, Berlin Göttingen Heidelberg

Betz H (1967) Faktoren des Alkoholkonsums bei Psychosen und Neurosen. Med Welt 18:1469–1473

Bewley ThH (1967) Drug addiction. Br Med J III:603–605

Bewley ThH (1968) Recent changes in the incidence in all types of drug dependence in Great Britain. Proc R Soc Med 61:175–177

Bialos DS (1970) Adverse Marihuana reactions: A critical examination of the literature with selected case material. Am J Psychiatry 127:819–823

Birnbaum K (1923) Der Aufbau der Psychose. Springer, Berlin

Bischoff A (1951) Über eine therapeutische Verwendung der sog. „Weck-Amine" in der Behandlung schizophrener Erregungszustände. Monatsschr Psychiatr Neurol 121:329–344

Blankenburg W (1971) Der Verlust der natürlichen Selbstverständlichkeit. Ein Beitrag zur Psychopathologie symptomarmer Schizophrenien. Enke, Stuttgart

Bleuler E (1911) Dementia praecox oder Gruppe der Schizophrenien. In: Aschaffenburg G (Hrsg) Handbuch der Psychiatrie, Spez Teil, 4. Abt. Deuticke, Wien Leipzig

Bleuler E (1930) Primäre und sekundäre Symptome der Schizophrenie. Z Ges Neurol Psychiatr 124:607–646

Bleuler E (1966) Lehrbuch der Psychiatrie, 10. Aufl. Springer, Berlin Heidelberg New York

Bleuler M (1972) Die schizophrenen Geistesstörungen im Lichte langjähriger Kranken- und Familiengeschichten. Thieme, Stuttgart

Bleuler M, Angst J (Hrsg) (1971) Die Entstehung der Schizophrenie. Huber, Bern Stuttgart Wien

Bleuler M, Willi J, Bühler HR (1966) Akute psychische Begleiterscheinungen körperlicher Krankheiten. Akuter exogener Reaktionstypus. Thieme, Stuttgart

Bloomquist ER (1971) Marihuana. Beverly Hills, Calif

Blos P (1962) On adolescence. Free Press of Glencoe, New York

Blum R (1965) Associates: Utopics, the use and users of LSD-25. Tavistock, London

Blumenfield M, Glickman L (1967) Ten months experience with LSD-users admitted to county psychiatric receiving hospital. NY State J Med 67:1849–1853

Bochnik HJ (1964) Selbstmord in Konflikten und Psychosen. Gesundheitspflege (Köln)

Bochnik HJ, Burchard J, Dick C (1959) Alkoholmißbrauch bei Frauen. Nervenarzt 30:433–442

Bock HJ (1969) Perspektiven schizophrenieartiger Zustandsbilder im Entwicklungsalter. Nervenarzt 40:529–536

Bonhoeffer K (1908) Zur Frage der Klassifikation der symptomatischen Psychosen. Berlin Klin Wochenschr 45:2257–2261

Bonhoeffer K (1909) Zur Frage der exogenen Psychosen. Zentralbl Nervenheilkd 32:499–505

Bonhoeffer K (1912) Die Psychosen im Gefolge von akuten Infektionen, allgemeinen Erkrankungen und inneren Erkrankungen. In: Aschaffenburg G (Hrsg) Handbuch der Psychiatrie, Spez Teil, Bd 3/1. Deuticke, Leipzig Wien

Bonhoeffer K (1917) Die exogenen Reaktionstypen. Arch Psychiatr Nervenkr 58:58–70

Bonhoff G, Lewrenz H (1954) Über Weckamine (Pervitin und Benzedrin). Springer, Berlin Göttingen Heidelberg

Boor W de (1965) Pharmakopsychologie und Psychopathologie, Springer, Berlin Heidelberg New York

Boroffka A (1966) Mental illness and Indian hemp in Lagos. East Afr Med J 43:377–384

Boroffka A (1966) Indian hemp and psychosis: Observations on patients in Nigeria. In: Proceedings of the 4th World Congress of Psychiatry. Excerpta Medica, Amsterdam. [Int Congr Ser 150:1360–1362 (1966)]

Boroffka A (1978) Cannabis und Psychiatrie. Suchtgefahren 24:28–37 (1978)

Bouquet J (1944) Marihuana intoxication. JAMA 124:1010–1011

Bouquet J (1950, 1951) Cannabis. Bull Narc 2:14–30; 3:22–43

Bräutigam W (1962) Krankheitsbewußtsein und Krankheitseinsicht im Verlauf der Psychose. In: Kranz H (Hrsg) Psychopathologie heute. Thieme, Stuttgart

Bräutigam W (1964) Typus, Psychodynamik und Psychotherapie herzphobischer Zustände. Z Psychosom Med Psychoanal 10:276–285

Bräutigam W (1969) Reaktionen – Neurosen – Psychopathien. 2. Aufl. Thieme, Stuttgart

Bräutigam W (1974) Untersuchungen zur Persönlichkeitsentwicklung im Vorfeld der Schizophrenie. Nervenarzt 45:298–304

Brandau G (1958) Zur Frage der Preludinsucht. Nervenarzt 29:83–85

Breaky WR, Goodell H, Lorenz PC, McHugh PR (1974) Hallucinogenic drugs as precipitants of schizophrenia. Psychol Med 4:255–261

Brill NW, Crumpton E, Grayson HM (1971) Personality factors in Marihuana use. Arch Gen Psychiatry 24:163–165

Bromberg W (1934) Marihuana intoxication. A clinical study of cannabis sativa intoxication. Am J Psychiatry 91:303–330

Bromberg W (1939) Marihuana: A psychiatric study. JAMA 113:4–12

Bromberg W (1968) Marihuana – thirty-five years later. Am J Psychiatry 125:391–393

Bron B (1975a) Identitätskrise und Drogenabusus bei Jugendlichen. Z Psychosom Med Psychoanal 21:129–150

Bron B (1975b) Zum Phänomen der Besessenheit. Confin Psychiatr 18:16–29

Bron B (1976a) Motivation und Effekt des Phantastica-Konsums. Prax Kinderpsychol Kinderpsychiatr 25:128–139

Bron B (1976b) Drogenabusus und Suicidalität. Schweiz Arch Neurol Neurochir Psychiatr 118:73–94

Bron B (1976c) Drogeninduzierte Psychosen in der Pubertät und Adoleszenz. Prax Kinderpsychol Kinderpsychiatr 25:9–18

Bron B (1976d) Suizidversuche bei jungen Menschen. Fortschr Neurol Psychiatr 44:435–446

Bron B (1976e) Zur psychiatrischen Begutachtung jugendlicher Drogenkonsumenten. Med Sachverst 72:46–50

Bron B (1977a) Präventive und familientherapeutische Aspekte bei Suchterkrankungen im Kindes- und Jugendalter. In: Familie und Suchterkrankung. Hoheneck, Hamm

Bron B (1977b) Zum Phänomen jugendlicher Verwahrlosung. Über den Einfluß von Rauschdrogen auf die Entwicklung jugendlicher Verwahrlosungssyndrome. Prax Kinderpsychol Kinderpsychiatr 26:63–69

Bron B (1982) Drogenabusus und Sexualität. Über den Einfluß von Rauschdrogen auf die Sexualität junger Menschen. Prax Kinderpsychol Kinderpsychiatr 31:64–75

Bron B, Fröscher W, Gehlen W (1976) Differentialdiagnostische und syndromgenetische Probleme und Aspekte drogeninduzierter Psychosen bei Jugendlichen. Fortschr Neurol Psychiatr 44: 673–682

Bron B, Fröscher W, Gehlen W (1977) Analyse chronischer psychotischer Zustandsbilder bei jugendlichen Drogenkonsumenten. Fortschr Neurol Psychiatr 45:53–75

Bründelmeyer E, Hofmann G, Ningel E, Sluga W (1967) Psychiatrisch-klinische und biochemische Veränderungen bei chronischem Stimulantienmißbrauch. Fortschr Neruol Psychiatr 35:159–170

Bschor F (1970) Junge Rauschmittelkonsumenten in Berlin (West) Institut für gerichtliche und soziale Medizin der Freien Universität, Berlin

Bühler Ch (1967) Das Seelenleben des Jugendlichen. 6. erw Aufl. Fischer, Stuttgart

Bürger-Prinz H (1950) Psychopathologische Bemerkungen zu den cyclischen Psychosen. Nervenarzt 21:505–507

Büssow H (1939) Zur Frage der Perniciosapsychosen. Z Ges Neurol Psychiatr 165:314–318

Büssow H (1940) Über paranoid-halluzinatorische Psychosen bei perniziöser Anämie. Nervenarzt 13:49–58

Büssow H, Bach W (1947) Zur Stellung des expansiv-konfabulatorischen Syndroms im Verlauf exogener Psychosen. Nervenarzt 18:76–85

Bull J (1971) Cerebral atrophy in young Cannabis smokers. Lancet II:1420

Burchard JM (1967) Opiumtherapie und moderne Psychopharmaka. Arzneim Forsch 17:557–561

Burchard JM (1972) Individuelle und kollektive Ursachen des Rauschmittelgebrauchs bei Jugendlichen. Materia Med Nordmark 24:27

Burton A, Bird JW (1963) Family constellation and schizophrenia. J Psychol 55:329–336

Campbell AMG, Evans M, Thomson JLG, Williams MJ (1971) Cerebral atrophy in young Cannabis smokers. Lancet II:1219–1224

Campbell AMG, Evans M, Thomson JLG, Williams MJ (1972) Cerebral atrophy in young Cannabis smokers. Lancet II:202–203

Carlini EA (1972) Acute and chronic behavioral effects of cannabis sativa. 5th International Congress on Pharmacology, San Francisco

Carothers JL (1953) The African mind in health and disease. WHO Monogr No 17, Genf

Chopra GS (1971) Marihuana and adverse psychiatric reactions. Bull Narc 23:14–22

Chopra GS, Chopra PS (1965) Studies on 300 Indian drug addicts with special reference to psycho-sociological aspects, etiology, and treatment. Bull Narc 17

Chopra RN, Chopra JC (1957) The use of cannabis drugs in India. Bull Narc 9:4–29

Clark LD, Hughes R, Nakashima EN (1970) Behavioral effects of Marihuana: Experimental studies. Arch Gen Psychiatry 23:193–198

Cockett R (1971) Drug abuse and personality in young offenders. Butterworth, London

Cohen S (1960) Lysergic acid diethylamide: Side effects and complications. J Ment Nerv Dis 130: 30–40

Cohen S, Ditman KS (1963) Prolonged reactions to lysergic diethylamide. Arch Gen Psychiatry 8:475–480

Collomb H (1967) Aspects de la psychiatrie dans l'quest Africain (Senegal). In: Petrilowitsch N (ed) Beiträge zur vergleichenden Psychiatrie. Karger, Basel 1967

Condrau G (1949) Klinische Erfahrungen an Geisteskranken mit Lysergsäure-Diäthylamid. Acta Psychiatr (Scand) 24:9–32

191

Connell PH (1958) Amphetamine psychosis. Chapman and Hall, London
Conrad K (1948) Über differentiale und integrale Gestaltfunktion und den Begriff der Protopathie. Nervenarzt 19:315–323
Conrad K (1958) Die beginnende Schizophrenie. Thieme, Stuttgart
Conrad K (1972) Die symptomatischen Psychosen. In: Kisker KP, Meyer J-E (Hrsg) Psychiatrie der Gegenwart, Bd 2, Teil 2, 2. Aufl. Springer, Berlin Heidelberg New York
Coper H, Hippius H (1971) Mißbrauch von Haschisch (Marihuana). Dtsch Ärztebl 67:1618–1627
Costello AJ, Gunn JC, Dominan J (1968) Aetiological factors in young schizophrenic men. Br J Psychiatry 114:433–441
Curtis HC (1939) Psychosis following the use of Marihuana with report of cases. J Kans Med Soc 40:515–528
Daniels G (1933) Turning points in the analysis of a case of alcoholism. Psychoanal Q 2:123–130
Daube H (1942) Pervitinpsychosen. Nervenarzt 15:20–25
Davidoff E, Reifenstein EC, Goodstone GL (1941) Amphetamine sulfatesodium amytal treatment of schizophrenia. Arch Neurol Psychiatr 45:439–445
Davis JM, Lemberger L (1970) Pharmacological aspects of the treatment of amphetamine abuse. CJNP, Proc 7th Int Congr, Prag
Descombey J, Roquebrunc (1953) L'enfant caractériel parmi ses frères et ses seurs. Enfance 6:329
Dietrich H (1971) Sucht und Haschisch aus der Sicht des Psychiaters. MMW 113:109–116
Dobreva S, Zaimova S (1969) Premorbid personality in childhood schizophrenia. Nevrol Psikhiat Nevrokhir (Sofia) 8:367
Eckstein L (1962) Pädagogische Situation im Lichte der Erziehungsberatung. Huber, Bern Stuttgart
Eddy N, Halbach N, Isbell H, Seevers MH (1966) Drug dependence: Its significance and characteristics. Psychopharmacol Bull 3:1–12
Edwards G (1968) The problem of Cannabis dependence. Practitioner 200:226–233
Eggers Ch (1968) Zwangszustände und Schizophrenie. Fortschr Neurol Psychiat 36:576–589
Eggers Ch (1973) Verlaufsweisen kindlicher und präpuberaler Schizophrenien. Springer, Berlin Heidelberg New York
Eicke WJ (1962) Die medikamentöse Behandlung schizophrener Psychosen unter besonderer Berücksichtigung chronischer Prozesse. In: Kranz H, Heinrich K (Hrsg) Neurolepsie und Schizophrenie. Thieme, Stuttgart
Ellinwood EH (1967) Amphetamine psychosis. I. Description of the individuals and process. J Nerv Ment Dis 144:273
Ellinwood EH (1970) Chronic amphetamine intoxication in several experimental animals. CJMP Proc of the 7th Int Congr, Prag
Elsässer G, Thewalt W (1952) Schizophrenieähnliche Psychose nach Atemstillstand in Eunarcon-Narkose. Zur Frage der Anoxämieschäden des Gehirns. Nervenarzt 23:81–86
Erikson EH (1960) The syndrome of identy diffusion in adolescents and young adults. In: Tanner JM, Inhelder B (eds) Discussions on child development. Tavistock, London
Erikson EH (1961) Kindheit und Gesellschaft. Klett, Stuttgart
Erikson EH (1965) Identifikation und Identität. In: Friedenburg L v (Hrsg) Jugend in der modernen Gesellschaft. Kiepenheuer und Witsch, Köln Berlin
Erikson EH (1966) Identität und Lebenszyklus. Suhrkamp, Frankfurt/Main
Erikson EH (1970) Jugend und Krise. Die Psychodynamik im sozialen Wandel. Klett, Stuttgart
Essen-Möller E (1963) Über die Schizophreniehäufigkeit bei Müttern von Schizophrenen. Schweiz Arch Neurol Neurochir Psychiatr 91:260
Evans J (1959) Psychosis and addiction to Phenmetrazine (Preludin). Lancet II:152–155
Ewald G (1928) Psychosen bei akuten Infektionen, bei Allgemeinleiden und bei Erkrankung innerer Organe. In: Bumke O (Hrsg) Handbuch der Geisteskrankheiten, 3. Teil, Bd 7. Springer, Berlin
Feer H (1973) Zwang und Schizophrenie. Karger, Basel New York
Feldmann H (1960) Zur Differentialdiagnose jugendlicher Schizophrenien gegenüber Reifungskrisen. Schweiz Arch Neurol Neurochir Psychiatr 100:159–166
Ferenczi S (1912) Der Alkohol und die Neurosen. Gyógyászat 52:446 [Ref.: Zentralbl Ges Neurol Psychiatr 6:954 (1913)]
Ferenczi S (1952) On the port played by homosexuality in the pathogenesis of Paranoia (1911). In: First contributions to psychoanalysis. London

Feser H (1978) Eltern als Vorbild – Elterliches Erziehungsverhalten und kindlicher Suchtstoff-mißbrauch. In: Keup W (Hrsg) Sucht als Symptom. Thieme, Stuttgart

Feuchtwanger G, Mayer-Gross (1938) Hirnverletzung und Schizophrenie. Schweiz Arch Neurol Psychiatr 41:17–99

Feuerlein W (1971) Psychiatrische Aspekte des Rauschmittelmißbrauchs. Bayer Ärztebl 26: 573–585

Feuerlein W (1974) Tendenzen von Suizidhandlungen. Wege zum Menschen 26:182–188

Feuerlein W (1975a) Sucht und Suizidhandlungen. MMW 117:197–200

Feuerlein W (1975b) Alkoholismus. Mißbrauch und Abhängigkeit. Thieme, Stuttgart

Fink DJ, Ashworth B, Brewer C (1972) Cerebral atrophy in young Cannabis smokers. Lancet I: 143

Fischer M (1972) Umweltfaktoren bei der Schizophrenie. Nervenarzt 43:230–238

Fleck U (1956) Über die Bewußtseinstrübung bei den exogenen Reaktionsformen. Nervenarzt 27:433–440

Fleck U (1960) Symptomatische Psychosen. Fortschr Neurol Psychiatr 28:1–72

Flegel H (1965) Schizophrenie in linguistischer Deutung. Springer, Berlin Heidelberg New York

Flügel FE (1938) Medikamentöse Beeinflussung psychischer Hemmungszustände. Klin Wochenschr 17:1286–1288

Fraenkel F, Joel E (1937) Beitrag zu einer experimentellen Psychopathologie. Der Haschischrausch. Z Ges Neurol Psychiatr 111:84–106

Freedman AM, Fink M (1972) Cannabis psychosis. In: Praag HMv (ed) Biochemical and pharma-cological aspects of dependence and reports on marihuana research. Bohn, Haarlem

Freud A (1960/61) Probleme der Pubertät. Psyche 14:1–24

Freud A (1967) Wege und Irrwege in der Kinderentwicklung. Huber/Klett, Stuttgart

Freud S (1949a) Drei Abhandlungen zur Sexualtheorie (1905). In: Gesammelte Werke, Bd 5. Imago, London

Freud S (1949b) Trauer und Melancholie (1917). In: Gesammelte Werke, Bd 10. Imago, London

Frosch W (1970/71) Irrational responses. Int Psychiatr 9:521–525

Frosch W, Robbins E, Stern M (1965) Untoward reactions to lysergic acid diethylamide (LSD) resulting in hospitalization. N Engl J Med 273:1235

Gädeke R, Gehrman J (1973) Drogenabhängigkeit bei Kindern und Jugendlichen unter besonderer Berücksichtigung der Schnüffelsucht. Enke, Stuttgart

Gaedt Ch, Elsner G, Eysel U, Stolper A (1976) Stationär behandelte Rauschmittelkonsumenten – ein Versuch zur Differenzierung anhand psychosozialer Merkmale. Suchtgefahren 22:1–14

Gastager H, Gastager S (1973) Die Fassadenfamilie. Kindler, München

Gautier T (1966) The Hashishclub. In: Salomon D (ed) The Marihuana Papers. New American Library, New York

Gebsattel VE v (1938) Die Welt des Zwangskranken. Monatsschr Psychiatr Neurol 99:10–74

Gelma E (1952) Note sur la facon de réagir des schizophrènes a l'égard de la morphinisation. Cahiers Psychiatr 8:15–23

Giovanni JM, Gurch L (1967) Socially disruptive behavior of ex-mental patients. Arch Gen Psychiatr 17:146–153

Glass GS, Bowers MB (1970) Chronic psychosis associated with longterm psychotomimetic drug abuse. Arch Gen Psychiatr 23:97–103

Glatzel J (1969) Zur Differentialtypologie juveniler asthenischer Versagenssyndrome. Schweiz Arch Neurol Neurochir Psychiatr 104:151–162

Glatzel J, Huber G (1968) Zur Phänomenologie eines Typs endogener juvenil-asthenischer Versa-genssyndrome. Psychiatr Clin (Basel) 1:15–31

Glover E (1928) The etiology of alcoholism. Proc R Soc Med 21

Glover E (1931) The prevention of drug addiction. Br J Inebr 29:13–18

Glover E (1933) Zur Ätiologie der Sucht. Int Z Psychoanal 17:170–197

Götte J (1974) Sucht als Abwehr: Eine Fallstudie. In: Scheidt J v (Hrsg) Die Behandlung Drogen-abhängiger. Nymphenburger, München

Gorodetzky CW (1970) Marihuana, LSD, Amphetamines. Drug Dependence 5:18–23

Gosset JT, Lewis JM, Philips WA (1971) Extent and prevalence of illicit drug use as reported by 56,745 students. JAMA 216:1464–1470

Grahmann H (1959) Schizophrene Psychose durch Preludin. Arch Toxicol 17:268–272

Grahmann H, Peters UH (1962) Durch Psychopharmaka induzierte und provozierte Psychosen, ihre Psychopathologie und ihre therapeutische Bedeutung. Nervenarzt 33:399–403

Greving H (1941) Psychopathologische und körperliche Vorgänge bei jahrelangem Pervitinmißbrauch. Nervenarzt 14:395–405

Griffith JD, Held J, Oates JA (1970) Experimental psychosis induced by the administration of d-amphetamine. In: Costa E, Garattini S (eds) Amphetamines and related compounds. Raven Press, New York

Grinspoon L (1970/71) Marihuana. Int J Psychiatr 9:488–516

Gross G, Huber G, Schlich D (1972) Aktuelle Aspekte des Drogenmißbrauchs Jugendlicher. Dtsch Med Wochenschr 97:29–34

Gruhle HW (1933) Geisteskranke Verbrecher und verbrecherische Geisteskranke. In: Elster H, Lingemann H (Hrsg) Handwörterbuch der Kriminologie, Bd 1. de Gruyter, Berlin Leipzig

Gruhle HW (1940) Selbstmord. Thieme, Leipzig

Haack F-W (1977) Die neuen Jugendreligionen. Claudius, München

Haas E (1974) Selbstheilung durch Drogen? Zur Psychoanalyse der Drogenabhängigkeit von Jugendlichen. Fischer, Frankfurt/Main

Haase HJ (1957) Das Psychotikum „Lysergsäurediäthylamid". Fortschr Neurol Psychiatr 25: 546–570

Hackstein FG (1966) Rehabilitation Schizophrener – die Gruppentherapie und ihre Voraussetzungen. Nervenarzt 37:164–168

Häfner H (1968) Rehabilitation bei Schizophrenen. Nervenarzt 39:385–389

Häfner H (1971) Der Einfluß von Umweltfaktoren auf das Erkrankungsrisiko für Schizophrenie. Nervenarzt 42:557–568

Häfner H, Böker W (1972) Geistesgestörte Gewalttäter in der Bundesrepublik. Eine epidemiologische Untersuchung. Nervenarzt 43:285–291

Haenel TA (1970) Kulturgeschichte und heutige Problematik des Haschisch. Pharmakopsychiatr Neuropsychopharmakol 3:89–115

Halikas JA, Goodwin DW, Guze SB (1972) Marihuana use and psychiatric illness. Arch Gen Psychiatr 27:162–165

Hampton WH (1961) Observed psychiatric reactions following use of amphetamine and amphetaminelike substances. Bull NY Acad Med 37:167

Harder A (1947) Über Weckamin-Psychosen. Schweiz Med Wochenschr 77:982–985

Harding T, Knight F (1973) Marihuana-modified mania. Arch Gen Psychiatr 29:635–637

Hartmann D (1969) A study of drug-taking adolescents. Psychoanal Study Child 24:384–397

Hartmann H (1928) Kokainismus und Homosexualität. Dtsch med Wochenschr 54:268–270

Hartmann K (1970) Theoretische und empirische Beiträge zur Verwahrlosungsforschung. Springer, Berlin Heidelberg New York

Hasse HE, Waldmann H (1971) „Flashback": Spontane psychotische Episoden als Folgeerscheinung des Phantasticagebrauchs Jugendlicher. Arch Psychiatr Nervenkr 214:399–439

Hasse HE, Schönhöfer PS, Waldmann H (1973) Die Bedeutung weckaminartiger Substanzen in der Psychodynamik des Drogenkonsums bei Jugendlichen. Dtsch Med Wochenschr 98:295–301

Hasse HE (1975) Der Drogennotfall. In: Waldmann H, Zander W (Hrsg) Zur Therapie der Drogenabhängigkeit. Vandenhoeck und Ruprecht, Göttingen

Hawks D, Mitcheson M, Ogborne A, Edwards G (1969) Abuse of methylamphetamine. Br Med J II:715–721

Heidrich R, Ott J (1965) Exogene Psychosen bei Herzkrankheiten. Psychiatr Neurol Med Psychol (Leipz) 17:401–404

Heilbronner K (1901) Über Krankheitseinsicht. Allg Z Psychiatr 58:608–631

Heimann H (1961) Ausdrucksphänomenologie der Modellpsychosen (Psilocybin). Psychiatr Clin (Basel) 141:69–100

Heimann H (1970) Pharmakopsychologie und experimentelle Psychopathologie. In: Böttig K (Hrsg) Psychologische Experimente. Huber, Bern Stuttgart Wien

Heinemann C (1980) Posthalluzinogenes neurotisches Syndrom – differentialdiagnostische Abgrenzung. In: Keup W (Hrsg) Folgen der Sucht. Thieme, Stuttgart

Heinrich K (1967) Zur Bedeutung des postremissiven Erschöpfungssyndroms für die Rehabilitation Schizophrener. Nervenarzt 38:487–491

Hekimian LJ, Gershon S (1968) Characteristics of drug abusers. JAMA 205:75–80

Hell D, Baumann U, Angst J (1971) Drogenkonsum und Persönlichkeit. Dtsch Med J 22:511–514

Hell P, Battegay R, Mühlemann R, Dillinger A (1976a) Persönliche Motivation, Milieufaktoren und Ausmaß des Drogenkonsums. Nervenarzt 47:402–406

Hell D, Battegay R, Mühlemann R, Dillinger A (1976b) Die Selbstdarstellung von Alkohol- und Drogenkonsumenten in persönlicher und sozialer Sicht. Arch Psychiatr Nervenkr 221:345–360

Henseler H (1974) Narzißtische Krisen. Zur Psychodynamik des Selbstmordes. Rowohlt, Reinbek b. Hamburg

Herha H (1971) Vertiefende Auswertung der Angaben über Cannabis (aus dem Material der Feldstudie 1969/70 in Westberlin von F. Bschor). Pressedienst Wissenschaft der Freien Universität Berlin 5:34–43

Herha J (1974) Haschisch und Marihuana – eine Übersicht. Naturwissenschaften 61:70–74

Hippius H, Selbach H (1961) Zur medikamentösen Dauertherapie bei Psychosen. Med Exp (Basel) 5:298–305

Hobi V (1973) Das Drogenproblem bei Jugendlichen. Huber, Bern Stuttgart Wien

Hobi V, Ladewig D (1971) Persönlichkeitsmerkmale und Drogenverhalten jugendlicher Toxikomaner. Pharmakopsychiatr Neuropsychopharmakol 4:12–22

Hoff H (1954) Der akute und chronische Alkoholismus. Med Klin 49:1425–1429, 1461–1466

Hoff H, Arnold OH (1959) Allgemeine Gesichtspunkte zur Pharmakopsychiatrie. In: Bradley PB, Deniker P, Radouco-Thomas C (eds) Neuropsychopharmacology. Elsevier, Amsterdam

Hofmann G (1963) Experimentelle Grundlagen der multifaktoriellen Genese der Schizophrenie. Springer, Wien

Hofmann G, Quatember R (1967) Klinische und testpsychologische Beiträge zum Problem der inzipienten Schizophrenie. Schweiz Arch Neurol Neurochir Psychiatr 99:101–107

Hole G (1967) LSD und verwandte Halluzinogene. MMW 109:1389–1397

Hollister LE (1970a) Hallucinogens and marihuana. In: Tongue A, Tongue E (eds) Int Sem zur Verhütung und Behandlung der Drogenabhängigkeit. Int Council on Alcohol and Addict. Lausanne

Hollister LE (1970b) Human pharmacology of marihuana (Cannabis). In: Harris RT, McIsaac WM, Schuster ChR (eds) Advances in mental science, 2: Drug dependence. Texas Press, Austin

Hollister LE (1971) Marihuana in man. Three years later. Science 172:21–29

Hollister LE, Richards RK, Gillespie HK (1968) Comparison of tetrahydrocannabinol and synhexyl in man. Clin Pharmacol Ther 9:783–791

Holmboe R, Astrup C (1957) A follow-up study of 255 patients with acute schizrophrenia and schizophrenieform psychoses. Acta Psychiatr Scand (Suppl) 115

Homann U (1972) Das Haschischverbot. Gesellschaftliche Funktion und Wirkung. Fischer, Frankfurt/Main

Horowitz MJ (1969) Flashbacks: Recurrent introsive images after the use of LSD. Am J Psychiatry 126:565–569

Huber G (1957a) Die coenästhetische Schizophrenie. Fortschr Neurol Psychiatr 25:491–520

Huber G (1957b) Pneumencephalographische und psychopathologische Bilder bei endogenen Psychosen. Springer, Berlin Göttingen Heidelberg

Huber G (1961) Chronische Schizophrenie. Synopsis klinischer und neuroradiologischer Untersuchungen an defektschizophrenen Anstaltspatienten. Hüthig, Heidelberg

Huber G (1966) Reine Defektsyndrome und Basisstadien endogener Psychosen. Fortschr Neurol Psychiatr 34:409–426

Huber G (1967a) Symptomwandel der Psychosen unter Pharmakopsychiatrie. In: Kranz H, Heinrich K (Hrsg) Pharmakopsychiatrie und Psychopathologie. Thieme, Stuttgart

Huber G (1967b) Verlaufsgestalt psychiatrischer Krankheitsbilder und Pharmakotherapie. Med Welt 18:1517–1520

Huber G (1968) Verlaufsprobleme schizophrener Erkrankungen. Schweiz Arch Neurol Neurochir Psychiatr 101:346–368

Huber G (1969) Aktuelle Aspekte der Schizophrenieforschung. In: Huber G (Hrsg) Schizophrenie und Zyklothymie. Thieme, Stuttgart

Huber G (1972) Klinik und Psychopathologie der organischen Psychosen. In: Kisker KP, Meyer J-E (Hrsg) Psychiatrie der Gegenwart, Bd 2, Teil 2, 2. Aufl. Springer, Berlin Heidelberg New York

Huber G (1976) Psychiatrie. Systematischer Lehrtext für Studenten und Ärzte, 2. Aufl. Schattauer, Stuttgart

Huber G, Gross G (1974) Schizophrenie und Pseudoschizophrenie. In: Alsen V (Hrsg) Organische endoforme Psychosen, organische Pseudopsychopathien und Pseudoneurosen. Tropon, Köln

Huber G, Gross G (1977) Wahn. Eine deskriptiv-phänomenologische Untersuchung schizophrenen Wahns. Enke, Stuttgart

Huber G, Gross G, Schüttler R (1979) Schizophrenie. Eine verlaufs- und sozialpsychiatrische Langzeitstudie. Springer, Berlin Heidelberg New York

Irwin S (1973) Pros and cons of Marihuana legalization. In: Blachly PH (ed) Drug abuse: Data and debate, 2nd printing. Thomas, Springfield/Ill

Isbell H (1971) Clinical pharmacology of Marihuana. Pharmacol Rev 23:337–338

Isbell H, Gorodetzsky CW, Jasinksi D (1967) Effects of (–)Delta-9-transtetrahydrocannabinol in man. Psychopharmacology (Berlin) 11:184–188

Jacobi A (1927) Die psychische Wirkung des Cocains in ihrer Bedeutung für die Psychopathologie. Arch Psychiatr Nervenkr 79:383–406

Jaffe JH (1970) Drug addiction and drug abuse. In: Goodman LS, Gilman A (eds) Pharmacological basis of therapeutics, 4th edn. MacMillan, New York

Jantz H (1951) Schizophrenie und Selbstmord. Nervenarzt 22:126–133

Janz HW (1977) Epidemiologie süchtigen Verhaltens. In: Blohmke M, Ferber Ch v (Hrsg) Handbuch der Sozialmedizin in drei Bänden, Bd 2. Enke, Stuttgart

Janzarik W (1965) Die produktive Psychose im Spannungsfeld pathogener Situationen. Nervenarzt 36:238–244

Janzarik W (1967) Der Wahn in strukturdynamischer Sicht. Stud gen (Berlin) 20:628–638

Janzarik W (1968) Schizophrene Verläufe. Springer, Berlin Heidelberg New York

Janzarik W (1973) Psychopathologische Vorüberlegungen zur Verlaufstypik schizophrener Syndrome. In: Huber G (Hrsg) Verlauf und Ausgang schizophrener Erkrankungen. Schattauer, Stuttgart

Janzarik W (1978) Wandlungen des Schizophreniebegriffs. Nervenarzt 49:133–139

Jasinsky M (1971) Drogenkonsum Hamburger Schüler. Ergebnisse einer im Auftrag der Behörde für Schule, Jugend und Berufsbildung durchgeführten Untersuchung. Staatliche Pressestelle Hamburg

Jaspers K (1969) Allgemeine Psychopathologie. 7. Aufl. Springer, Berlin Heidelberg New York

Joel E (1928) Die Behandlung der Giftsuchten. Thieme, Leipzig

Joel E, Fränkel F (1924) Der Cocainismus. Ergeb Inn Med Kinderheilkd 25:988–1096

Joel E, Fränkel F (1925) Kokainismus und Homosexualität. Dtsch Med Wochenschr 51:1562–1565

Joel E, Fränkel F (1926) Der Haschisch-Rausch, Beiträge zu einer experimentellen Psychopathologie. Klin Wochenschr 5:1707–1709

Joffe WG, Sandler J (1967) Über einige begriffliche Probleme im Zusammenhang mit dem Studium narzißtischer Störungen. Psyche 21:152–165

Johanson E (1958) A study of schizophrenia in the male. Acta Psychiatr Scand (Suppl) 125

Juliusburger O (1913) Zur Psychologie des Alkoholismus. Zentralbl Psychoanal 3:1–16

Juliusburger O (1916) Alkoholismus und Psychosexualität. Z Sexualwiss 2:357–366

Kahlbaum K (1890) Über Heboidophrenie. Allg Z Psychiatr 46:461–474

Kahn E (1921) Zur Frage des schizophrenen Reaktionstypus. Z Ges Neurol Psychiatr 66:273–282

Kalant OJ (1966) The amphetamines. Toxicity and addiction. Toronto

Kallmann FJ (1938) The genetic of psychosis. Augustin, New York

Kallmann FJ (1946) The genetic theory of schizophrenia. An analysis of 691 schizophrenic twins index families. Am J Psychiatr 103:309

Kallmann FJ, Roth B (1956) Genetic aspects of preadolescent schizophrenia. Am J Psychiatry 112:599–606

Kalus F (1950) Über die psychotischen Bilder bei chronischem Pervitinmißbrauch. Psychiatr Neurol Med Psychol (Leipz) 2:109–116

Kant F (1930) Über Reaktionsformen im Giftrausch, mit einem Beitrag zum Halluzinationsproblem. Arch Psychiatr Nervenkr 91:694–721

Kapplinghaus R (1962a) Klinische und differentialdiagnostische Erwägungen zur Preludinsucht an Hand von Krankheitsfällen. 3. Ärztliche Fortbildungs-Tagung des Landschaftsverbands Rheinland, 12.–13.10.1961. Rheinland-Verlag, Düsseldorf

Kapplinghaus R (1962b) Klinische und differentialdiagnostische Erwägungen zur Preludinsucht. Ärztl Mitteil 13:715

Kardos G, Mária B (1969) Beiträge zum Problem des symptomatischen Alkoholismus. I. Endogene Psychosen und „Alkoholismus". Br J Addict 64:207–218

Katzenstein B (1957) Einfluß von Geschlecht, Lebensepoche und Stellung in der Geschwisterreihe auf das Aufsuchen einer psychologischen Beratungsstelle in Brasilien. Acta Paedopsychiatr (Basel) 24:42–48

Keeler MH (1967) Adverse reaction to Marihuana. Am J Psychiatry 124:674–677

Keeler MH (1968) Marihuana induced hallucinations. Dis Nerv Syst 29:314–315

Keeler MH, Reifler CB, Liptzin MB (1968) Spontaneous recurrence of Marihuana effect. Am J Psychiatry 125:384–396

Kellner E (1960) Preludinsucht und Preludinpsychose. Ther Gegenw 99:524–530

Kessel M, Grossman (1961) Suicide and alcoholics. Br Med J II:1671

Keup W (1967) Psychotic symptoms due to Cannabis abuse. (A survey of newly admitted mental patients). Dis Nerv Syst 31:119–126

Keup W (1970) Psychosis, connected with cannabis abuse. CJNP, Proceedings of the 7th International Congress, Prag, August

Keup W (1972) Die Psychopathologie jugendlicher Drogenabhängiger. Hoheneck, Hamm

Keup W (1978) Zur Typologie der Suchtentstehung. In: Keup W (Hrsg) Sucht als Symptom. Thieme, Stuttgart

Kieffer SN (1970) Marihuana – general statement. Research supported by various MJMH-programs. Drug Dependence 4:27–28

Kielholz A (1925) Trunksucht und Psychoanalyse. Schweiz Arch Neurol Psychiatr 16:27–35

Kielholz P (1952) Behandlung und Prognose des chronischen Morphinismus. Schweiz Med Wochenschr 82:1325–1329

Kielholz P (1971) Epidemiologie und Ätiologie der Drogenabhängigkeit. Dtsch Med J 22:501–506

Kielholz P, Battegay R (1967) Vergleichende Untersuchungen über die Genese und den Verlauf der Drogenabhängigkeit und des Alkoholismus. Schweiz Med Wochenschr 97:893–898, 944–949

Kielholz P, Ladewig D (1970) Über Drogenabhängigkeit bei Jugendlichen mit besonderer Berücksichtigung des Haschischrauchens. Dtsch Med Wochenschr 95, 101–105

Kielholz P, Ladewig D (1972) Die Drogenabhängigkeit des modernen Menschen. Lehmann, München

Kielholz P, Battegay R, Ladewig D (1972a) Drogenabhängigkeiten. In: Kisker KP, Meyer JE (Hrsg) Psychiatrie der Gegenwart, Bd 2, Teil 2, 2. Aufl. Springer, Berlin Heidelberg New York

Kielholz P, Goldberg L, Hobi V, Ladewig D, Miest P, Reggiani G (1972b) Zur quantitativen Erfassung psychischer Erlebnisveränderungen unter Delta-9-TCH. Pharmakopsychiatr Neuropsychopharmakol 5:301–312

Kisker KP, Strötzel L (1961, 1962) Zur vergleichenden Situationsanalyse beginnender Schizophrenien und erlebnisreaktiver Fehlentwicklungen bei Jugendlichen. Arch Psychiatr Nervenkr 202:1–30; 203:26–60

Klages W, Behrends K (1961) Zur Struktur der schizophrenen Antriebsstörung. Arch Psychiatr Nervenkr 202:504–512

Kögel H (1978) „Sekundäre Abhängigkeit" – die Rolle der zugrundeliegenden Störungen. In: Keup W (Hrsg) Sucht als Symptom. Thieme, Stuttgart

Kohut H (1966) Formen und Umformungen des Narzißmus. Psyche 20:561–587

Kohut H (1973) Narzißmus. Suhrkamp, Frankfurt/Main

Kohut H (1974) Die psychoanalytische Behandlung narzißtischer Persönlichkeitsstörungen. In: Scheidt J v (Hrsg) Die Behandlung Drogenabhängiger. Nymphenburger, München

Kolansky H, Moore WT (1971) Effects of Marihuana on adolescents and young adults. JAMA 216:486–492

Kolvin J (1971) Studies in childhood psychosis. Br J Psychiatr 118:381–395

Kretschmer E (1953) Schizophrenien und Pubertätskrisen und ihre seelische Führung. Monatsschr Psychiatr Neurol 125:562–571

Kretschmer E (1967) Körperbau und Charakter, 25. Aufl. Springer, Berlin Heidelberg New York

Kretschmer W (1956) Zur Differentialdiagnose exogener Krankheitsbilder. Sitzungs-Ber Südwestdt Neurol u. Psychiater, 72. Wanderversammlung, Baden-Baden, 26.–27.5.1956. [Ref.: Zentralbl Ges Neurol Psychiatr 137:133–234]

Kreuzer A (1974) Selbstmord und Krankheit im Zusammenhang mit Drogenmißbrauch. Jugendschutz 19:91–93

Kreuzer A (1975) Drogen und Delinquenz. Akadem Verlagsges, Wiesbaden

Kryspin-Exner K (1971) Drogen. Psychotrope Stoffe als Sucht- und Heilmittel. Jugend und Volk, Wien München

Kryspin-Exner K, Pernhap G, Wessely P (1970) Abstinenzsyndrome bei jugendlichen Polytoxikomanen. In: Tongue D, Tongue E (Hrsg) Int Seminar zur Verhütung und Behandlung der Drogenabhängigkeit. Int Council on Alcohol and Addict. Lausanne

Krystal H, Raskin HA (1970) Drug dependence and aspects of ego function. Wayne State Univ Press, Detroit

Kulenkampff C (1964) Psychotische Adoleszenzkrisen. Nervenarzt 35:530–536

Kulenkampf C, Bauer A (1960) Über das Syndrom der Herzphobie. Nervenarzt 31:443–454

Kuiper PC (1971) Rauschmittel und das Problem der menschlichen Freiheit. Dtsch Med J 22: 525–528

Ladewig D, Battegay R, Labhardt F (1969) Stimulantien: Abhängigkeit und Psychosen. Dtsch Med Wochenschr 94:101–107

Lange V (1978) Humangenetische Gesichtspunkte zum Suchtproblem. In: Keup W (Hrsg) Sucht als Symptom. Thieme, Stuttgart

Langen D, Jaeger A (1964) Die Pubertätskrisen und ihre Weiterentwicklungen. Arch Psychiatr Nervenkr 205:19–36

Laubenthal F (1964) Allgemeine Probleme um Mißbrauch, Süchtigkeit und Sucht. In: Laubenthal F (Hrsg) Sucht und Mißbrauch. Thieme, Stuttgart

Lemke R (1950) Über die symptomatische Schizophrenie. Arch Psychiatr Nervenkr 185:756–772

Lemperiere T, Lauriers A des (1962) Le risque de suicide dans les psychoses. Rev Prat (Paris) 12: 2353

Lempp R (1966) Die Schizophrenie im Kindes- und Jugendalter. Landarzt 42:94

Leuner H (1962) Die experimentelle Psychose. Springer, Berlin Göttingen Heidelberg

Leuner H (1968) Die „Wunderdroge" LSD und ihr Mißbrauch. Landarzt 44:1107–1116

Leuner H (1971) Halluzinogene in der Psychotherapie. Pharmakopsychiatr Neuropsychopharmakol 4:333–351

Leuner H (1972a) Ekstase und religiöses Erleben durch Halluzinogene beim modernen Menschen. In: Josuttis M, Leuner H (Hrsg) Religion und Droge. Kohlhammer, Stuttgart

Leuner H (1972b) Akute psychiatrische Komplikationen durch Rauschmittelmißbrauch und ihre Behandlung. Nervenarzt 43:142–145

Lidz Th (1959) Zur Familienumwelt des Schizophrenen. Psyche 13:243–256

Lidz Th (1968) Familie, Sprache und Schizophrenie. Psyche 22:701–719

Liesenfeld R (1972) Die Lehre vom Zwang. Fortschr Neurol Psychiatr 40:41–54

Lindelius R (1970) A study of schizophrenia. A clinical, prognostic and family investigation. Acta Psychiatr Scand (Suppl) 216

Lindemann E, Malamud W (1934) Experimental analysis of the psychopathological effect of intoxicating drugs. Am J Psychiatr 13:853–881

Löwnau HW (1974) Seelische Fehlentwicklung und Gesellschaftsstruktur aus kinder- und jugendpsychiatrischer Sicht. In: Nissen G, Strunk P (Hrsg) Seelische Fehlentwicklung im Kindesalter und Gesellschaftsstruktur. Luchterhand, Neuwied Berlin

Lopez-Ibor JJ (1955) Die Dynamik der Angst. Wien Z Nervenheilkd 10:299–311

Louria DB (1968) Lysergic acid diethylamide. N Engl J Med 278:435

Ludlow F (1966) Selections from the Hasheesch eater. In: Solomon D (ed) The Marihuana Papers. New American Library, New York

Lürssen E (1974) Psychoanalytische Theorien über die Suchtstrukturen. Suchtgefahren 20:145–151

Lungershausen E (1969) Zum Problem des Suizids bei endogenen Psychosen. In: Huber G (Hrsg) Schizophrenie und Zyklothymie. Thieme, Stuttgart

Maier HW (1926) Der Kokainismus. Thieme, Leipzig

Marihuana and Health (1971) Report to the Congress from the Secretary Department of Health, Education and Welfare. US Government Printing Office, Washington

Marihuana and Health (1974). Fourth Report to the Congress from the Secretary Department of Health, Education and Welfare. US Government Printing Office, Washington

Marihuana and Health (1975). Fifth Report to the Congress from the Secretary Department of Health, Education and Welfare. US Government Pringting Office, Washington

Martin-Sandos L (1953) La critica de los recuerdos delirantes. Act luso-esp Neurol 12:320–339

Mason PJ (1960) Clinical and psychological observations on narcotic drug addiction. Isr J Med Sci 19:19

Matussek P (1948) Psychotisches und nicht-psychotisches Bedeutungsbewußtsein. Nervenarzt 19:372–380

Matussek P (1952) Untersuchungen über die Wahnwahrnehmung. 1. Mitteilung: Veränderungen der Wahrnehmungswelt bei beginnendem, primären Wahn. Arch Psychiatr Nervenkr 187:279–319

Matussek P (1958a) Süchtige Fehlhaltungen. In: Frankl VE, Gebsattel VEv (Hrsg) Handbuch der Neurosenlehre und Psychotherapie, Bd 2. Urban und Schwarzenberg, München

Matussek P (1958b) Zwang und Sucht. Nervenarzt 29:452–456

Maurer JI (1970) Students and drugs: Trip or treat. In: Blachly CH (ed) Drug abuse. Thomas, Springfield/Ill

Mayer-Gross W (1920) Über die Stellungnahme zur abgelaufenen akuten Psychose. Z Ges Neurol Psychiatr 60:160–212

McGlothlin WH (1966) Cannabis: a reference. In: Solomon D (ed) The Marihuana papers. New American Library, New York

McGlothlin WH, Arnold DO (1971) LSD revisited. Arch Gen Psychiatr 24:35–49

McGlothlin WH, West LJ (1968) The marihuana problem: an overview. Am J Psychiatr 125:370–378

McMorris SC (1967) What price euphoria? The case against Marihuana. Br J Addict 62:203–208

Meggendorfer F (1921) Klinische und genealogische Untersuchungen über "moral insanity". Z Ges Neurol Psychiatr 66:208–231

Melges FT, Tinklenberg JR, Hollister LE, Gillespie HK (1970) Temporal disintegration and depersonalization during Marihuana intoxication. Arch Gen Psychiatr 23:204–210

Mentzos S, Lyrakos A, Tsiokis A (1971) Akute Verwirrtheitszustände bei endogenen Psychosen. Nervenarzt 42:10–17

Meyer J-E (1957) Zur forensischen Bedeutung der Temporallappenepilepsie. Dtsch Z Ges Gerichtl Med 46:212

Meyer J-E (1959) Die Entfremdungserlebnisse. Thieme, Stuttgart

Meyer J-E (1961) Das Syndrom der Anorexia nervosa. Arch Psychiatr Nervenkr 202:31–59

Meyer J-E (1962) Reifungskrisen der Adoleszenz, ihre Entstehungsbedingungen und ihre Prognose. Arch Psychiatr Nervenkr 203:235–247

Meyer J-E (1963) Depersonalisation und Derealisation. Fortschr Neurol Psychiatr 31:438–450

Meyer J-E (1968) Depersonalisation in Reifungskrisen der Pubertät. In: Meyer J-E (Hrsg) Depersonalisation. Wiss Buchges, Darmstadt

Meyer J-E (1972a) Psychopathologie und Klinik des Jugendalters, der Pubertät und Adoleszenz. In: Kisker KP, Meyer J-E (Hrsg) Psychiatrie der Gegenwart, Bd 2, Teil 1, 2. Aufl. Springer, Berlin Heidelberg New York

Meyer J-E (1972b) Die psychotischen Zwangssyndrome und ihre Abgrenzung von den Zwangsneurosen. Prax Psychother 27:204–211

Meyer RE, Pillard RC, Shaprio LM, Mirin SM (1971) Administration of marijuana to heavy and casual marijuana users. Am J Psychiatry 128:198–204

Mitscherlich A (1965) Pubertät und Tradition. In: Friedeburg L v (Hrsg) Jugend in der modernen Gesellschaft. Kiepenheuer und Witsch, Köln

Moore RA, Ramseur F (1960) A study of the background of 100 hospitalized veterans with alcoholism. Q J Stud Alcohol 21:51–67

Morselli GE (1950) Psychopathologie des délires. Congrès international de psychiatrie, I. Paris

Müller Ch (1953) Der Übergang von Zwangsneurose in Schizophrenie im Lichte der Katamnese. Schweiz Arch Neurol Psychiatr 72:218–225

Müller M (1960) Die Therapie der Schizophrenien. In: Gruhle HW, Jung R (Hrsg) Psychiatrie der Gegenwart, Bd 2. Springer, Berlin Göttingen Heidelberg

Müller U, Ruppen R, Baumann U, Angst J (1972) Mehrdimensionale Klassifikation des Drogenkonsums bei Jugendlichen. Arch Psychiatr Nervenkr 216:255–264

Müller-Oswald U, Ruppen R, Baumann U, Angst J (1973) Persönlichkeitsaspekte jugendlicher Drogenkonsumenten. Arch Psychiatr Nervenkr 217:207–222

Mulder DW, Daly D (1952) Psychiatric symptoms associated with lesions of temporal lobe. JAMA 150:173–176

Munch JC (1968) The toxicity of Cannabis sativa (Marihuana). Curr Med Dig 35:692–697

Murphy HBM (1963) The cannabis habit. Bull Narc 15:15–23

Negrete JC (1973) Psychological adverse effects of cannabis smoking: A tentative classification. Can Med Ass J 108:195–202

Nissen G (1971a) Depressive Syndrome im Kindes- und Jugendalter. Springer, Berlin Heidelberg New York

Nissen G (1971b) Mileufaktoren und spätere schizophrene Psychosen bei depressiven Kindern. Arch Psychiatr Nervenkr 214:319–323

Nissen G (1975) Affektive Psychosen in der Adoleszenz. Nervenarzt 46:302–307

Nissen G (1976) Pubertätskrisen und Störungen der psychosexuellen Entwicklung. In: Harbauer H, Lempp R, Nissen G, Strunk P (Hrsg) Lehrbuch der speziellen Kinder- und Jugendpsychiatrie, 3. Aufl. Springer, Berlin Heidelberg New York

Oppen Dv (1971) Soziologische und psychologische Aspekte des heutigen Rauschmittelmißbrauchs im Jugendalter. Zentralbl Ges Neurol Psychiatr 201:249

Orzechowski G (1969) Halluzinogene Drogen. Med Welt 16:955–963

Osmond H, Hoffer A (1967) Schizophrenia and suicide. J Schizophr 1:54

Otto U (1964) Suicidal attempts in adolescence and childhood. Acta Paedopsychiatr (Basel) 31:397–411

Otto U (1967) Suicidal attempts made by psychotic children and adolescents. Acta Paediatr (Uppsala) 56:349

Panse F, Klages W (1964) Klinisch-psychopathologische Beobachtungen bei chronischem Mißbrauch von Ephedrin und verwandten Substanzen. Arch Psychiatr Nervenkr 206:69–95

Pauleikhoff B (1953) Über die Seltenheit von Alkoholabusus bei zyklothym Depressiven. Nervenarzt 24:445–448

Perrin P (1960) Les causes psychiques du compartement alcoolique et de l'alcoolmanie. Rev Alcool 6:351

Persyko J (1970) Marihuana psychosis. JAMA 212:1527

Peters UH (1967) Das exogene paranoid-halluzinatorische Syndrom. Karger, Basel

Peters UH (1968) Dämmerattacken als Träger kriminellen Verhaltens. Psychiatr Clin (Basel) 1:375–381

Peters UH, Fordläufer J (1968) Untersuchung zur forensischen Bedeutung der psychomotorischen Epilepsie. Z Rechtsmed 64:173

Petersen RC (1972) Marihuana and health. The American Cannabis Research Program. In: Praag HM van (ed) Biochemical and pharmacological aspects of dependence and reports on Marihuana research. Bohn, Haarlem

Petrilowitsch N (1961) Zur Problematik depressiver Psychosen. Arch Psychiatr Nervenkr 202:244–265

Petrilowitsch N (1964) Abnorme Persönlichkeiten, 2. Aufl. Karger, Basel

Pfeiffer WM (1961) Transkulturelle Psychiatrie, Ergebnisse und Probleme. Thieme, Stuttgart

Photiades H, Anastasasopoulos G (1960) Veränderung schizophrener Zustandsbilder durch LSD 25. In: Benedetti G, Müller Ch (Hrsg) 2. Internationales Symposium über die Psychotherapie der Schizophrenie. Karger, Basel

Pick A (1882) Über Krankheitsbewußtsein in psychischen Krankheiten. Arch Psychiatr Nervenkr 13:518−581

Pietzcker A (1975) Psychotische Episoden nach Haschischrauchen. Nervenartz 46:378−383

Piro S (1960) La dissociation semantique. Ann Med Psychol (Paris) 118:407

Pöldinger W (1968) Die Abschätzung der Suicidalität. Huber, Bern Stuttgart

Pokorny AD (1964) Suicide rates in various psychiatric disorders. J Nerv Ment Dis 139:499−506

Popper E (1920) Der schizophrene Reaktionstypus. Z Ges Neurol Psychiatr 62:194−207

Rado S (1926) Die psychischen Wirkungen der Rauschgifte. Int Z Psychoanal 12:540−556

Randrup A, Munkvad J (1970) Biochemical, anatomical and psychological investigations of stereotyped behavior induced by amphetamines. In: Costa E, Garattini S (eds) Amphetamines and related compounds. Raven Press, New York

Rathod NH (1975) Cannabis psychosis. In: Connell PH, Dorn N (eds) Cannabis and man. Livingstone, Edinburgh

Rauchfleisch U (1971) Zur Psychodynamik der Sucht. Prax Psychother 16:1−8

Rauchfleisch U (1972) Vergleichend-experimentelle Untersuchungen zur Persönlichkeitsstruktur von Suchtkranken. Psychiatr Clin 5:27−40

Redhardt R (1971) Zur Psychopathologie der ideologischen und soziokulturellen Motivationszusammenhänge des Haschisch-Mißbrauches. Z Rechtsmed 68:57

Reininger W (1941) Über die Wirkung des Haschisch. Ciba Z 7:2782−2785

Reininger W (1955) Haschisch. Ciba Z 71:2346−2372

Remschmidt H, Dauner I (1970) Klinische und soziale Aspekte der Drogenabhängigkeit bei Jugendlichen. Med Klin 65:45−47, 1993−1997, 2041−2047, 2078−2081

Remschmidt H, Dauner I (1971) Zur Ätiologie und Differentialdiagnose depressiver Zustandsbilder bei Kindern und Jugendlichen. Jb Jugendpsychiatr 8:13−45

Remschmidt H (1972) Haschisch und LSD. Physische und psychische Wirkungen. Med Klin 67: 706−716, 781−786

Remschmidt H (1973) Psychotische Zustandsbilder bei jugendlichen Drogenkonsumenten. MMW 115:1225−1229

Remschmidt H (1975) Neuere Ergebnisse der Psychologie und Psychopathologie der Adoleszenz. Z Kinder-Jugendpsychiatr 3:67−101

Richter HE (1964) Zur Psychodynamik der Herzneurose. Z Psychosom Med Psychoanal 10:253−267

Richter HE (1972) Patient Familie. Rowohlt, Reinbek b. Hamburg

Richter HE, Beckmann D (1969) Herzneurose. Thieme, Stuttgart

Riggall R (1923) Homosexuality and alcoholism. Psychoanal Rev 10:157−169

Ringel E (1953) Der Selbstmord. Maudrich, Wien

Rinkel M, DeShon HJ, Hyde RW, Solomon HC (1952) Experimental schizophrenia-like symptoms. Am J Psychiatry 108:572−578

Robbins BS (1935) A note on the significance of infantile nutritional disturbances in the development of alcoholism. Psychoanal Rev 22:53−59

Robbins E, Frosch WA, Stern M (1967a) Further observations on untoward reactions to LSD. Am J Psychiatry 124:393−395

Robbins E, Robbins L, Frosch WA, Stern M (1967b) Implications of untoward reactions to hallucinogens. Bull NY Acad Med 43:985−999

Robbins E, Robbins L, Frosch WA, Stern M (1970) College students drug use. Am J Psychiatry 126:1743−1751

Roeder-Kutsch Th, Scholz-Wölfing J (1941) Schizophrenes Siechtum auf der Grundlage ausgedehnter Hirnveränderungen nach Kohlenoxydvergiftung. Z Ges Neurol Psychiatr 173:702−730

Rosenbaum CP (1961) Patient family. Similarities in schizophrenia. Arch Gen Psychiatr 5:120−126

Rosenfeld H (1960) Über Rauschgiftsucht. Psyche 14:481−495

Rosenthal SH (1964) Persistent hallucinosis following repeated administration of hallucinogenic drugs. Am J Psychiatry 121:238−244

Rüdiger D, Täschner H (1974) Untersuchungen zur Problemstruktur jugendlicher Rauschmittelkonsumenten. Z Exp Angew Psychol 21:146−161

Rüdin E (1916) Zur Vererbung und Neuentstehung der Dementia praecox. In: Rüdin E (Hrsg) Studien über Vererbung und Entstehung geistiger Störungen, Bd 1. Springer, Berlin
Rümke H (1958) Die klinische Differenzierung innerhalb der Gruppe der Schizophrenien. Nervenarzt 29:49–53
Sandison RA, Spencer AM, Whitelaw JDA (1954) The therapeutic value of lysergic acid diethylamide in mental illness. J Ment Sci 100:491–507
Sano I, Nagasaka (1956) Über chronische Weckaminsucht in Japan. Fortschr Neurol Psychiatr 24: 391–394
Sattes H (1975) Allgemeine psychopathologische Probleme und psychiatrische Krankheitsbilder bei Mißbrauch und Sucht. In: Steinbrecher W, Solms H (Hrsg) Sucht und Mißbrauch, 2. Aufl. Thieme, Stuttgart
Scharfetter Ch (Hrsg) (1972) Das AMP-System, 2. Aufl. Springer, Berlin Heidelberg New York
Scheid W (1960) Die sogenannten symptomatischen Psychosen, ihre Stellung im System der Psychiatrie und ihre psychopathologischen Erscheinungen. Fortschr Neurol Psychiatr 28: 131–144
Scheidt J v (1974) Die Behandlung Drogenabhängiger. Nymphenburger, München
Scheidt J v (1976) Der falsche Weg zum Selbst. Kindler, München
Scherer G (1969) Anthropologische Hintergründe der Jugendrevolte. Driewer, Essen
Schimmelpennig GW (1965) Die paranoiden Psychosen der 2. Lebenshälfte. Karger, Basel New York
Schmidt A (1970) Probleme der Kriminalität geisteskranker Täter. Duncker und Humblot, Berlin
Schneider C (1930) Die Psychologie der Schizophrenie. Thieme, Leipzig
Schneider H (1972) Zur Frage Rauschmittel und Psychose. Fortschr Med 90:693–695
Schneider H (1976) Drogenmißbrauch und Schizophrenie. Arch Psychiatr Nervenkr 222:267–279
Schneider K (1971) Klinische Psychopathologie, 9. Aufl. Thieme, Stuttgart
Schrappe O (1962) Über die Depravation bei Süchtigen. In: Randzonen menschlichen Verhaltens. Festschrift für H. Bürger-Prinz. Enke, Stuttgart
Schrappe O (1968) Gewöhnung und Süchte. Nervenarzt 39:337–350
Schrappe O (1978) Abhängigkeit – Symptom oder Krankheit? In: Keup W (Hrsg) Sucht als Symptom. Thieme, Stuttgart
Schüttler R, Huber G, Gross G (1977) Der Einfluß einiger sozialer Faktoren auf Erkrankungsrisiko und Langzeitentwicklung der Schizophrenien. In: Reimer F (Hrsg) Chronisch-psychisch krank – Artefakt oder Krankheit. Thieme, Stuttgart
Schulte W (1958) Zum Problem der Krankheitsuneinsichtigkeit bei Psychosen. Nervenarzt 29: 501–509
Schultes RE (1969a) Hallucinogens of plant origin. Science 163:245–254
Schultes RE (1969b) The plant kingdom and hallucinogens, II. Bull Narc 21:15–27
Schulz W (1961) Intoxikationspsychosen bei Prostituierten nach Preludinmißbrauch. Öff Gesundh-Dienst 23:287–291
Schumacher W (1970) Bemerkungen zur Theorie des Narzißmus. Psyche 24:1–22
Schwarz CJ (1968) The complications of LSD: A review of the literature. J Nerv Ment Dis 146: 174–186
Schwarz CJ (1970) Marihuana: An attempt at perspective. In: Blachly PH (ed) Drug abuse. Thomas, Springfield/Ill
Sharp VH, Glasner S, Ledermann II, Wolfe S (1964) Sociopaths and schizophrenics – a comparison of family interactions. Psychiatry 27:127–134
Simko A (1960) Zur Phänomenologie und Strukturgenese der sogenannten anankastischen Katatonien. Arch Psychiatr Nervenkr 201:191–200
Simmel E (1928) Die psychoanalytische Behandlung in der Klinik. Int Z Psychoanal 14:352–370
Simmel E (1930) Zum Problem von Zwang und Sucht. In: Kretschmer E, Cimbal W (Hrsg) Bericht über den 5. Allg Ärztl Kongress für Psychotherapie, Baden-Baden, 1930. Hirzel, Leipzig
Simmel E (1948) Alcoholism and addiction. Psychoanal Q 17:6–31
Skliar N, Iwanow A (1932) Über den Anaschá-Rausch. Allg Z Psychiatr 98:300–330
Skliar N (1934) Über Anaschá-Psychosen. Allg Z Psychiatr 102:304–312
Sluga W, Spiel W (1968) Die Gammler (Eine sozialpsychiatrische Studie). Nervenarzt 39:260–266

Smart RG, Batemann K (1967) Unfavorable reactions to LSD. A review and analysis of available case reports. Can Med Ass J 97:1214–1221

Smith DE (1968) Acute and chronic toxicity of Marihuana. J Psychedelic Drugs 2:37–45

Smith DE, Mehl C (1970) The analysis of marijuana toxicity. In: Smith D (ed) The new social drug. Prentice-Hall, New Jersey

Smith JP (1971) The Marihuana and health report: Quest for a scientific basis for public policy. In: Report of the 33rd Ann Scientific Meeting Committee on Problems of Drug Dependence. Division of Medical Sciences, National Academy of Engineering, National Research Council, Toronto, Vol 1

Specht G (1913) Zur Frage der exogenen Schädigungstypen. Z Ges Neurol Psychiatr 19:104–116

Speckmann K (1939) Über therapeutische Untersuchungen mit „Pervitin" (Temmler). Nervenarzt 12:350–357

Spoerri Th (1964) Sprachphänomene und Psychose. Karger, Basel

Spranger E (1925) Psychologie des Jugendalters. Quelle und Meyer, Leipzig

Springer A (1973) Ein Beitrag zum Problem des Sexualverhaltens der jugendlichen Drogenabhängigen. Wien Z Nervenheilkd 31:139–155

Staehelin JE (1941a) Pervitin-Psychose. Z Ges Neurol Psychiatr 173:598–620

Staehelin JE (1941b) Die Bedeutung der sog. Weck-Amine für die Neurologie und Psychiatrie. Schweiz Med Wochenschr 42:1197–1202

Staehelin JE (1960) Nichtalkoholische Süchte. In: Gruhle HW, Jung R (Hrsg) Psychiatrie der Gegenwart, Bd 2. Springer, Berlin Göttingen Heidelberg

Stapf KH, Herrmann T, Stapf A, Stöcker KH (1972) Psychologie des elterlichen Erziehungsstils. Klett, Stuttgart

Steinbrecher W (1975) Die klinischen Gesamtsyndrome bei Mißbrauch und Sucht unter besonderer Berücksichtigung intern-neurologischer Befunde. In: Steinbrecher W, Solms W (Hrsg) Sucht und Mißbrauch, 2. Aufl. Thieme, Stuttgart

Steinwachs F (1962) Körperlich-seelische Wechselbeziehungen in der Reifezeit. Karger, Basel

Stengel E (1969) Selbstmord und Selbstmordversuch. Fischer, Frankfurt/Main

Stevenson HG (1963) Psychomotor epilepsy associated with criminal behaviour. Med J Austr 1963:784

Stierlin H, Lang H (1978) Überlegungen zur Entstehung schizophrener Störungen. Nervenarzt 49:50–57

Stoll WA (1947) Lysergsäure-diäthylamid, ein Phantasticum aus der Mutterkorngruppe. Schweiz Arch Neurol Psychiatr 40:279–323

Stringaris MG (1939) Die Haschischsucht. Springer, Berlin; 2. Aufl 1972

Strunk P (1976) Der Formenkreis der endogenen Psychosen. In: Harbauer H, Lempp R, Nissen G, Strunk P (1976) Lehrbuch der speziellen Kinder- und Jugendpsychiatrie, 3. Aufl. Springer, Berlin Heidelberg New York

Stutte H (1951) Pubertas praecox und psychisches Reifeverhalten. Z Kinderpsychiatr 17:136–141

Stutte H (1963a) Endogen-phasische Psychosen des Kindesalters. Acta Paedopsychiatr (Basel) 30:34–42

Stutte G (1963b) Phasische Störungen psychotischen Charakters im Kindes- und Jugendalter. Bericht, 2. Europ Pädopsychiatr Kongress, Rom

Süllwold, L (1977) Symptome schizophrener Erkrankungen. Springer, Berlin Heidelberg New York

Süllwold-Strötzel L, Kisker KP (1965) Praeschizophrene Entwicklungsverläufe Jugendlicher und ihre Typisierung. Jb Psychol Psychother Med Anthropol 12:161–174

Täschner K-L (1979) Das Cannabisproblem. Akad Verlags Ges, Wiesbaden

Täschner K-L (1980) Rausch und Psychose. Psychopathologische Untersuchungen an Drogenkonsumenten. Kohlhammer, Stuttgart

Täschner K-L, Wanke K (1972) Drogenabhängigkeit bei Jugendlichen. Med Klin 67:1515–1520

Täschner K-L, Wanke K (1975) Zur Frage der toxischen Psychose am Beispiel der sogenannten LSD-Psychose. Fortschr Med 93:1515–1518

Talbott AJ, Teague JW (1969) Marihuana psychosis. JAMA 210:299–302

Tart CT (1970) Marihuana intoxication: Common experiences. Nature 226:701–704

Tatetsu S (1960) Pervitin-Psychosen. Folia Psychiatr Neurol Jpn, Suppl 6:25–30

Tausk V (1915) Zur Psychologie des alkoholischen Beschäftigungsdelirs. Int Z Psychoanal 3: 204–226

Tennant FS, Groesbeck CJ (1972) Psychiatric effects of Hashish. Arch Gen Psychiatr 27:133–136

Thacore VR, Shukla SRP (1976) Cannabis psychosis and paranoid schizophrenia. Arch Gen Psychiatr 33:383–386

Thomae H (1973) Das Problem der „sozialen Reife" von 14- bis 20jährigen. In: Stutte H (Hrsg) Wiss Inf Schr, AFET, Hannover

Tramer L, Bentorim L (1961) Clinical psychological study on eastern drug addicts. Confin Psychiatr 4:194–213

Tylden E (1970) Cannabis und Halluzinogene. Dtsch Ärztebl 67:2862–2867

Undeutsch U (1959) Das Verhältnis von körperlicher und seelischer Entwicklung. In: Gottschaldt K, Lersch Ph (Hrsg) Handbuch der Psychologie, Bd 3. Hogrefe, Göttingen

Ungerleider JT, Fisher DD, Goldsmith SR, Fuller M, Forgy E (1968) A statistical survey of adverse reactions to LSD in Los Angeles County. Am J Psychiatry 125:352–357

Unwin JR (1968) Illicit drug use among Canadian youth, II. Can Med Ass J 2:449–454

Vierth G (1967) Psychopathologische Syndrome nach Haschischgenuß. MMW 109:522–526

Waldmann H (1970) Phantastica im Untergrund. Bouvier, Bonn

Waldmann H, Hasse H-E (1974) Verlaufsform der Nachhall-Psychosen (Flashback) und ihre Bedeutung für die Therapie. In: Scheidt J v (Hrsg) Die Behandlung Drogenabhängiger. Nymphenburger, München

Waldmann H, Schönhöfer PS, Hasse H-E (1973) Vier Stadien in der Entwicklung der Drogenabhängigkeit bei Jugendlichen. Dtsch Med Wochenschr 98:327–331

Walther-Büel H (1965) Die Gefühlsqualität „organisch" in der psychiatrischen Diagnostik. In: Walther-Büel H, Spoerri Th (Hrsg) Zur Psychiatrie hirnorganischer Störungen. Karger, Basel

Walther-Büel H (1968) Zur allgemeinen Psychiatrie der somatogenen Psychosen. Schweiz Arch Neurol Neurochir Psychiatr 101:121–136

Walton RP (1938) Marihuana: America's new drug problem. Lippincott, Philadelphia

Wanke K (1971) Neuere Aspekte zum Suchtproblem. Multifaktorielle Analysen klinischer Erfahrungen mit jungen Drogenkonsumenten. Habil.-Schrift, Frankfurt/Main

Wanke K (1975) Prävention, Therapie und Rehabilitation bei Mißbrauch und Sucht Jugendlicher und Heranwachsender. In: Steinbrecher W, Solms H (Hrsg) Sucht und Mißbrauch, 2. Aufl. Thieme, Stuttgart

Wanke K (1976) Mehrfachabhängigkeit von Suchtstoffen. In: Medikamente: Verbrauch, Mißbrauch, Abhängigkeit. Hoheneck, Hamm

Wanke K, Süllwold L, Ziegler B (1970) Jugend und Rauschmittel. Rehabilitation 23:17–21

Wanke K, Leiser E, Süllwold L, Ziegler B (1972) Soziale Mobilität von Drogenkonsumenten. Z Rechtsmed 70:25–31

Wanner O (1954) Schizophrenie und Kriminalität. Monatsschr Kriminol 37:1

Warstadt (1938) Über therapeutische Versuche mit einem zum Teil wirksamen Analeptikum bei psychischen Erkrankungen (Pervitin). Wien Med Wochenschr 47:1227–1230

Waskow JE, Olsson JE, Salzman C, Katz MM (1970) Psychological effects of tetrahydrocannabinol. Arch Gen Psychiatr 22:97–107

Weakland JH (1960) The "double-blind" hypothesis of schizophrenia and the three-party interactions. In: Jackson DD (ed) The etiology of schizophrenia. Basic Books, New York

Weber A (1938) Über nihilistischen Wahn und Depersonalisation. Karger, Basel

Weber D (1955) Pubertätseinflüsse in der Symptomatologie jugendlicher Schizophrenien. Monatsschr Kinderheilkd 203:95–96

Weber D (1968) Zur Symptomatologie neurotischer Endzustände und ihre Abgrenzung von schizophrenen Psychosen. In: Förster E, Wewetzer K-H (Hrsg) Systematik der psychogenen Störungen. Huber, Bern Stuttgart

Weijl S (1928) On the psychology of alcoholism. Psychoanal Rev 15:103f

Weijl S (1944) Theoretical and practical aspects of psychoanalytic theory of problem drinkers. Q J Stud Alcohol 5:200–211

Weil AT (1970) Adverse reactions to Marihuana. Classification and suggested treatment. N Engl J Med 282:997–1000

Weil AT, Zinberg NE, Nelsen JM (1968) Clinical and psychological effects of Marihuana in man. Science 162:1234

Weiner JB (1964) Differential diagnosis in amphetamine psychosis. Psychiatr Q 38:707–716

Weitbrecht HJ (1956) Symptomatische Psychosen. In: Cobet R (Hrsg) Klinik der Gegenwart, Bd 2. Urban & Schwarzenberg, München Berlin Wien

Weitbrecht H-J (1957) Zur Frage der Spezifität psychopathologischer Symptome. Fortschr Neurol Psychiatr 25:41–56

Weitbrecht H-J (1960) Depressive und manische endogene Psychosen. In: Gruhle HW, Jung R (Hrsg) Psychiatrie der Gegenwart, Bd 2. Springer, Berlin Göttingen Heidelberg

Weitbrecht H-J (1971) Was heißt multikonditionale Betrachtungsweise bei den Schizophrenien? In: Huber G (Hrsg) Ätiologie der Schizophrenien. Schattauer, Stuttgart

Weitbrecht H-J (1972) Depressive und manische endogene Psychosen. In: Kisker KP, Meyer J-E (Hrsg) Psychiatrie der Gegenwart, Bd 2, Teil 1, 2. Aufl. Springer, Berlin Heidelberg New York

Wetz R (1971) Jugendliche und Rauschmittel. Bericht über eine explorative Studie im Stadtgebiet Köln. Institut für Sozialforschung und Gesellschaftspolitik, Köln

Whitty CW (1971) Cerebral atrophy in young Cannabis smokers. Lancet II:1381

Wieck HH (1956) Zur Klinik der sog. symptomatischen Psychosen. Dtsch Med Wochenschr 81:1345–1349

Wieck HH (1961) Zur klinischen Stellung des Durchgangs-Syndroms. Schweiz Arch Neurol Psychiatr 88:409–419

Wieder H, Kaplan EH (1969) Drug use in adolescents. Psychoanal Study Child 24:399–431

Wiermsa D (1966) Crime and schizophrenics. Excerpta Criminol 6:169–181

Wieser S (1966) Alkoholismus, III. Katamnesen und Prognose. Fortschr Neurol Psychiatr 34:565–588

Wikler A (1970) Clinical and social aspects of marihuana intoxication. Arch Gen Psychiatry 23:320–325

Wininck Ch (1965) Marihuana use by young people. In: Harms E (ed) Drug addictions in Youth. Pergamon Press, London

Winokur G, Reich T, Rimmer J, Pitts FM (1970) Alcoholism, 3. Diagnosis and familial psychiatric illness in 259 alcoholic probands. Arch Gen Psychiatry 23:104–111

Wipf H (1948) Psychische Störungen bei sogenannter multipler Blutdrüsensklerose. Arch Psychiatr Nervenkr 180:465–491

Wittstock P (1967) Schizophrenieähnliche exogene Psychose bei Preludin-Sucht. Nervenarzt 38:39–40

Woggon B (1974) Haschisch. Konsum und Wirkung. Springer, Berlin Heidelberg New York

Wunnenberg W (1965) Die Bedeutung des Rausches im Hinblick auf die Sucht. MMW 107:2467

Wurmser L (1970) Observations about the effects of Marihuana use. Symposium on Drug Abuse, Jerusalem

Wurmser L (1971) Drug abuse and conflict. A dynamic view of the use of mind altering drugs. Paper pres. at George Washington University Center and other Universities

Wurmser L, Lewin L, Lewis S (1969) Chronic paranoid symptoms and thought disorders in users of Marihuana and LSD as observed in psychotherapy. In: Report of the 31st Annual Meeting of the Committee on Problems of Drug Dependence. Division of Medical Sciences, National Academy of Sciences, National Academy of Engineering, National Research Council, Toronto

Wynne L, Singer M (1963) Thought disorders and family relations of schizophrenics. Arch Gen Psychiatr 9:191–206

Yoshimoto Ch (1957) Psychopathologische Studien der Weckaminpsychose. Teil 1: Über deren Halluzinationen und Wahnerlebnisse. Folia Psychiatr Neurol Jpn 11:48–57

Yoshimoto Ch (1959) Psychopathologische Studien der Weckaminpsychose. Teil 2: Über deren klinischen Erscheinungen und Verläufe. Folia Psychiatr Neurol Jpn 13:174–183

Zeh W (1959) Endogene Psychosen und abnorme seelische Zustände im Jugendalter. Fortschr Neurol Psychiatr 27:54–72

Zerbin-Rüdin E (1971a) Genetische Faktoren bei der Schizophrenieentstehung. In: Huber G (Hrsg) Ätiologie der Schizophrenien. Schattauer, Stuttgart

Zerbin-Rüdin E (1971b) Genetische Aspekte der endogenen Psychosen. Fortschr Neurol Psychiatr 39:459–494

Zerbin-Rüdin E (1978) Genetische Aspekte des Suchtproblems. In: Deutsche Hauptstelle geg. die Suchtgefahren (Hrsg) Familie und Suchterkrankungen. Hoheneck, Hamm

Zerssen D v, Fliege K, Wolf M (1970) Cerebral atrophy in drug addicts. Lancet II:313

Ziemann K (1962) Psychopathologie einer Regenonpsychose in ihrer Beziehung zu chemisch verwandten Substanzen. Med. Diss., Düsseldorf

Zutt J (1948) Das psychiatrische Krankheitsbild der Pubertätsmagersucht. Arch Psychiatr Nervenkr 180:776–849

Sachverzeichnis

P.-C. Racamier

Die Schizophrenen

Eine psychoanalytische Interpretation

Übersetzt aus dem Französischen von
M.-H. Müller
1982. Etwa 160 Seiten. ISBN 3-540-11508-0

Inhaltsübersicht: Präludium und Divertimento. – Die Paradoxien der Schizophrenen: Erster Ausblick und Panorama. Psychische Konstanten. Von der Verrücktheit in der Schizophrenie. Allmacht der Leerheit – Allmacht des Erschaffens. Von zwei oder drei Realitäten. Von der narzißtischen Verführung. Ödipus und Schizophrenie oder Antödipus. Schizophrenie und Paradoxalität. Schlußfolgerungen. – Literatur.

Dieses Buch ist das Fazit jahrzehntelanger Bemühungen des Autors um ein psychoanalytisches Verständnis der Schizophrenie.
Racamier gehört neben Fromm-Reichmann, Sullivan, Searles, Benedetti zu den großen Vertretern einer psychoanalytisch-orientierten Therapie mit Schizophrenen.
In dem vorliegenden Buch greift der Autor das zentrale Problem der Paradoxien beim Schizophrenen auf. Das Nicht-sein-Dürfen um sein zu können, wird zum rote Faden.
Racamier ist Vollblutanalytiker, zugleich aber Sprachkünstler, Meister im Ausschöpfen aller Möglichkeiten, welche die Sprache bietet, um so abwegige Existenzformen wie die des Schizophrenen zu erfassen.
Diese Lektüre regt zum Nachdenken an und ist zweifellos eine Bereicherung für jeden, der sich um das Verstehen des schizophrenen Erlebens bemüht.

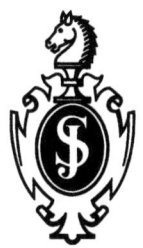

Springer-Verlag
Berlin
Heidelberg
New York

Monographien aus dem Gesamtgebiete der Psychiatrie Psychiatry Series

Herausgeber: H. Hippius, W. Janzarik, C. Müller

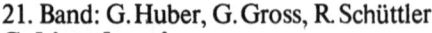

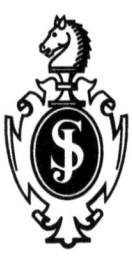

Springer-Verlag
Berlin
Heidelberg
NewYork

21. Band: G. Huber, G. Gross, R. Schüttler
Schizophrenie
Verlaufs- und sozialpsychiatrische Langzeituntersuchungen an den 1945–1959 in Bonn hospitalisierten schizophrenen Kranken
1979. 2 Abbildungen, 112 Tabellen. XIII, 399 Seiten
Gebunden DM 156,–. ISBN 3-540-09014-2

22. Band: G. Guntern
Social Change, Stress and Mental Health in the Pearl of the Alps
A Systemic Study of a Village Process
1979. 45 figures, 36 tables. XX, 313 pages
Cloth DM 114,–. ISBN 3-540-09631-0

23. Band: H. Jakob
Die Picksche Krankheit
Eine neuropathologisch-anatomisch-klinische Studie
1979. 40 Abbildungen in 68 Einzelabbildungen, 1 Tabelle. VIII, 110 Seiten. Gebunden DM 104,–. ISBN 3-540-09624-8

24. Band: P. Hartwich
Schizophrenie und Aufmerksamkeitsstörungen
Zur Psychopathologie der kognitiven Verarbeitung von Aufmerksamkeitsleistungen
1980. 3 Abbildungen, 10 Tabellen. IX, 124 Seiten
Gebunden DM 64,–. ISBN 3-540-10109-8

25. Band: G. Frank
Amnestische Episoden
Mit einem Geleitwort von H. Jacob
1981. 9 Abbildungen, 5 Tabellen. VIII, 122 Seiten
Gebunden DM 74,–. ISBN 3-540-10424-0

26. Band: H. Mester
Die Anorexia nervosa
1981. 22 Abbildungen, 43 Tabellen. X, 349 Seiten
Gebunden DM 148,–. ISBN 3-540-10670-7

27. Band: U. Rüger
Stationär-ambulante Gruppenpsychotherapie
Ein langfristiges Behandlungsmodell
1981. 9 Abbildungen. XII, 138 Seiten
Gebunden DM 78,–. ISBN 3-540-10895-5

28. Band: H. B. M. Murphy
Comparative Psychiatry
The International and Intercultural Distribution of Mental Illness
1982. 28 figures. IX, 327 pages
Cloth DM 148,–. ISBN 3-540-11057-7

Band 29: W. Ritter von Baeyer, W. Binder
Endomorphe Psychosen bei Verfolgten
Statistisch-klinische Studien an Entschädigungsgutachten
1982. Etwa 33 Tabellen. Etwa 208 Seiten
Gebunden DM 88,–. ISBN 3-540-11673-7

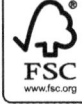